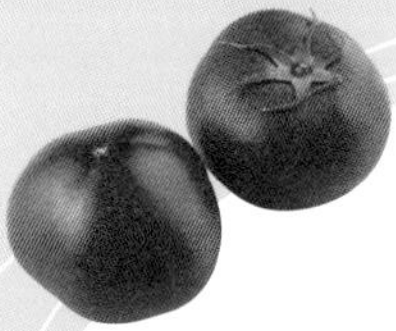
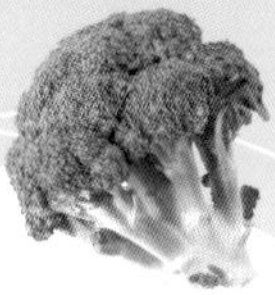
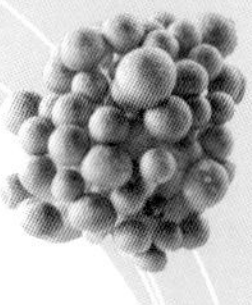

＼いつもの食材で／

ゆる！ラク♡

漢方レシピ213

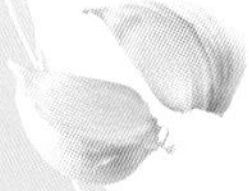
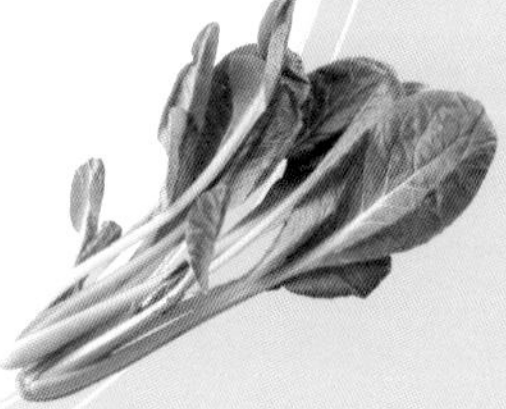

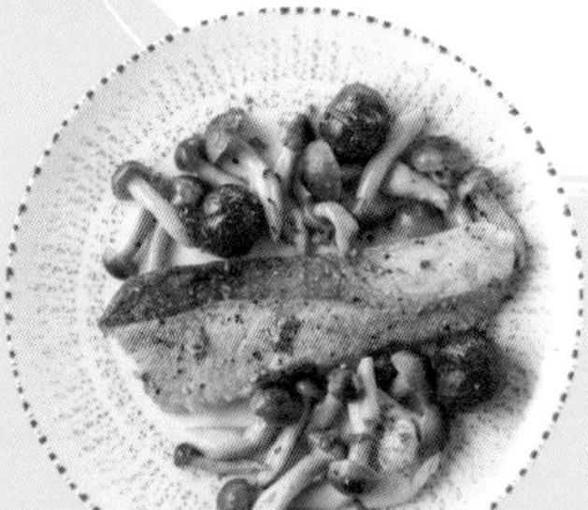

櫻井大典　監修
倉橋利江　料理

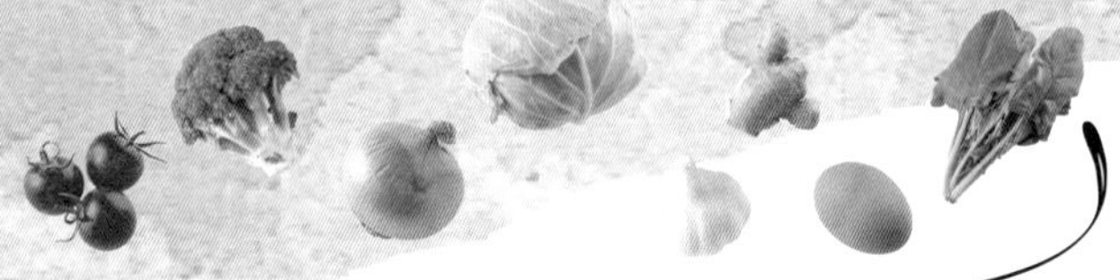

食材の持つチカラで

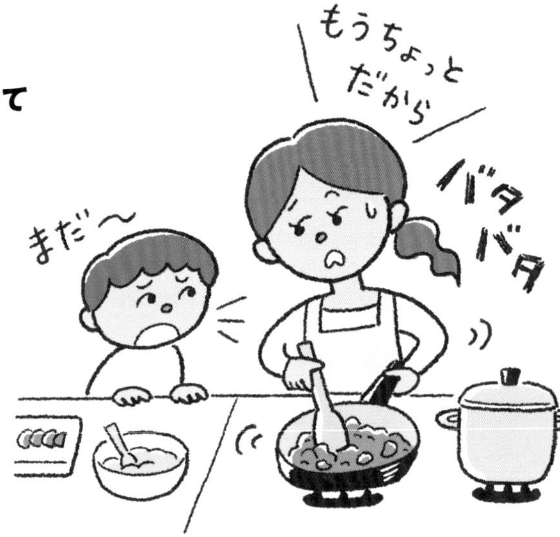

**仕事や家事・育児で毎日ヘトヘト！
家族には「カラダにいいものを」って
思っているけど……**

仕事で帰りが遅くなることが多く、帰ってからもやることに追われる毎日。それでも「子どもにはおいしくて、カラダにいいものを食べさせたい！」と思っているけれど、晩ごはんは早く作れるものばかりで味もワンパターン！　栄養のバランスなんて考える余裕もないし、いったいどうすればいいの？？

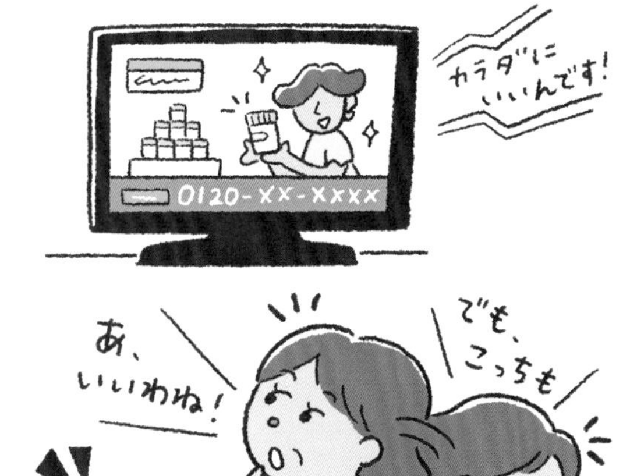

**いつものごはんで
健康で若々しくなりたい！**

病気ではないけれど、年のせいか、最近、疲れやすかったり、胃腸の調子が悪かったりと体調がイマイチ。「カラダに効く！」と言われると、健康食品やサプリをついつい買ってしまったり……。でもそういうものに頼らずに、いつもの食事で健康で若々しくいたいのが本音。それって贅沢な悩みかしら？？

カラダが変わる！

漢方や薬膳がココロやカラダによいことは、もう皆さんよくご存知ですよね。ただ、なんだかとっつきにくい、というイメージもあるかと思います。

けれど、その漢方や薬膳が、実はすでに日々の生活の中に存在しているというと驚きでしょうか。例えば、熱がこもって暑さに弱い人が、夏にすいかを食べる・欲する。これはもう“漢方”なんです。すいかには「清熱解暑《せいねつげしょ》」というこもった熱を冷ます作用があります。さらに潤いを補って渇きを癒す「生津止渇《しょうしんしかつ》」作用もありますので、暑くて汗をよくかくときには最適な食材なのです。こうやって聞くと、こむずかしい漢方や薬膳がずいぶん身近に感じませんか？

漢方や薬膳は、なにも**特別な食材や特別な調理法で作るだけじゃないんです。キャベツや玉ねぎなどスーパーや八百屋さんで手軽に買える食材たちにも、さまざまな漢方的な効能があります。その時期にあったもの、そして体の負担にならない食べ方にちょっと気をつけるだけで、いつもの食材があっという間に未病を防ぐおクスリに変わります。**

体調が気になるときや気分が落ち着かないとき、日々の養生に、漢方の知識と知恵をとり入れて、健康的な毎日を送ってくださいませ。

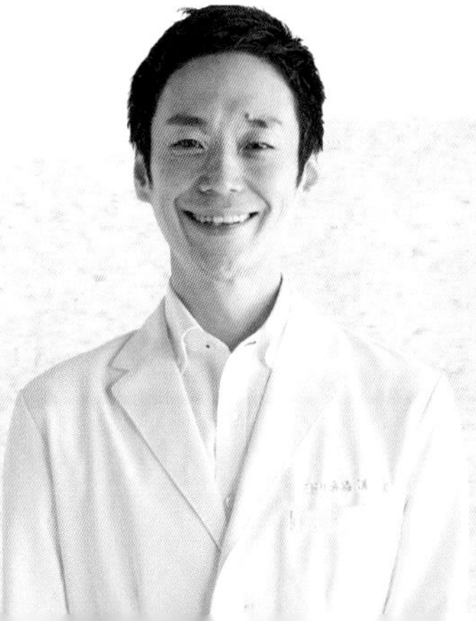

櫻井大典

ゆる！ラク♡漢方の基本❶

“漢方”とは？

日本でいう“漢方”とは、中国から伝わった生薬学を長い時間をかけて日本独自に発展させたものです。中国伝統医学の略である“中医学”とは、唯物論と陰陽五行説の考えから発展した医学です。厳密にいうと“漢方”と違いがありますが、この本では“中医学”の理論も含めて、便宜上“漢方”という言葉を使用しています。

漢方の3つの考え

1 食生活を見直して あらゆる“未病”を防ぐ

病気というほどではないけれど、なんとなく体調がイマイチ。元気が出ず、気持ちもふさぎ込みがち。「まさにそう!」と思い当たった人はいませんか。**その、なんとなく体調がすぐれない状態を漢方では“未病”といいます。そのままにして病気へ悪化させる前に、日々の食事や生活習慣を見直すことで未病を防いでいきます。**

2 “食養生”は健康なカラダのための投資

“食養生”ということばをご存じでしょうか。**“食養生”とは健康のために、栄養や消化など日々の食事を意識することです。**私たちのカラダは、毎日口にするものによって作られています。食べるものをいい加減にすませれば、日々の体調に直結し、不調を招く原因になってしまいます。この本では、気軽にとり組める“食養生”でカラダによい食べ方を実践していきます。

3 自分の体質に合った食べ方で カラダの改善を目指す

漢方では大きく6つの体質（気虚・気滞・血虚・瘀血・陰虚・痰湿／P.5）に分けられます。同じ不調でも体質によっておすすめの食材や食べ方が異なることもあります。**症状や食生活、生活習慣から自分がどの体質であるかを知ること（P.134）から始めましょう。**症状と体質が深く結びついていると考え、自分に合った方法で不調を改善していきます。

用語説明　中医学には薬膳、食養生、中成薬（漢方薬）、推拿《すいな》、鍼灸などの治療法があります。ちなみに薬膳とは「食べものはクスリである」という薬食同源の考えから、中医学の理論をもとに体調に合わせて食材を選び、調理された食事のことです。

「気《き》」「血《けつ》」「水《すい》」とは？

漢方では、私たちのカラダは「気」「血」「水」の3つの要素によって構成されると考えられています。「気」は活動するための生命エネルギー、「血」は栄養をカラダ全体に行き渡らせる赤い液体、「水」は血液以外の体液すべてを指しており、“カラダを支える3本の大黒柱”です。食べたものや生活習慣に左右されやすく、このバランスがくずれるといろいろな不調が出て、病気になりやすくなります。

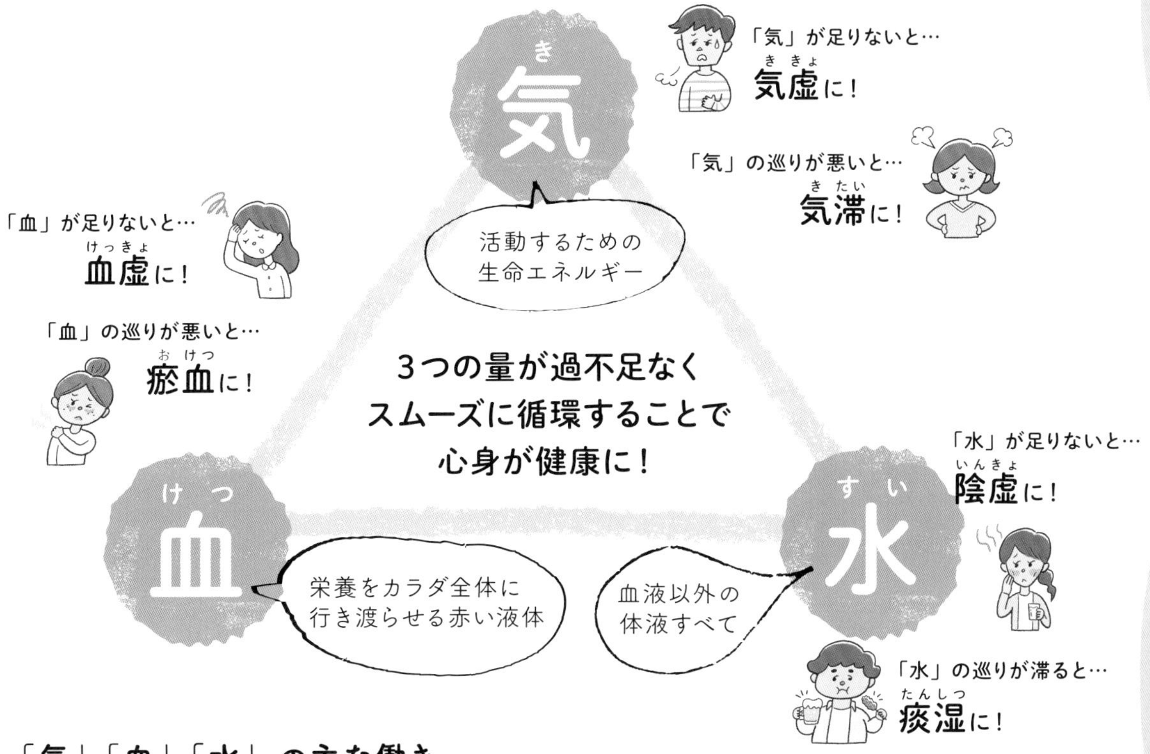

「気」「血」「水」の主な働き

気《き》 目に見えない人間の活動の源です。カラダのすみずみに栄養を与える、臓器を動かす、呼吸や体温などの生命活動を維持する、外敵からカラダを守るなど、重要な役割を果たしています。

血《けつ》 血管内を流れる赤く栄養のある水分のこと。全身に栄養を行き渡らせ、「心」にも栄養を届けます。物を見たりつかんだり、歩いたりできるのも「血」が巡っているからです。

水《すい》 津液《しんえき》ともいわれ、「血」以外の汗や涙、唾液、胃液、リンパ液を含む体液のこと。体内の水分バランスを調整するのが主な働き。不足すると関節が動かなくなったり、歩けなくなったりします。

体質チェックリストは
P.134へGO!

ゆる！ラク♡漢方の基本②

「五性《ごせい》」「五味《ごみ》」「五臓《ごぞう》」とは？

漢方において、すべての食材には性質や作用があるといわれ、「五味」や「五性」に分けられます。
「五臓」とも深い関係があり、それを養う食材を食べることで弱っている部分を元気にすることができます。

五性《ごせい》

食材には、カラダを温めたり冷ましたりする性質があります。度合い別に「寒・涼・平・温・熱」の5つに分けられます。

寒性《かんせい》	性質	カラダを冷やし、こもった熱をとる
	効能	のぼせ・ほてりをしずめる イライラや興奮をしずめる
	主な食材	たこ、あさり、なす、ゴーヤーなど
涼性《りょうせい》	性質	湯冷ましのように熱を落ち着かせる
	効能	のぼせ・ほてりをしずめる
	主な食材	ほうれん草、アスパラガス、レタス、大根など
平性《へいせい》	性質	カラダを冷やすことも 温めることもない
	効能	毎日食べても問題ないが、 体質に合わせてバランスよくとる
	主な食材	鶏肉、卵、にんじん、じゃがいも、キャベツなど
温性《おんせい》	性質	「気」「血」を巡らせて カラダを温める
	効能	新陳代謝を高める
	主な食材	牛肉、鮭、あじ、えび、長ねぎ、まいたけなど
熱性《ねっせい》	性質	「温性」より強く、「気」「血」を巡らせて カラダを温める
	効能	新陳代謝を高める 血行を促進させる
	主な食材	にんにく、唐辛子、こしょう、シナモン、羊肉など

五味《ごみ》

食材には「酸味」「甘味」「辛味」「鹹味」「苦味」の5つの味があり、それぞれ効能があります。1つの食材に複数の効能がある場合もあります。

酸味《さんみ》	作用	収れん作用
	効能	汗や鼻水など体液を体内に留める ストレスを解消する
	主な食材	トマト、いちご、レモン、梅干し、酢など
甘味《かんみ》	作用	滋養強壮・痛みや緊張の緩和
	効能	胃腸の働きを助ける 疲れやだるさをとる 痛みをやわらげる、緊張をほぐす
	主な食材	豚肉、卵、にんじん、いも類、バナナ、砂糖、バター、はちみつなど
辛味《しんみ》	作用	発汗・発散作用
	効能	発汗を促し、カラダを温める 寒気や熱、湿気を発散させる 「気」「血」を巡らせる
	主な食材	ねぎ、しょうが、にんにく、青じそ、唐辛子、こしょうなど
鹹味《かんみ》	作用	排出作用
	効能	硬いものを軟化させて体外に排出する 便秘を改善する
	主な食材	いか、たこ、えび、昆布、のり、みそ、しょうゆなど
苦味《くみ》	作用	排泄・鎮静・消炎作用
	効能	老廃物を排泄させる 余分な熱をとる
	主な食材	ピーマン、ゴーヤー、みょうが、緑茶など

五臓《ごぞう》

「五臓六腑」ということばを聞いたことがありますか？ 「五臓」とは、私たちが生きていくために必要な働きや機能を**「肝」「心」「脾」「肺」「腎」**の5つに分類したものです。「六腑」とは「胆」「小腸」「胃」「大腸」「膀胱」「三焦」のことで、「肝と胆」「心と小腸」「脾と胃」「肺と大腸」「腎と膀胱」のようにそれぞれ深い関係があります。「三焦」は現代医学でいうとリンパ管のような働きをし、五臓すべてとつながっています。五臓のどれかひとつにでも弱りがあるとカラダにいろいろな不調があらわれます。

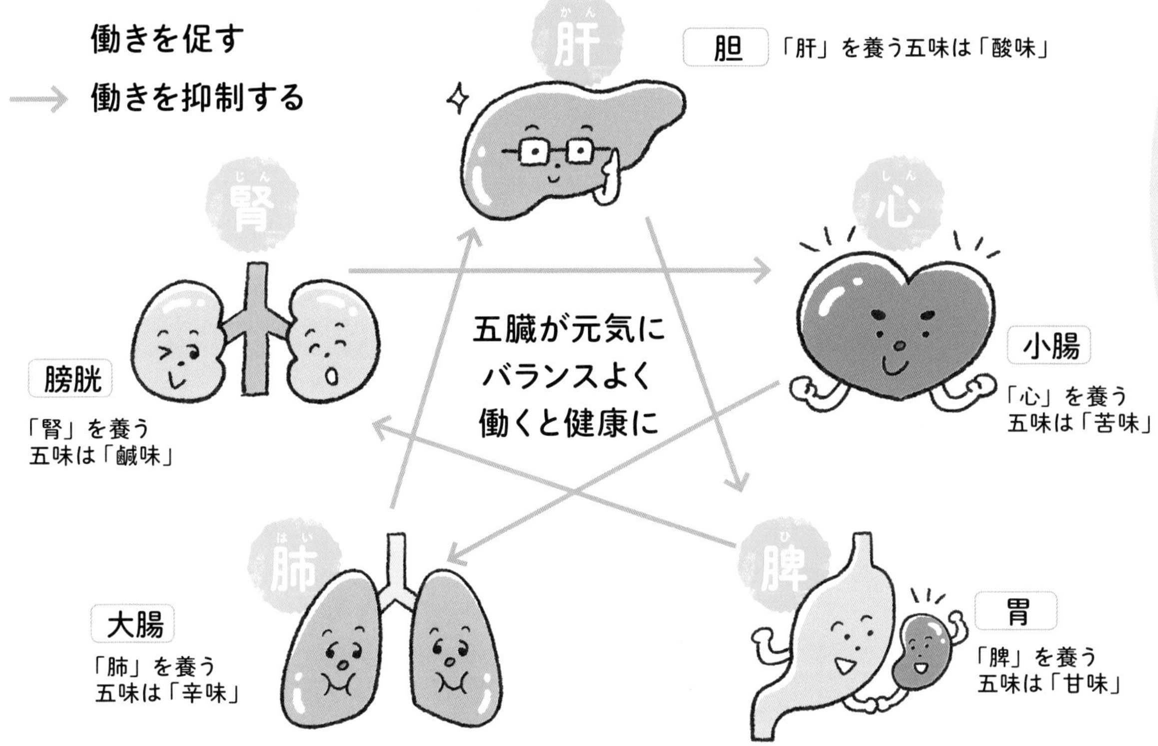

肝《かん》

「血」の調節、「気」の循環を担い
ほかの臓器もサポートする秘書

「血」をためて血液量を調整し、カラダ全体に届け、汚れた「血」を浄化します。全身への「気」の巡りをよくして、自律神経の安定もはかります。ほかの臓器の生理機能をスムーズにする働きもあります。

脾《ひ》

飲食物から「滋養物質」を作り
全身へくまなく運ぶ仕事人

「気」「血」の原料となる「水穀《すいこく》の精微《せいび》＝滋養物質」を飲食物から作り出し、全身へ運んでいます。「気」「血」の流れをスムーズに調整するほか、水分の吸収と排出の働きの一部も担当。「脾」で吸収した栄養分を「肺」まで運ぶ機能もあります。

腎《じん》

生命活動の維持や成長を司り
全身の水分代謝にも関わる司令塔

生命活動の源といわれ、成長や発育、生殖を司り、ホルモン分泌、骨や歯、知能、知覚、運動系の発育と維持に深く関わっています。また、カラダを温めて「血」を生成し、潤いの貯蔵庫としての役割も。

心《しん》

すべての臓腑を統括して
みずからも働く頼れるリーダー！

ポンプのように「血」をカラダのすみずみまで巡らせます。運動神経である関節や筋、筋肉に栄養を送り、スムーズに動けるようにするほか、精神や意識を安定させる作用も併せ持ちます。

肺《はい》

酸素を全身に送り
カラダを守るスペシャリスト

呼吸をして新鮮な空気をとり入れて全身に「気」「血」を送るほか、皮膚や粘膜などの生成、カラダを守る免疫機能、水分代謝などとも関わりがあります。

五臓チェックリストは
P.132へGO！

Contents

Part.3
野菜のおかず

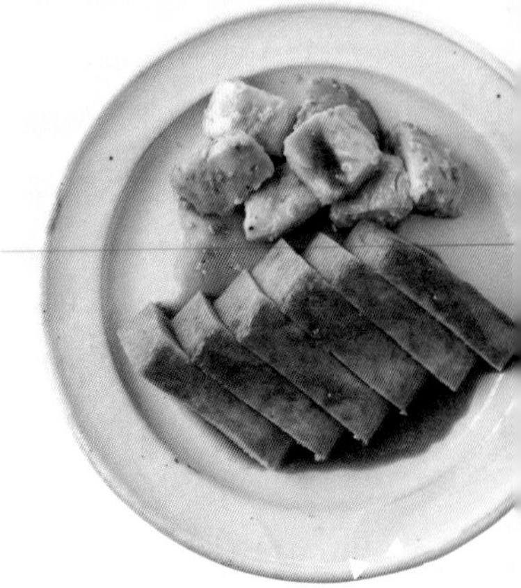
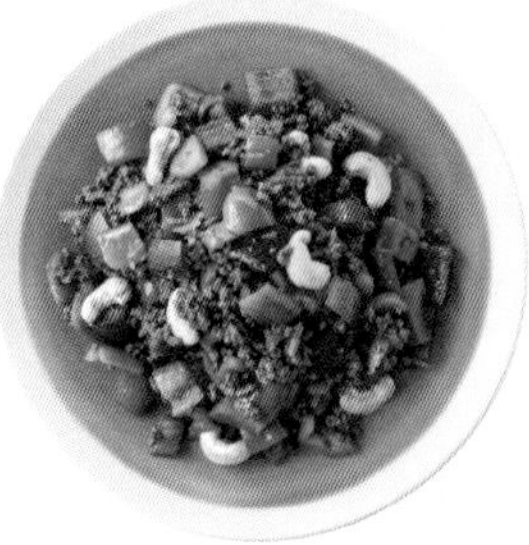
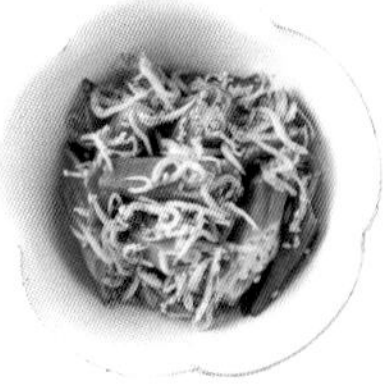
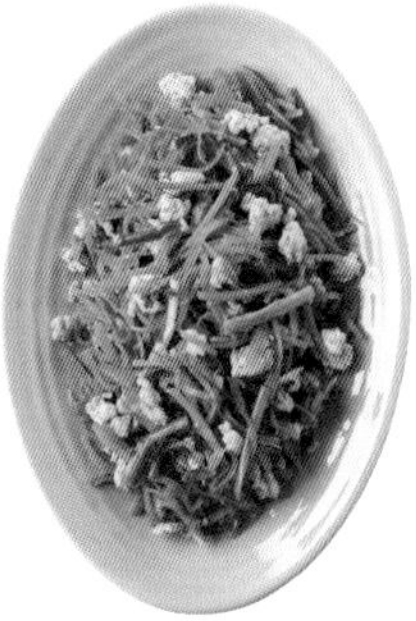
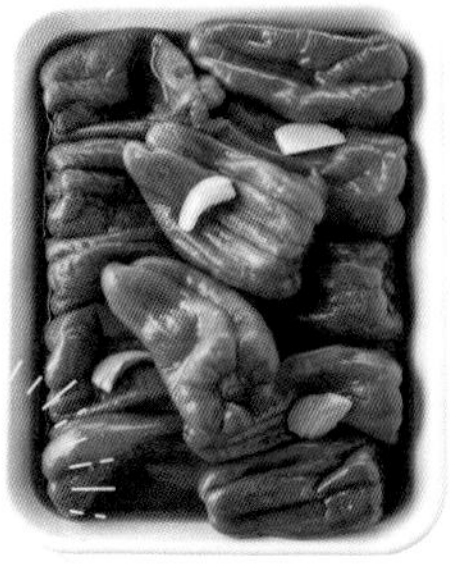

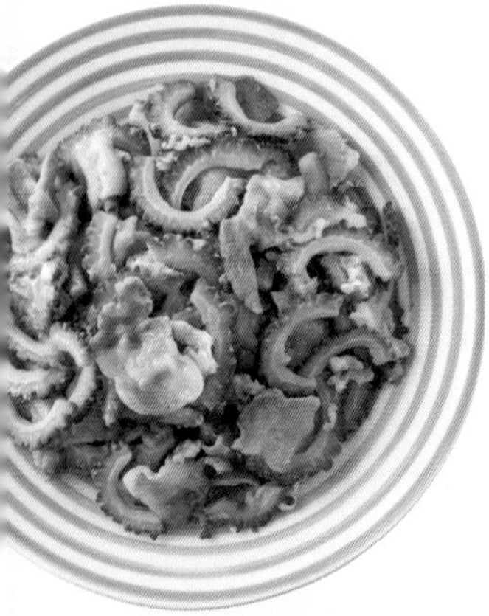

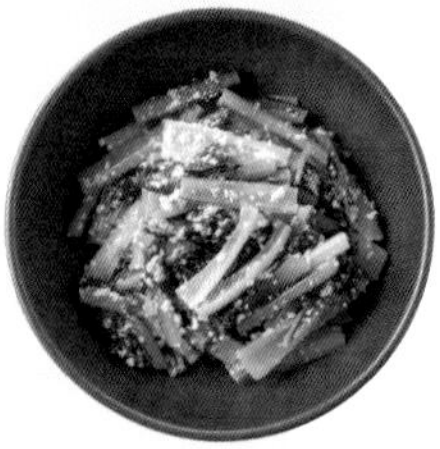

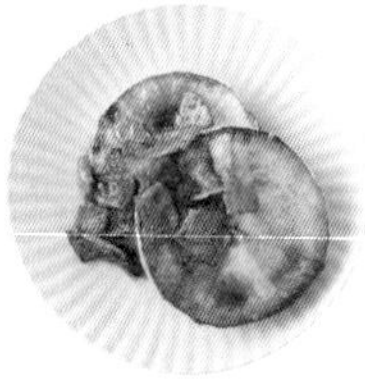

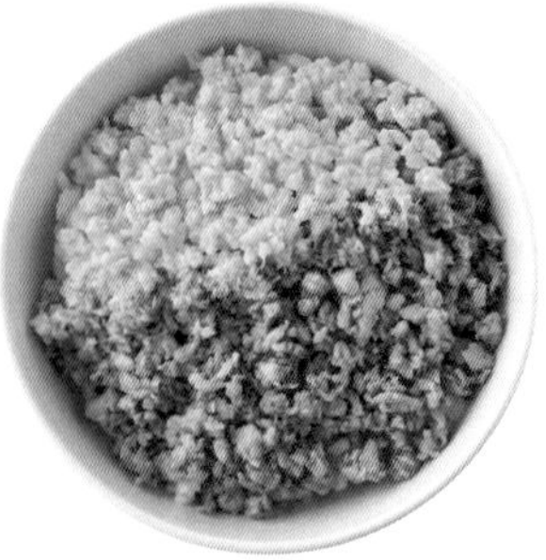

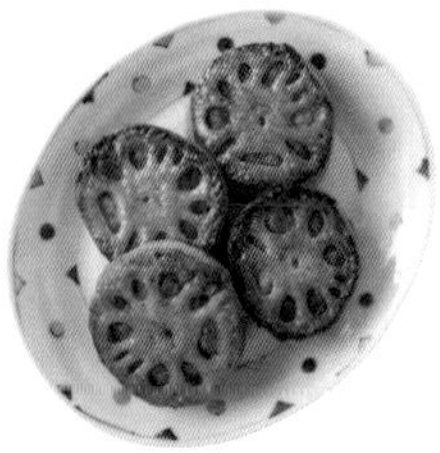

Part.4 卵・豆製品のおかず

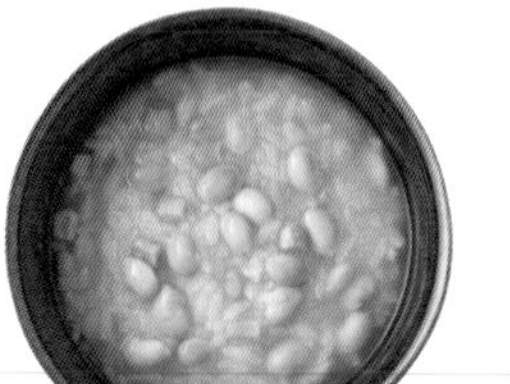

【果物レシピ】

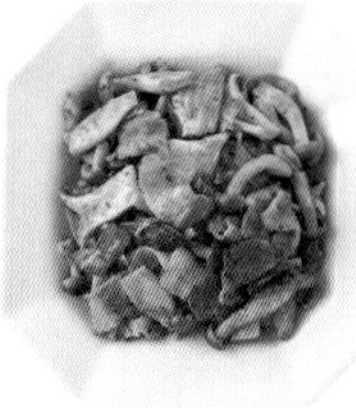

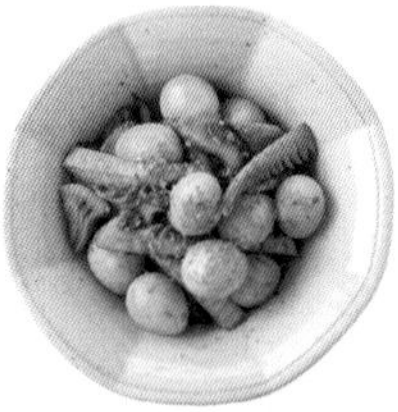

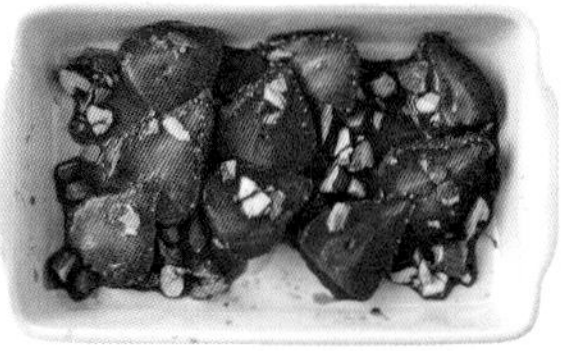

■主な参考文献
櫻井大典著『漢方的おうち健診－顔をみるだけで不調と養生法がわかる』（学研プラス）／『こころとからだに効く！櫻井大典先生のゆるゆる漢方生活』（ワニブックス）／『ミドリ薬品漢方堂のまいにち漢方　体と心をいたわる365のコツ』（ナツメ社）／『つぶやき養生』（幻冬舎）。櫻井大典監修『体をおいしくととのえる！食べる漢方』（マガジンハウス）／『クスリごはん　ゆるゆる漢方』（リベラル社）／『ミドリ薬品漢方堂のまいにち漢方食材帖』（ナツメ社）／『大人女子のゆるっと漢方生活』（主婦の友社）。日本中医食養学会編著・日本中医学院監修『食養生の知恵　薬膳食典 食物性味表』。辰巳洋主編者『薬膳素材辞典－健康に役立つ食薬の知識－』（源草社）

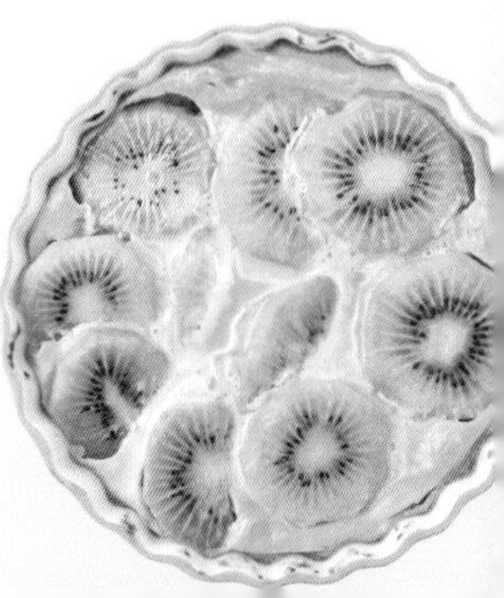

この本の使い方

症状別タグ

気になる不調を色別に7つのカテゴリーに分けました。カテゴリーの中でさらに具体的な症状をあげています。自分の気になる不調から探してみてください。

カラダの不調 / かぜ症状など・痛み / 疲労・体力低下 / ココロの不調 / 老化による不調 / 女性の不調 / 冷え・美容

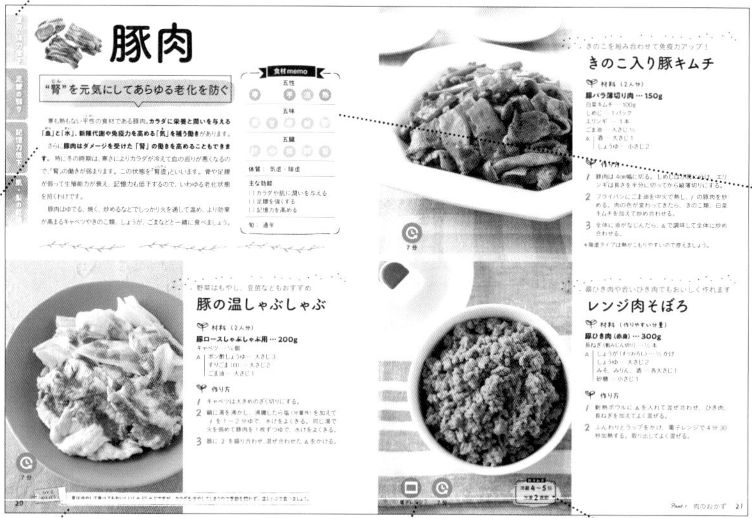

豚肉

“腎《じん》”を元気にしてあらゆる老化を防ぐ

寒も熱もない平性の食材である豚肉。**カラダに栄養と潤いを与える「血」と「水」、新陳代謝や免疫力を高める「気」を補う働き**があります。

さらに**豚肉はダメージを受けた「腎」の働きを高めることもできます**。特に冬の時期は、寒さによりカラダが冷えて血の巡りが悪くなるので、「腎」の働きが弱まります。この状態を「腎虚」といいます。骨や足腰が弱って生殖能力が衰え、記憶力も低下するので、いわゆる老化状態を招くわけです。

豚肉はゆでる、焼く、炒めるなどでしっかり火を通して温め、より効果が高まるキャベツやきのこ類、しょうが、ごまなどと一緒に食べましょう。

食材memo

五性

五味

五臓

体質：気虚・陰虚

主な効能

- カラダや肌に潤いを与える
- 足腰を強くする
- 記憶力を高める

旬：通年

野菜はもやし、豆苗などもおすすめ

豚の温しゃぶしゃぶ

材料（2人分）

豚ロースしゃぶしゃぶ用 … 200g

キャベツ … ¼個

A ポン酢しょうゆ … 大さじ3 / すりごま（白）… 大さじ2 / ごま油 … 大さじ1

作り方

1 キャベツは大きめのざく切りにする。

2 鍋に湯を沸かし、沸騰したら塩（分量外）を加えて1を1～2分ゆで、水けをよくきる。同じ湯で火を弱めて豚肉を1枚ずつゆで、水けをよくきる。

3 器に2を盛り合わせ、混ぜ合わせたAをかける。

7分

20

きのこを組み合わせて免疫力アップ！

きのこ入り豚キムチ

材料（2人分）

豚バラ薄切り肉 … 150g

白菜キムチ … 100g

しめじ … 1パック

エリンギ … 1本

ごま油 … 大さじ½

A 酒 … 大さじ1 / しょうゆ … 小さじ2

作り方

1 豚肉は4cm幅に切る。しめじは小房に分け、エリンギは長さを半分に切ってから縦薄切りにする。

2 フライパンにごま油を中火で熱し、1の豚肉を炒める。肉の色が変わってきたら、きのこ類、白菜キムチを加えて炒め合わせる。

3 全体に油がなじんだら、Aで調味して全体に炒め合わせる。

＊陰虚タイプは熱がこもりやすいので控えましょう。

7分

豚ひき肉や合いひき肉でもおいしく作れます

レンジ肉そぼろ

材料（作りやすい分量）

豚ひき肉（赤身）… 300g

長ねぎ（粗みじん切り）… ½本

A しょうが（すりおろし）… ½かけ / しょうゆ … 大さじ2 / みそ、みりん、酒 … 各大さじ1 / 砂糖 … 小さじ1

作り方

1 耐熱ボウルにAを入れて混ぜ合わせ、ひき肉、長ねぎを加えてよく混ぜる。

2 ふんわりとラップをかけ、電子レンジで4分30秒加熱する。取り出してよく混ぜる。

4～5日

2週間

Part 1 肉のおかず 21

食材 memo

その食材の五性、五味、五臓、体質、主な効能、旬がひと目でわかります。

食材の特徴

食材の特徴や漢方的な主な働き、おすすめの食べ方や調理法をご紹介しています。

ひと言かんぽう

食生活や生活習慣に役立つ、監修者がおすすめするとっておき情報です。

アイコン

電子レンジ　トースター　魚焼きグリル　炊飯器　3分　スープ or みそ汁

調理器具、時短で作れるスピードおかず、汁ものなどをアイコンで示しています。

作りおきおかず

冷蔵または冷凍保存できる日数です。冷凍に向いていないおかずは「NG」としています。

この本のきまりごと・注意事項

＊大さじ1＝15mℓ、小さじ1＝5mℓ、1カップ＝200mℓ、1合＝180mℓです。ひとつまみは親指、人さし指、中指の3本でつまんだ分量で小さじ1/6～1/5程度、少々は親指、人さし指2本でつまんだ分量で、小さじ1/6未満です。

＊特に記載がない場合は、しょうゆは濃口しょうゆ、塩は自然塩、砂糖はさとうきび糖（上白糖でも可）、酒は純米酒、みりんは本みりん、酢は米酢、みそは信州みそ、オリーブオイルはエクストラバージンオイル、バターは有塩バター、生クリームは動物性で乳脂肪分45％のもの、マヨネーズは普通のものを使用しています。

＊だし汁は昆布、かつお節、煮干しなどでとったものです。市販のインスタントだしを表示通りに溶かしたものや、だしパックでも代用できます。

＊野菜類で特に記載がない場合は、洗う、皮をむく、へたと種を除くなどの下処理をすませてからの手順で説明しています。

＊火加減で特に記載がない場合は中火ですが、様子をみながら調整してください。

＊電子レンジの加熱時間は600Wで算出しています。500Wの場合はその1.2倍、700Wの場合はその0.8倍で加減してください。

＊電子レンジ、オーブントースター、魚焼きグリル、炊飯器は機種によって加熱具合が異なる場合がありますので、様子をみながら調理してください。

＊魚焼きグリルは両面焼きを使用しています。

＊表示の冷蔵・冷凍の保存期間はあくまでも目安です。季節やご家庭の保存状況によって異なりますのでご注意ください。電子レンジで温め直したり、解凍する場合は、耐熱容器やラップなどを使って様子をみながら行ってください。

＊はちみつを使ったレシピは、1歳未満の子どもには食べさせないでください。

＊この本でご紹介している食べ方や対処法の効果は個人差があり、すべての人に効果があるとは限りません。またカラダに合わない場合は、ただちに中止してください。妊娠中の方、病気治療中の方は、始める前に主治医にご相談ください。

＊特定の食材ばかりを過剰摂取しても、健康効果が高まるわけではありません。食材はバランスよく食べてください。

Part.1

元気をもたらすパワー食材！

肉のおかず

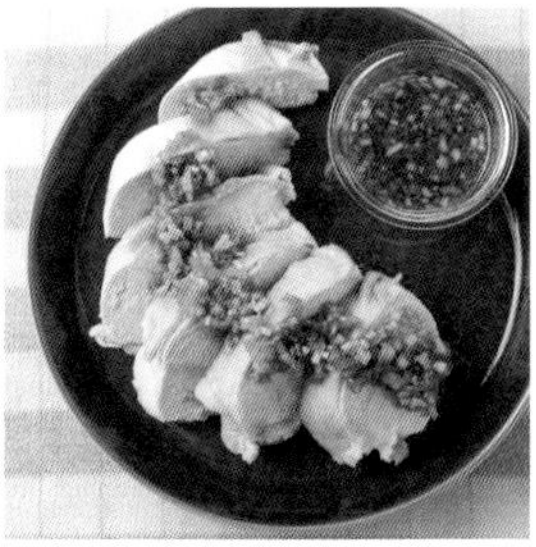

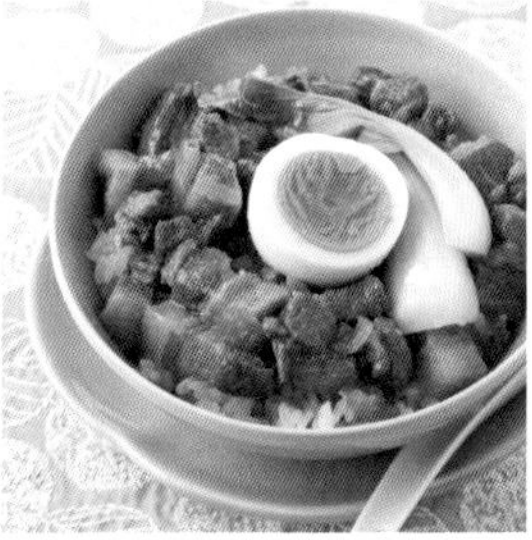

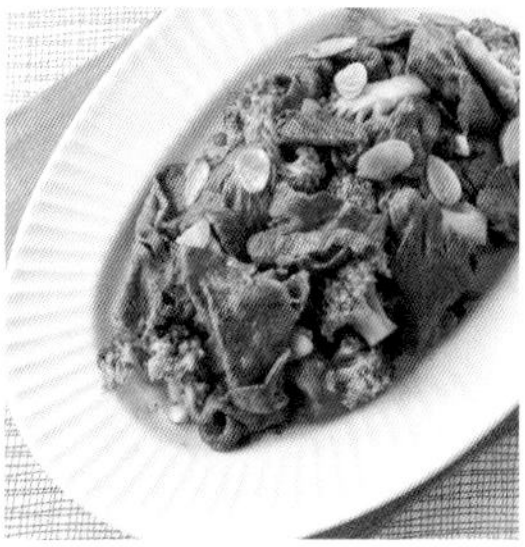

疲労回復や食欲不振の解消にぴったりの鶏肉、抵抗力アップや
老化防止に欠かせない豚肉、冷えからくる不調に効果的な牛肉、
めまいや立ちくらみの予防におすすめの鶏・豚レバー。
できるだけ脂っこくない調理法でしかもかんたんに
おいしく食べられるレシピを厳選しました。

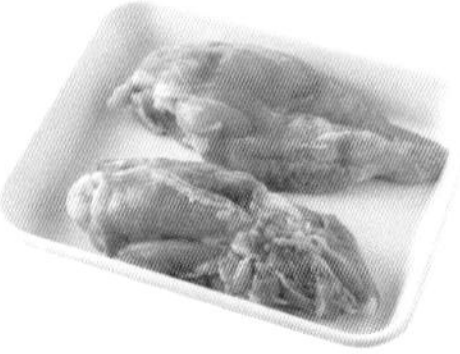

鶏肉

疲れやだるさをとり、やる気がアップ

「最近だるくて疲れやすい」「やる気が出ない」なんてことはありませんか。中医学においてその原因は「精《せい》」が弱っているからと考えます。「精」とは元気のパワーの源で、生命活動を維持するのに欠かせません。

鶏肉にはこの「精」を補う力があり、**慢性的な疲れをとり、心身を若返らせてくれます。温性の食材なのでカラダを温めて冷えをとるほか、消化吸収がよく、胃腸への負担も少ないので、食欲がない人や下痢ぎみの人にも◎。出産後、急に虚弱体質になった人にもよいです。**

しょうがやねぎ、ナッツやごまなどを組み合わせたり、炊飯器で米と一緒に煮てスープにして食べるとより元気になれます。

食材memo

五性
寒 平 **温** 熱

五味
酸 甘 辛 鹹 苦

五臓
肝 心 脾 肺 腎

体質： 気虚・血虚

主な効能
□ 疲れをとる
□ カラダを温める
□ 胃腸の働きを整える

旬： 通年

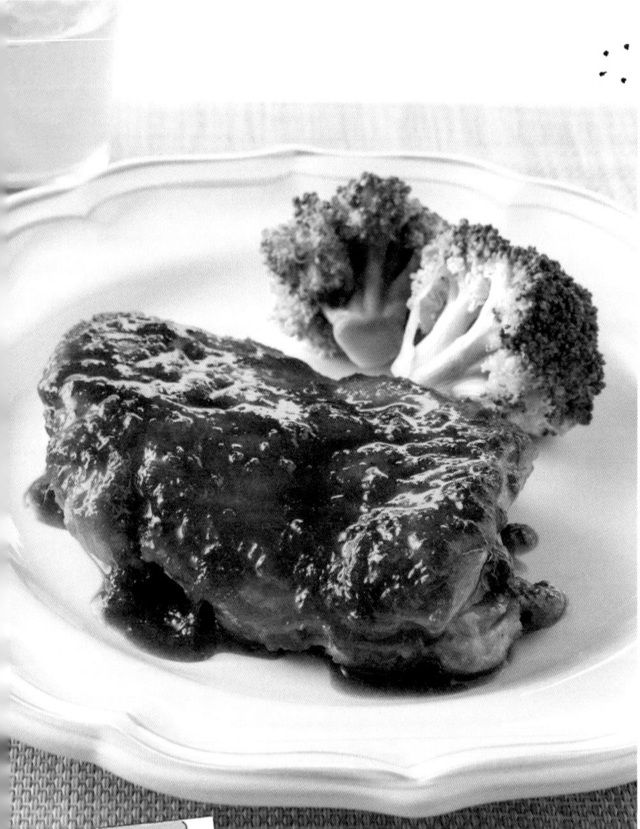

しょうがと酢の照り焼きだれで代謝アップ！

しょうがたっぷり鶏の照り焼き

材料（2人分）

鶏もも肉 … 大1枚（350g）
薄力粉 … 適量
サラダ油 … 大さじ½

A
しょうが（すりおろし）… 大1かけ
酒、しょうゆ … 各大さじ2
はちみつ … 大さじ1と½
酢 … 大さじ½

作り方

1. 鶏肉は余分な脂肪を除き、半分に切って肉の表面に浅く切り込みを入れ、薄力粉をまぶす。
2. フライパンにサラダ油を中火で熱し、1を皮目を下にして入れ、へらで押さえながら2～3分焼く。焼き色がついたら裏返し、ふたをして弱めの中火で5～6分焼く。
3. 余分な脂をふき、混ぜ合わせたAを加えて煮立て、全体にからめる。器に盛り、お好みでゆでブロッコリーを添える。

ひと言かんぽう
食べすぎもだるさや疲れの原因に。胃にもたれない、カラダが重くならない、眠くならない"腹八分目"を心がけて。

集中力を高めるくるみを足しておいしさ倍増！

鶏肉とピーマンのくるみ炒め

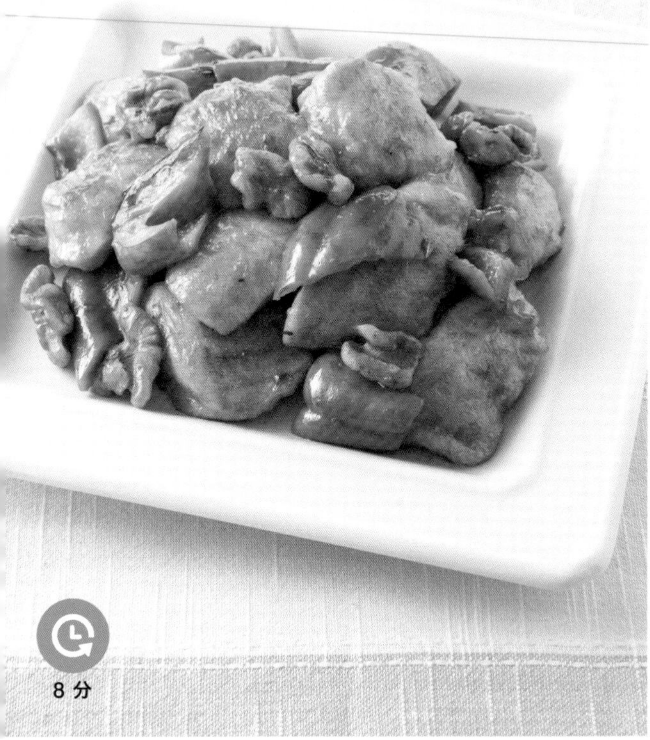

材料（2人分）

鶏むね肉 … 小1枚（250g）
ピーマン … 2～3個
くるみ（無塩・素焼き）… 40g
A｜酒 … 大さじ1
　｜塩、こしょう … 各少々
片栗粉 … 大さじ1
ごま油 … 小さじ2
B｜酒、オイスターソース … 各大さじ1

作り方

1 鶏肉はひと口大のそぎ切りにし、A、片栗粉の順にもみ込む。ピーマンは乱切りにする。
2 フライパンにごま油を中火で熱し、1 の鶏肉を2～3分焼く。肉の色が変わったら、ピーマンを加えて炒め合わせる。
3 全体に火が通ったら、くるみを加えて1分ほど炒め合わせ、B を加えて全体にからめる。

カラダの熱と冷のバランスが整う食べ合わせ

鶏肉のトマト煮

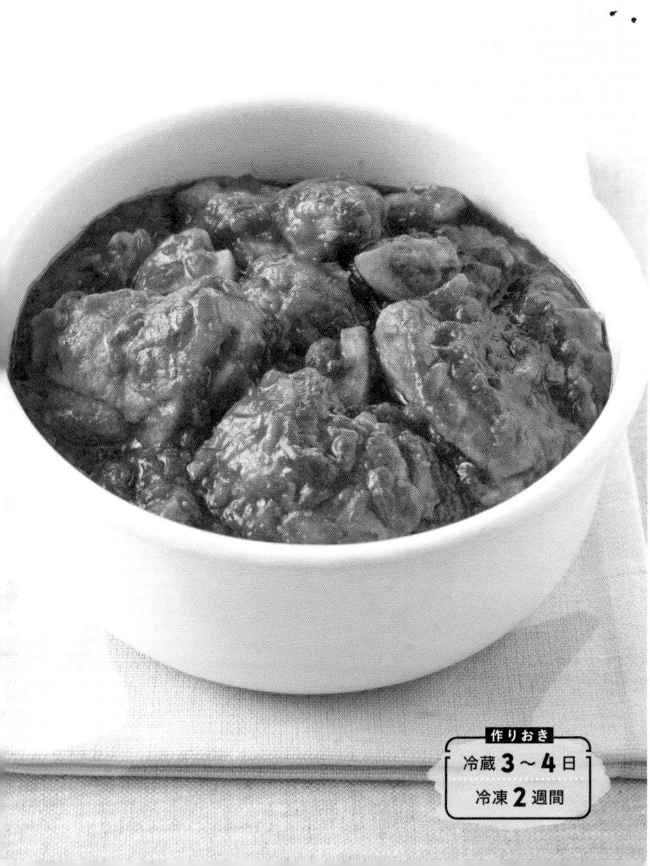

材料（4人分）

鶏もも肉 … 大1枚（350g）
玉ねぎ … 1/2個
マッシュルーム … 5～6個
にんにく（みじん切り）… 1/2かけ
塩、こしょう、薄力粉 … 各適量
オリーブオイル … 大さじ1
A｜トマト水煮缶（ホール）… 1缶（400g）
　｜酒 … 大さじ1
　｜顆粒コンソメスープの素 … 小さじ2
　｜砂糖 … 小さじ1/2

作り方

1 鶏肉は余分な脂肪を除き、大きめのひと口大に切って塩、こしょう、薄力粉をまぶす。玉ねぎはみじん切り、マッシュルームは4等分に切る。
2 フライパンにオリーブオイルを中火で熱し、1 の鶏肉を皮目を下にして入れ、両面を3～4分焼いて一度取り出す。
3 2 のフライパンでにんにく、玉ねぎ、マッシュルームを炒め、しんなりしてきたら、2 を戻し入れる。A を加え、煮立ったらふたをして弱めの中火で10～12分煮る。

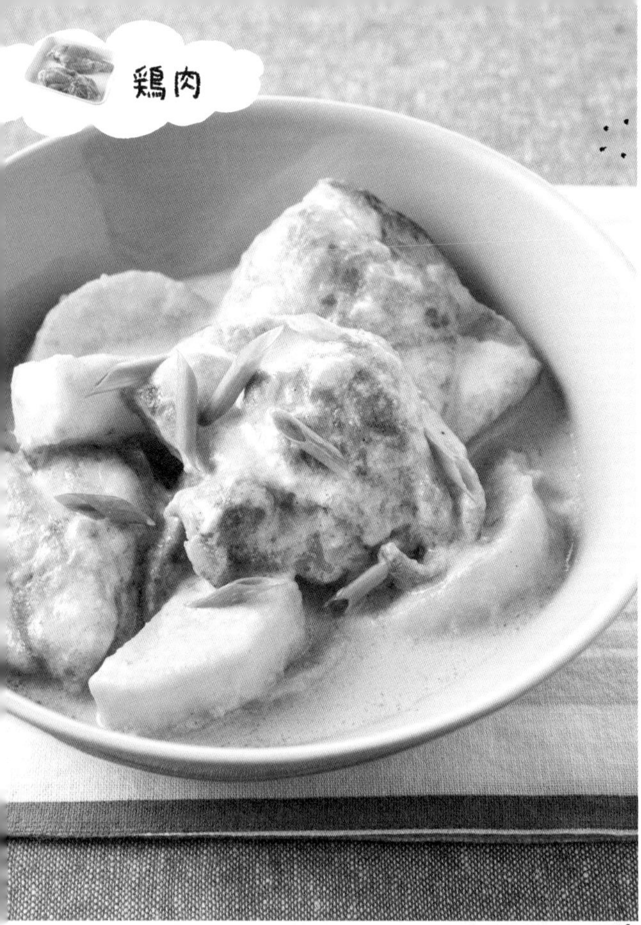

水分代謝を促す長いもと煮て疲労を解消！

鶏肉と長いものクリーム煮

材料（2人分）

鶏もも肉
…大½枚（175g）
長いも…6cm（200g）
塩、こしょう…各適量
サラダ油…大さじ1

A
無調整豆乳…1カップ（200mℓ）
しょうが（すりおろし）…1かけ
酒、しょうゆ…各大さじ1

作り方

1. 鶏肉は余分な皮と脂肪を除き、6等分の大きめのひと口大に切り、塩、こしょうをふる。長いもは1cm幅の半月切りにする。
2. フライパンにサラダ油を中火で熱し、1の鶏肉を皮目を下にして入れ、両面を2～3分焼く。鶏肉の隣で長いもを焼く。
3. 長いもに軽く焼き色がついたら、Aを加えて弱めの中火で8～10分煮る。器に盛り、お好みで小ねぎをちらす。

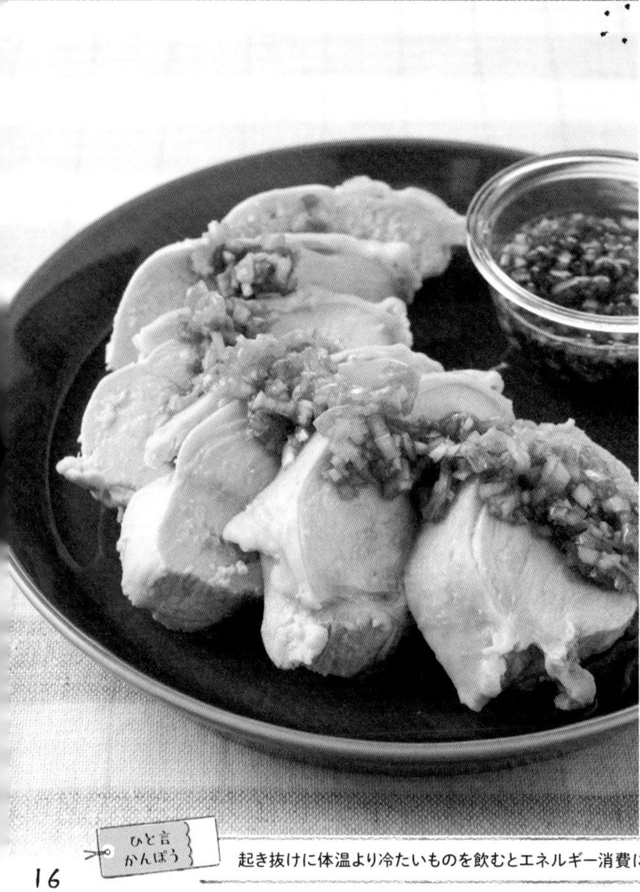

ねぎだれと相性抜群！蒸し鶏は冷凍保存も可能！

蒸し鶏のねぎだれがけ

材料（2~3人分）

鶏むね肉…1枚（300g）

A
水…1カップ（200mℓ）
酒…大さじ1
塩、砂糖…各小さじ½

長ねぎ（青い部分）…½本

B
長ねぎ（粗みじん切り）…½本
しょうゆ、酢…各大さじ3
砂糖…大さじ1と½
ごま油…大さじ1

作り方

1. 鶏肉はフォークで数カ所、穴をあける。
2. フライパンにAを合わせ、鶏肉の皮目を上にして入れ、長ねぎを加える。中火にかけ、煮立ったらふたをし、弱火で10～12分蒸し煮にし、火を止めてそのままおく。
3. 耐熱容器にBを合わせ、ラップをかけずに電子レンジで1分加熱する。2を食べやすい大きさに切って器に盛り、Bをかける。

ひと言かんぽう
起き抜けに体温より冷たいものを飲むとエネルギー消費に負担がかかり、疲れを招く原因に。1杯の白湯をゆっくり飲みましょう。

髪や肌をつややかに保つごまの衣をたっぷりと

ささみのごま焼き

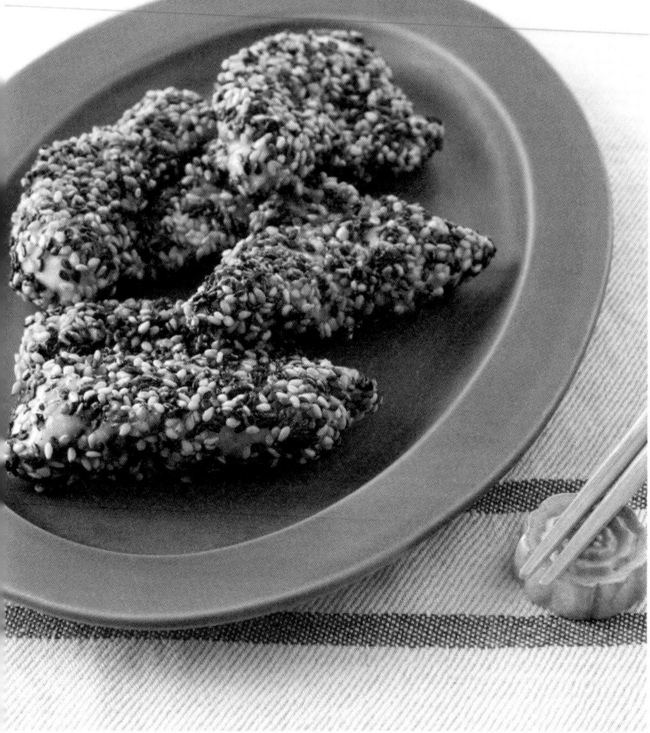

材料（2人分）

鶏ささみ（筋なし）… 4本（200g）

A | 酒、しょうゆ、みりん … 各大さじ1
　| 片栗粉 … 小さじ2

いりごま（白）… 大さじ2
いりごま（黒）… 大さじ2
サラダ油 … 大さじ½

作り方

1. 鶏ささみは2等分に切り、Aをよくもみ込んで5分おく。
2. バットにごまを合わせて広げ、1の両面にしっかりとまぶしつける。
3. フライパンにサラダ油を中火で熱し、2を2〜3分焼く。裏返してふたをし、弱火で3分蒸し焼きにする。

野菜のあえもの、お茶漬け、卵焼きにもマッチ！

ささみフレーク

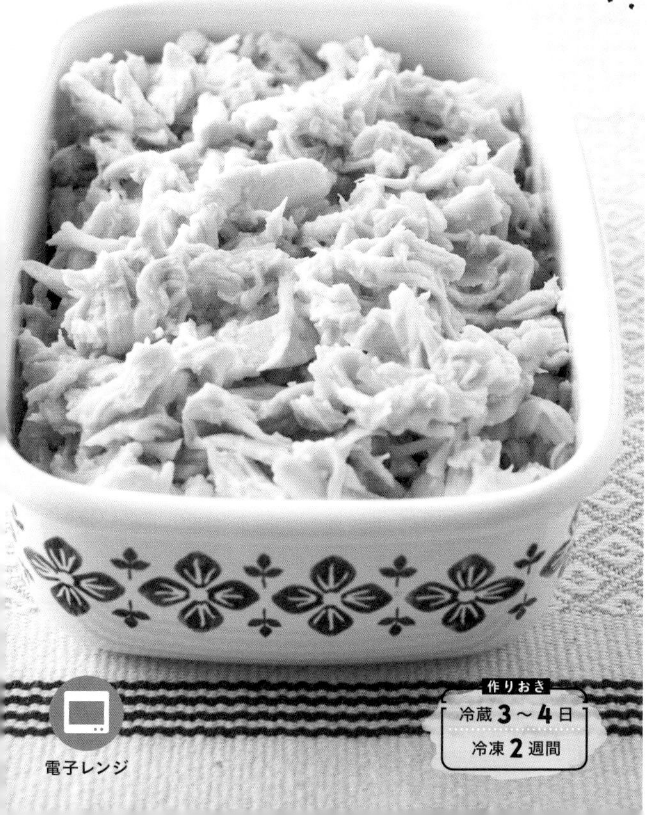

材料（作りやすい分量）

鶏ささみ（筋なし）… 6本（300g）

A | 酒 … 大さじ1
　| 塩 … 小さじ¼
　| サラダ油 … 小さじ2

作り方

1. 鶏ささみはフォークで数カ所穴をあけ、耐熱皿に並べてAを全体にまぶす。
2. ふんわりとラップをかけて電子レンジで3分加熱し、裏返して同様に2分加熱する。
3. そのまま粗熱がとれるまで冷まし、お好みの大きさに手でほぐす。

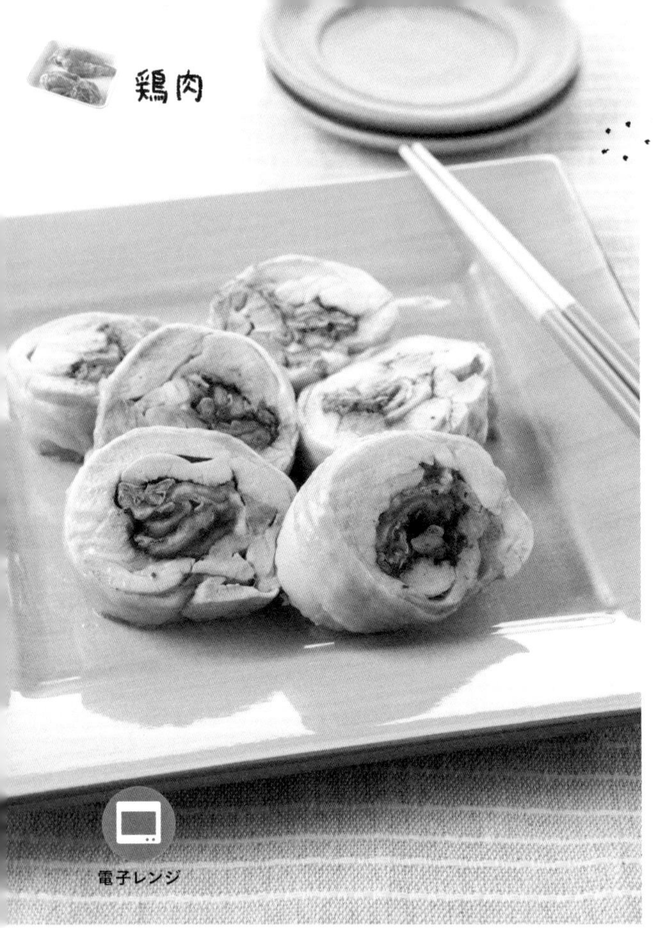

パンチのあるキムチで食べごたえアップ！

レンジチキンロール

材料（2人分）

鶏もも肉…1枚（300g）
白菜キムチ…40g
プロセスチーズ…2個
塩、こしょう…各適量

作り方

1. 鶏肉は余分な脂肪を除き、包丁で厚みをできるだけ平らに開く。塩、こしょうを全体にふり、ラップ（30cm四方）に皮目を下にして縦長にのせる。
2. 白菜キムチは余分な汁けを絞り、プロセスチーズは縦半分に切る。1の手前に白菜キムチ、チーズをのせ、手前からラップできつく巻き、両端をキャンディ状にひねってしばる。
3. ひねったラップの端を鶏肉の下にして、ラップのとじ目は下にして耐熱皿にのせる。竹串でラップに数カ所穴をあけ、電子レンジで3分加熱し、上下を返して3分加熱する。熱いうちにペーパータオルで包んで形を整え、粗熱がとれたら、切り分ける。

＊痰湿タイプは体内に老廃物がたまりやすいので控えましょう。

消化吸収を助ける豆腐を加えてヘルシーに！

ふんわり鶏つくね

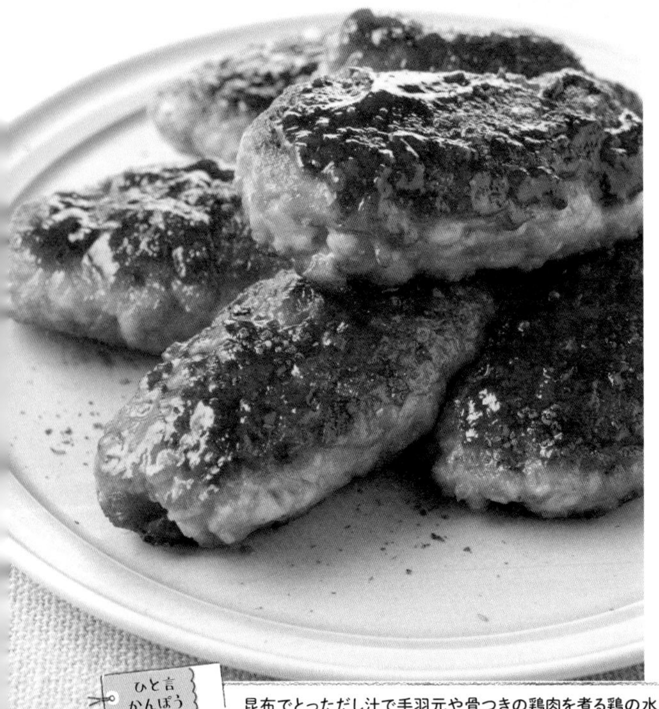

材料（2人分）

鶏ももひき肉…200g
木綿豆腐…½丁（150g）
A
- 玉ねぎ（みじん切り）…¼個
- 片栗粉…大さじ1
- 塩…小さじ½
- こしょう…少々

サラダ油…大さじ1
B
- みりん…大さじ2
- みそ、酒、水…各大さじ1
- しょうゆ…小さじ2

作り方

1. 豆腐はペーパータオル2枚で包んでギュッと水けを絞る。ボウルにひき肉を入れてよく練り混ぜ、豆腐、Aを加えてさらに混ぜ、6等分の細長い楕円形に整える。
2. フライパンにサラダ油を中火で熱し、1を並べ入れる。全体を3分ほど焼いて焼き色がついたら、ふたをして弱めの中火でときどき上下を返しながら6分蒸し焼きにする。
3. 余分な脂をふき、混ぜ合わせたBを加えて煮立て、全体にからめる。器に盛り、お好みで七味唐辛子をふる。

ひと言かんぽう
昆布でとっただし汁で手羽元や骨つきの鶏肉を煮る鶏の水炊きは、コラーゲンたっぷりなので美肌効果が期待できます。

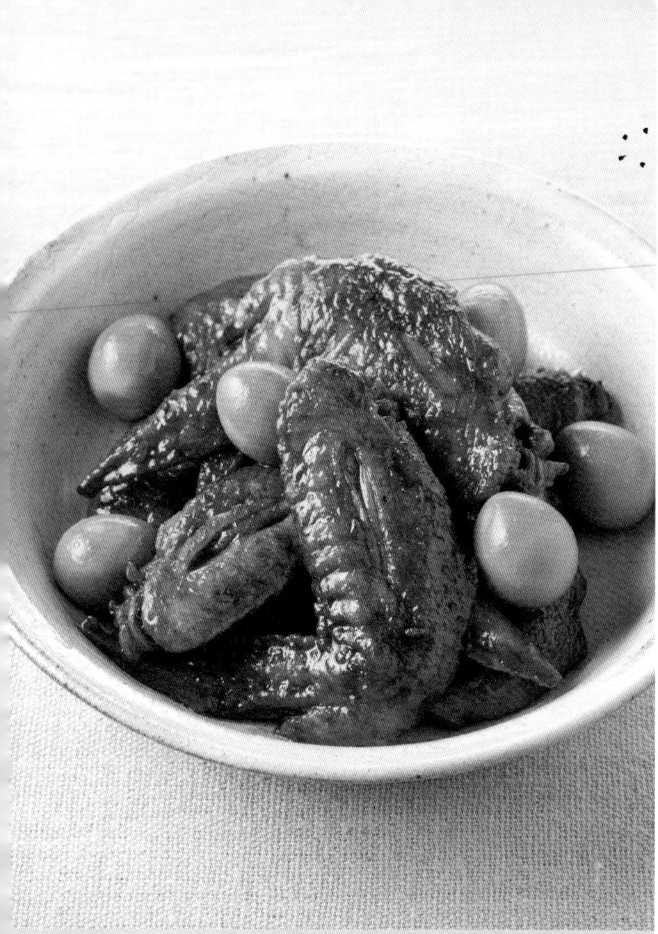

血の巡り、胃腸の働きをよくする黒酢で味つけ

鶏手羽先の黒酢煮

材料（2人分）

鶏手羽先…6本
うずら卵水煮…6個
サラダ油…大さじ½
しょうが（薄切り）…2枚
A｜酒…1カップ（200mℓ）
｜黒酢（または酢）、しょうゆ…各大さじ3
｜砂糖…大さじ2

作り方

1 鶏手羽先は骨と骨の間に切り込みを入れる。

2 フライパンにサラダ油を中火で熱し、1の両面を3～4分焼く。

3 フライパンの余分な脂をふき、A、しょうがを加える。煮立ったらふたをして弱めの中火でときどき上下を返しながら10分煮る。うずら卵を加えて5分ほど煮たら、火を強めて煮汁を全体にからめる。

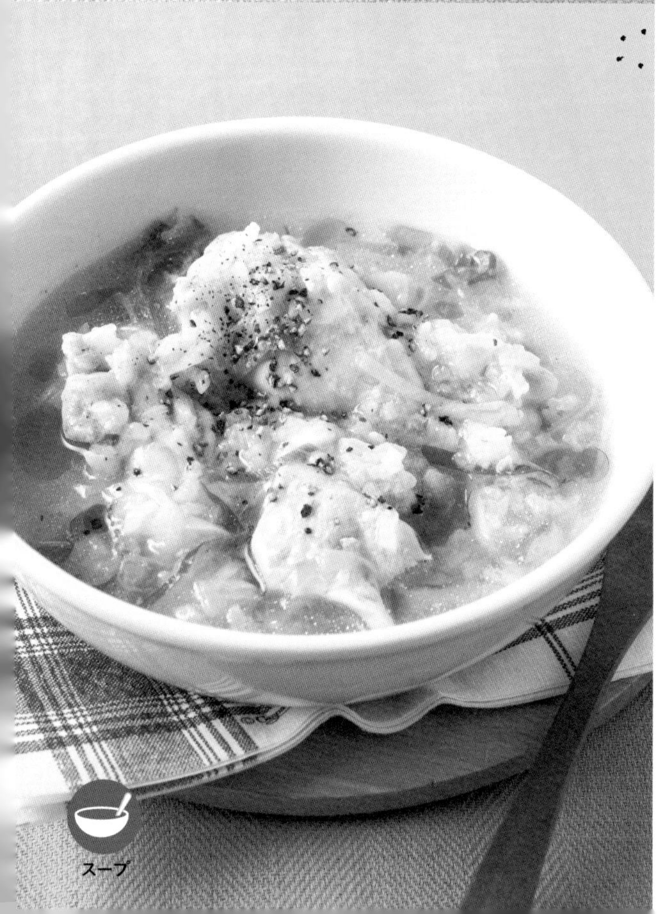

スイッチポンで完成！慢性的な疲労感に◎

サムゲタンスープ

材料（2人分）

鶏手羽元…6本
長ねぎ…1本
もち米（または白米）…大さじ3
しょうが（せん切り）…1かけ
にんにく（半割りにしてつぶす）…1かけ
塩…少々
A｜水…3カップ（600mℓ）
｜酒…大さじ2
｜塩、ごま油…各小さじ1
ごま油、粗びき黒こしょう…各適量

作り方

1 鶏手羽元は骨と骨の間に切り込みを入れ、塩を全体にもみ込む。長ねぎは斜め薄切りにする。

2 炊飯器に1、もち米、しょうが、にんにくを入れ、Aを加えてざっと混ぜ、普通に炊飯する。

3 スイッチがきれたら、全体を混ぜて器に盛り、ごま油をまわしかけ、粗びき黒こしょうをふる。

スープ

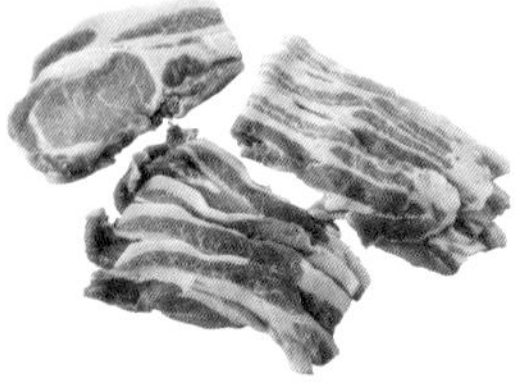

豚肉

"腎《じん》"を元気にしてあらゆる老化を防ぐ

寒も熱もない平性《へいせい》の食材である豚肉。**カラダに栄養と潤いを与える「血《けつ》」と「水《すい》」、新陳代謝や免疫力を高める「気《き》」を補う働き**があります。

さらに**豚肉はダメージを受けた「腎」の働きを高めることもできます。** 特に冬の時期は、寒さによりカラダが冷えて血の巡りが悪くなるので、「腎」の働きが弱まります。この状態を「腎虚《じんきょ》」といいます。骨や足腰が弱って生殖能力が衰え、記憶力も低下するので、いわゆる老化状態を招くわけです。

豚肉はゆでる、焼く、炒めるなどでしっかり火を通して温め、より効果が高まるキャベツやきのこ類、しょうが、ごまなどと一緒に食べましょう。

食材memo

五性
寒　平　温　熱

五味
酸　甘　辛　鹹　苦

五臓
肝　心　脾　肺　腎

体質： 気虚・陰虚

主な効能
- □ カラダや肌に潤いを与える
- □ 足腰を強くする
- □ 記憶力を高める

旬： 通年

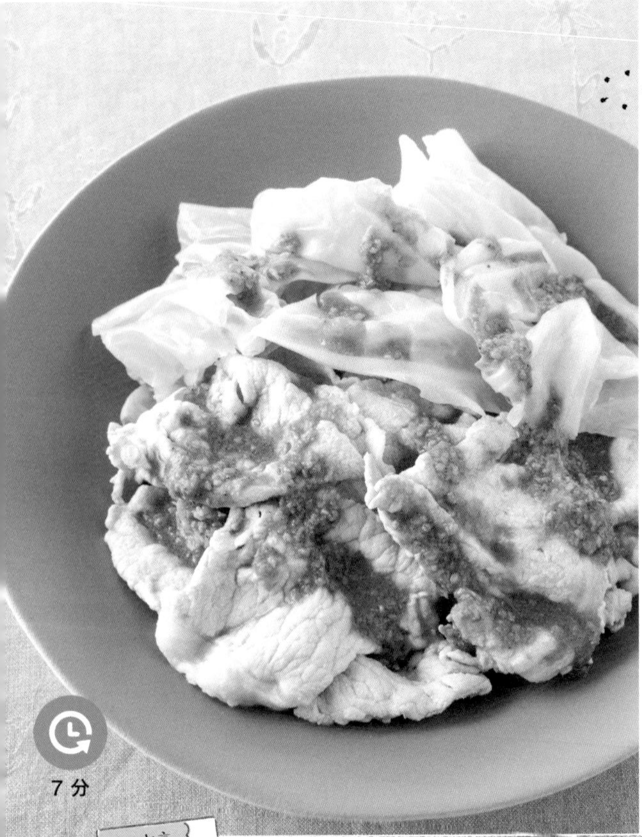

7分

野菜はもやし、豆苗などもおすすめ

豚の温しゃぶしゃぶ

材料（2人分）

豚ロースしゃぶしゃぶ用 … 200g
キャベツ … 1/4 個
A | ポン酢しょうゆ … 大さじ3
　| すりごま（白）… 大さじ2
　| ごま油 … 大さじ1

作り方

1 キャベツは大きめのざく切りにする。
2 鍋に湯を沸かし、沸騰したら塩（分量外）を加えて 1 を1～2分ゆで、水けをよくきる。同じ湯で火を弱めて豚肉を1枚ずつゆで、水けをよくきる。
3 器に 2 を盛り合わせ、混ぜ合わせた A をかける。

ひと言かんぽう　夏は冷やして食べてもおいしいしゃぶしゃぶですが、カラダを冷やしてしまうので季節を問わず、温しゃぶで食べましょう。

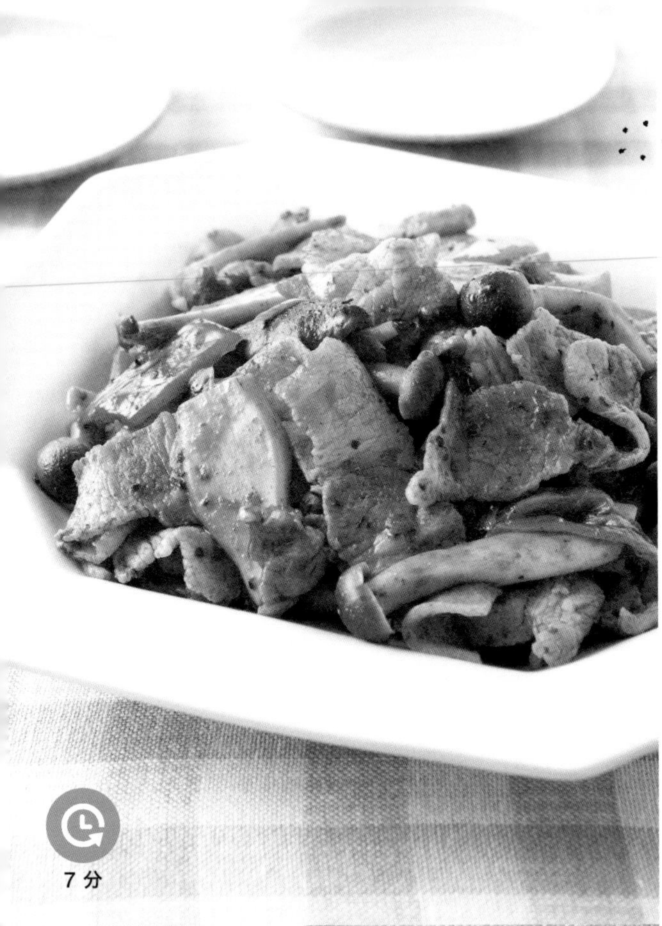

きのこを組み合わせて免疫力アップ！

きのこ入り豚キムチ

材料（2人分）

豚バラ薄切り肉 … 150g
白菜キムチ … 100g
しめじ … 1パック
エリンギ … 1本
ごま油 … 大さじ½
A | 酒 … 大さじ1
　| しょうゆ … 小さじ2

作り方

1 豚肉は4cm幅に切る。しめじは小房に分け、エリンギは長さを半分に切ってから縦薄切りにする。

2 フライパンにごま油を中火で熱し、1の豚肉を炒める。肉の色が変わってきたら、きのこ類、白菜キムチを加えて炒め合わせる。

3 全体に油がなじんだら、Aで調味して全体に炒め合わせる。

＊陰虚タイプは熱がこもりやすいので控えましょう。

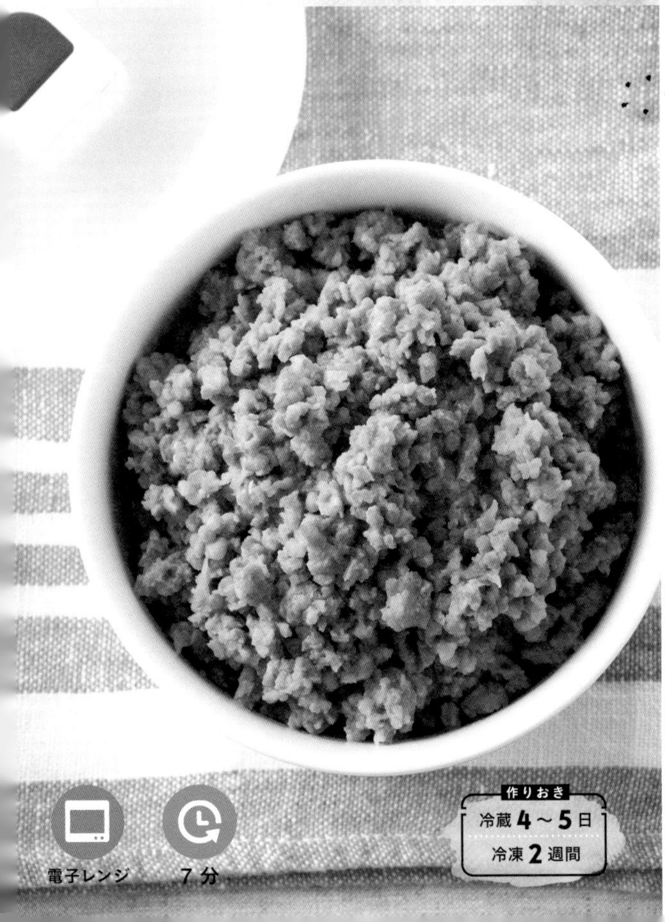

鶏ひき肉や合いびき肉でもおいしく作れます

レンジ肉そぼろ

材料（作りやすい分量）

豚ひき肉（赤身）… 300g
長ねぎ（粗みじん切り）… ½本
A | しょうが（すりおろし）… ½かけ
　| しょうゆ … 大さじ2
　| みそ、みりん、酒 … 各大さじ1
　| 砂糖 … 小さじ1

作り方

1 耐熱ボウルにAを入れて混ぜ合わせ、ひき肉、長ねぎを加えてよく混ぜる。

2 ふんわりとラップをかけ、電子レンジで4分30秒加熱する。取り出してよく混ぜる。

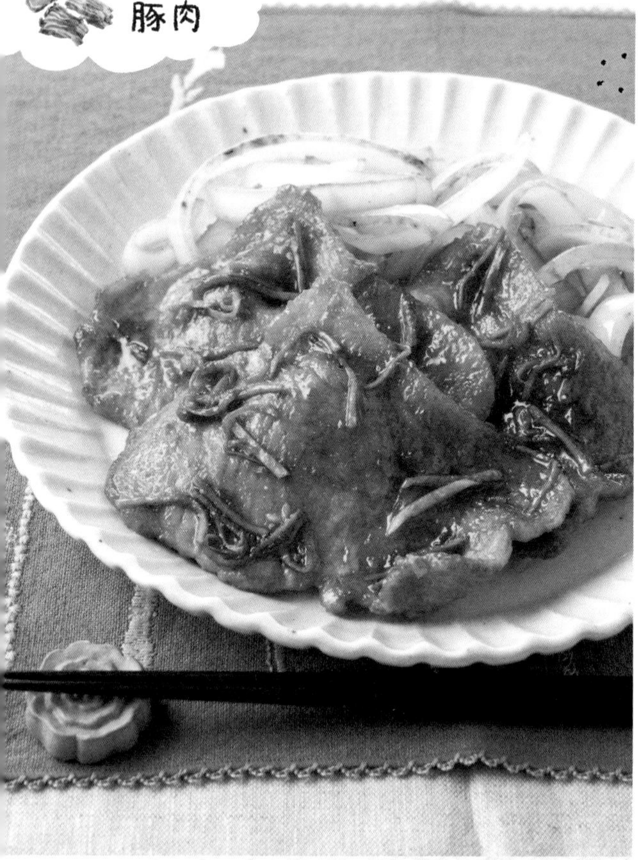

添えもの野菜もできるだけ加熱して

豚のしょうが焼き

材料（2人分）

豚しょうが焼き用肉…6～8枚（200g）
玉ねぎ…½個
薄力粉…適量
サラダ油…大さじ½
塩…少々

A
- しょうが（せん切り）…大1かけ
- にんにく（すりおろし）…½かけ
- しょうゆ、みりん…各大さじ2
- 砂糖…小さじ2

作り方

1. 豚肉は筋を切り、薄力粉を薄くまぶす。玉ねぎは繊維と垂直に1cm幅に切る。
2. フライパンにサラダ油を中火で熱し、玉ねぎを2分ほど炒め、塩で調味して器に盛る。
3. 2のフライパンに豚肉を並べ入れ、上下を返しながら2～3分焼く。余分な脂をふき、混ぜ合わせたAを加えて煮立て、豚肉にからめて2に盛り合わせる。

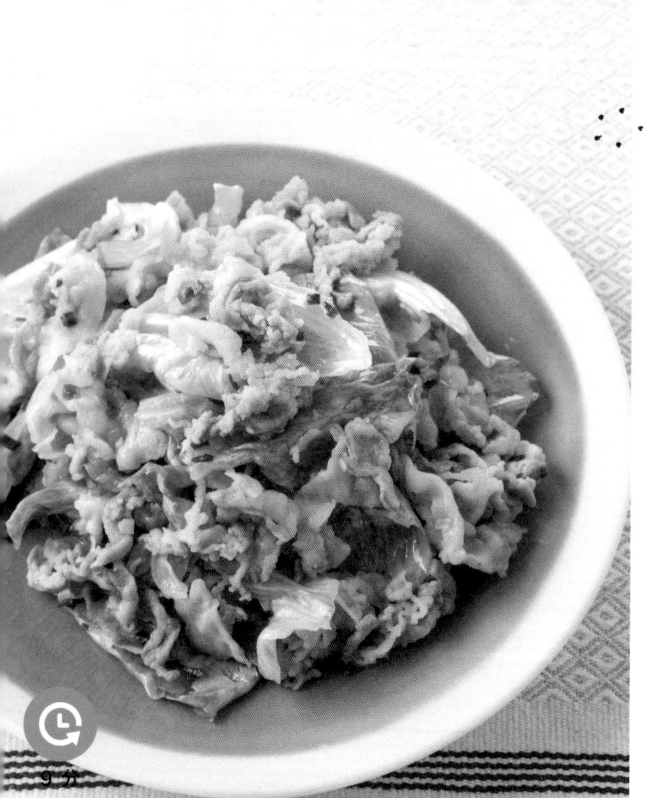

9分

レタスはさっと炒めてたっぷり食べましょう

豚肉とレタスの塩ねぎだれ炒め

材料（2人分）

豚ロースしゃぶしゃぶ用肉…200g
レタス…½個

A
- 小ねぎ（小口切り）…3本
- ごま油…大さじ1
- 鶏ガラスープの素…小さじ1
- こしょう…適量

作り方

1. 豚肉は食べやすい大きさに切り、Aをもみ込んでなじませる。レタスは手で大きめにちぎる。
2. フライパンを中火で熱し、1の豚肉を焼く。肉の色が変わったら、レタスを加えてさっと炒め合わせる。

ひと言かんぽう
乾いた肌に潤いをチャージしてくれる豚肉は、のどが乾燥して空咳が出るときにもおすすめです。

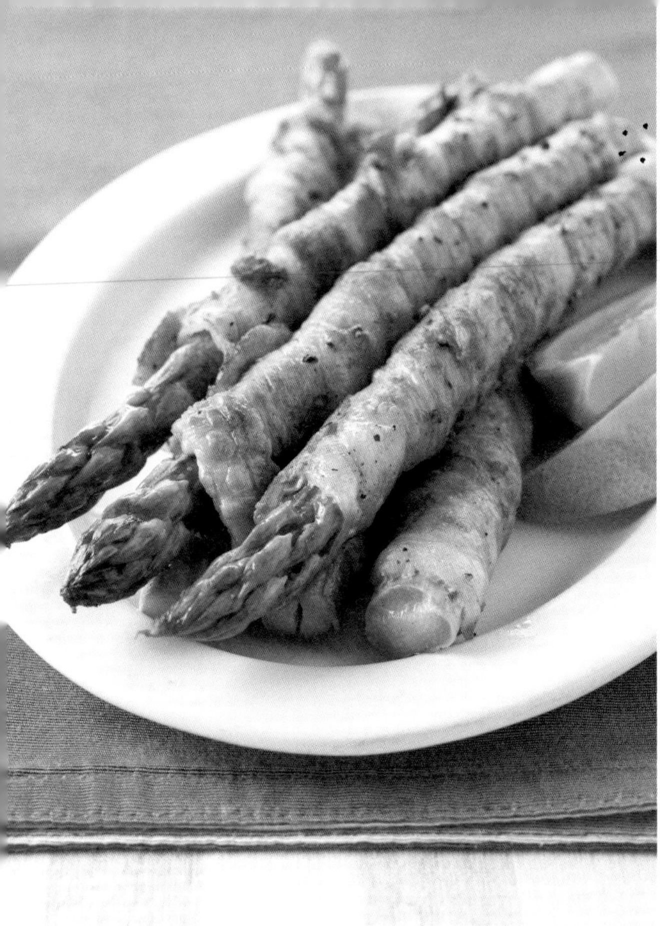

体力を回復させて潤いをもたらす名コンビ！

アスパラの豚肉巻き

材料（2人分）

豚バラ薄切り肉 … 6 枚
アスパラガス … 6 本
オリーブオイル … 大さじ ½
塩、粗びき黒こしょう … 各適量
酒 … 大さじ 1
レモン（くし形切り）… 2 切れ

作り方

1. アスパラガスは根元を切り落とし、かたい皮をピーラーでむく。豚肉で巻き、全体に塩、粗びき黒こしょうをふる。同様に全部で 6 本作る。
2. フライパンにオリーブオイルを中火で熱し、1 の巻き終わりを下にして焼く。とじ目がくっついたら転がしながら 2 分ほど焼く。
3. 酒をふり入れ、ふたをして弱めの中火で 3 分ほど蒸し焼きにする。器に盛り、レモンを添える。

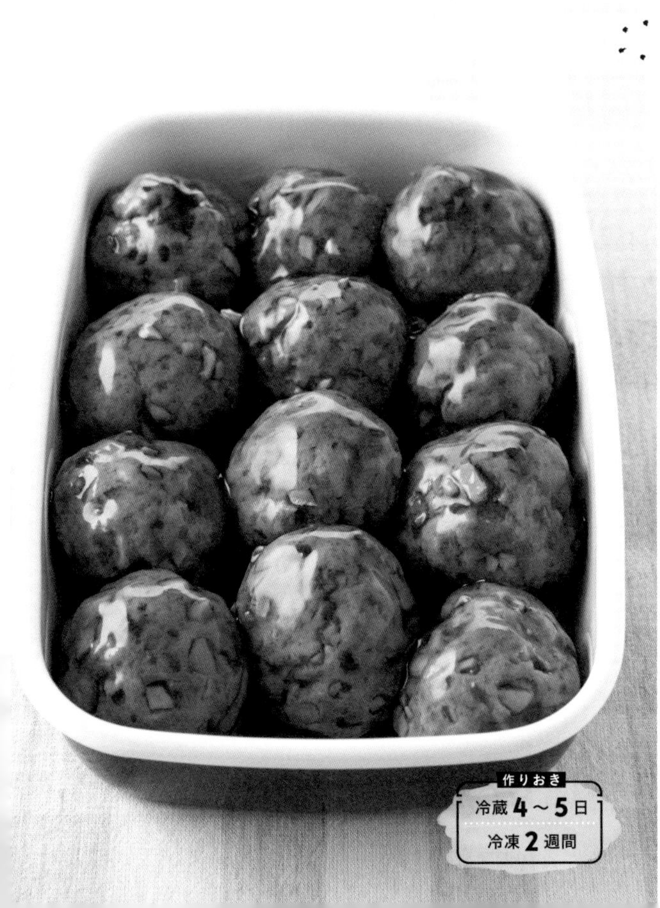

作りおき
冷蔵 4～5 日
冷凍 2 週間

ミートボールは揚げずにゆでてヘルシーに！

和風ミートボール

材料（4人分）

A
豚ひき肉（赤身）… 400g
しいたけ（みじん切り）… 2 ～ 3 枚
塩 … 小さじ ½
こしょう … 少々
片栗粉 … 大さじ 1

B
だし汁 … ¾ カップ（150mℓ）
しょうゆ … 大さじ 3
砂糖 … 大さじ 2
酢 … 大さじ 1
片栗粉 … 小さじ 2

作り方

1. ボウルに A を入れてよく練り混ぜ、12 等分のボール状に丸める。
2. 鍋に湯を沸かし、沸騰したら 1 を入れて 6 ～ 7 分ゆで、水けをよくきる。
3. 2 の鍋をさっと洗い、B を合わせてよく混ぜる。中火で混ぜながら煮立て、とろみがついてきたら 2 を戻し入れ、1～2 分煮て全体にからめる。

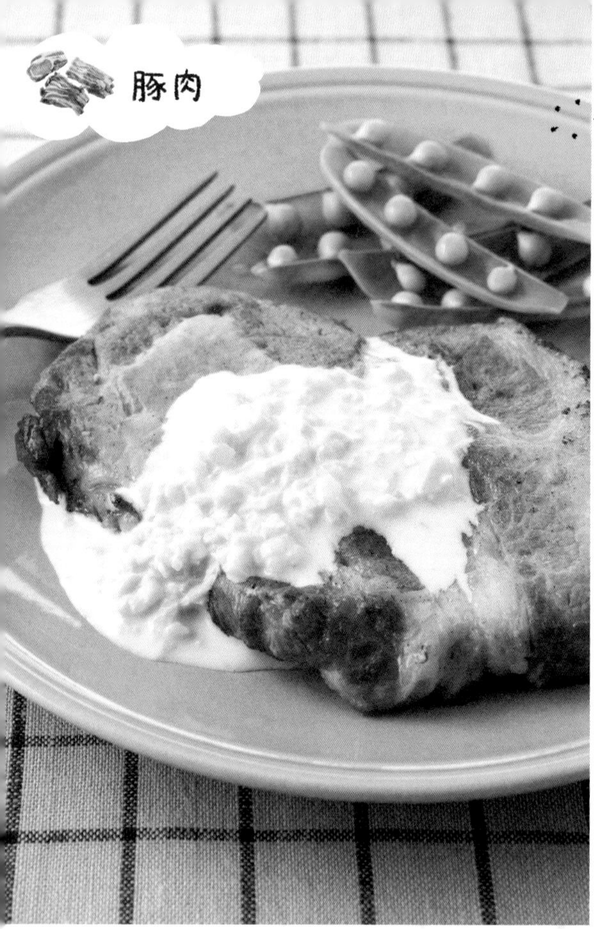

ソースは鶏肉や鮭、たらとも相性バッチリ

豚肉のソテー ジンジャークリームソース

材料（2人分）

豚ロース豚カツ用肉 … 2 枚
しょうが（みじん切り）… 大 1 かけ
塩、こしょう … 各適量
サラダ油 … 大さじ ½
バター … 10g

A
生クリーム … ½ カップ（100mℓ）
白ワイン（または酒）… ¼ カップ（50mℓ）
しょうゆ … 大さじ ½

作り方

1 豚肉は筋を切り、塩、こしょうをふる。

2 フライパンにサラダ油を中火で熱し、1 を 2 ～ 3 分焼き、焼き色がついたら裏返し、同様に 2 ～ 3 分焼いて器に盛る。

3 フライパンをさっとふき、バターを加えて中火で熱し、しょうがを炒める。香りが出たら A を加え、少しとろみがついてきたら火を止め、2 の豚肉にかける。お好みでゆでたスナップえんどうを添える。

＊痰湿タイプは体内に老廃物がたまりやすいので控えましょう。

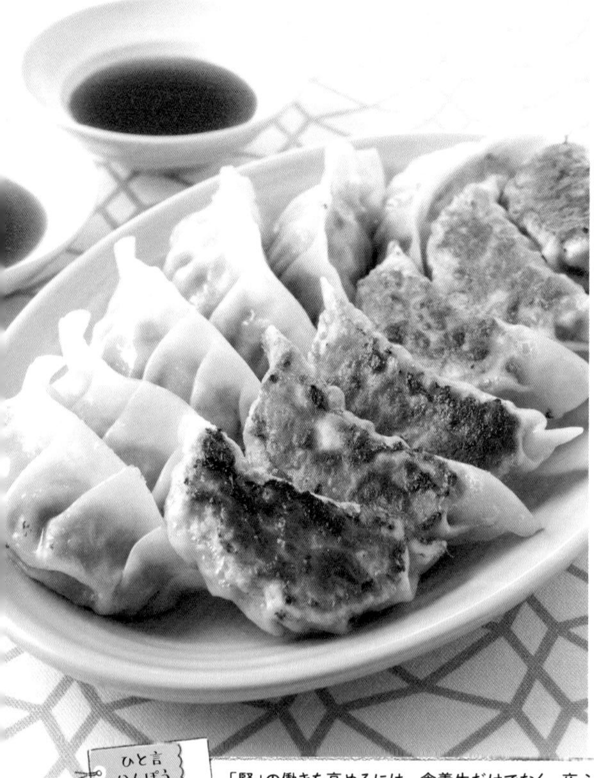

えのきたけのプチプチした食感が新鮮！

野菜たっぷり焼き餃子

材料（2人分）

豚ひき肉（赤身）… 150g
キャベツ（粗みじん切り）… 2 枚（100g）
えのきたけ（粗みじん切り）… 1 袋（100g）
青じそ（みじん切り）… 10 枚
餃子の皮 … 大 12 枚
サラダ油 … 大さじ 1
ごま油 … 少々

A
にんにく（すりおろし）… ½ かけ
しょうが（すりおろし）… ½ かけ
しょうゆ … 大さじ 1
酒、ごま油、片栗粉 … 各大さじ ½

作り方

1 キャベツは塩小さじ ¼（分量外）をふって 10 分おき、水けを絞る。

2 ボウルにひき肉を入れて混ぜ、粘りが出たら A を加えて混ぜる。1、えのきたけ、青じそを加えて混ぜ、餃子の皮にあんをのせて包む。全部で 12 個作る。

3 フライパンにサラダ油を入れて 2 を並べ、中火で底面に焼き色がつくまで焼く。餃子が半分つかる水（分量外）を注ぎ、ふたをして強めの中火で 4 ～ 5 分蒸し焼きにする。水分がなくなってきたら、ごま油をまわし入れる。器に盛り、お好みで酢じょうゆを添える。

ひと言かんぽう
「腎」の働きを高めるには、食養生だけでなく、夜ふかし・過労・ストレスなどのよくない生活習慣を見直しましょう。

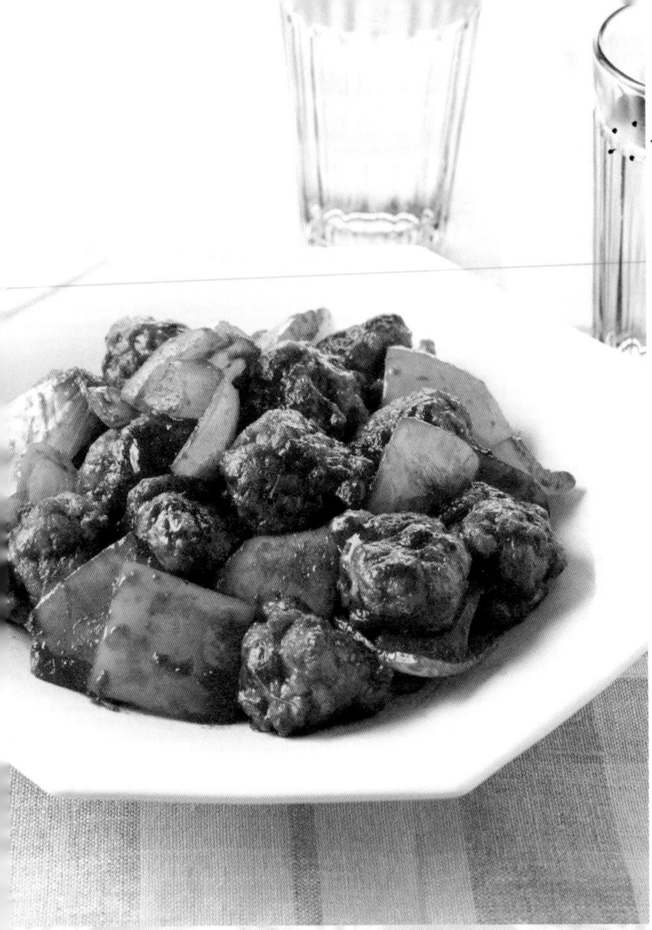

豚こまを丸めて揚げないで作るからラクチン！

かんたん酢豚

材料（2人分）

豚こま切れ肉…200g
パプリカ（黄）…1個
玉ねぎ…½個
ごま油…小さじ2
A｜片栗粉…大さじ1
　｜塩、こしょう…各少々
B｜しょうが（すりおろし）…½かけ
　｜トマトケチャップ、水…各大さじ2
　｜ポン酢しょうゆ…大さじ1と½
　｜砂糖…ふたつまみ

作り方

1. 豚肉にAをよくもみ込み、8～10等分のひと口大にギュッと丸める。パプリカ、玉ねぎは2cm角に切る。
2. フライパンにごま油を中火で熱し、豚肉を焼く。焼き色がついたら上下を返し、ふたをして弱めの中火で4～5分焼く。
3. 玉ねぎ、パプリカの順に加えて炒め合わせ、混ぜ合わせたBをまわし入れ、全体にからめる。

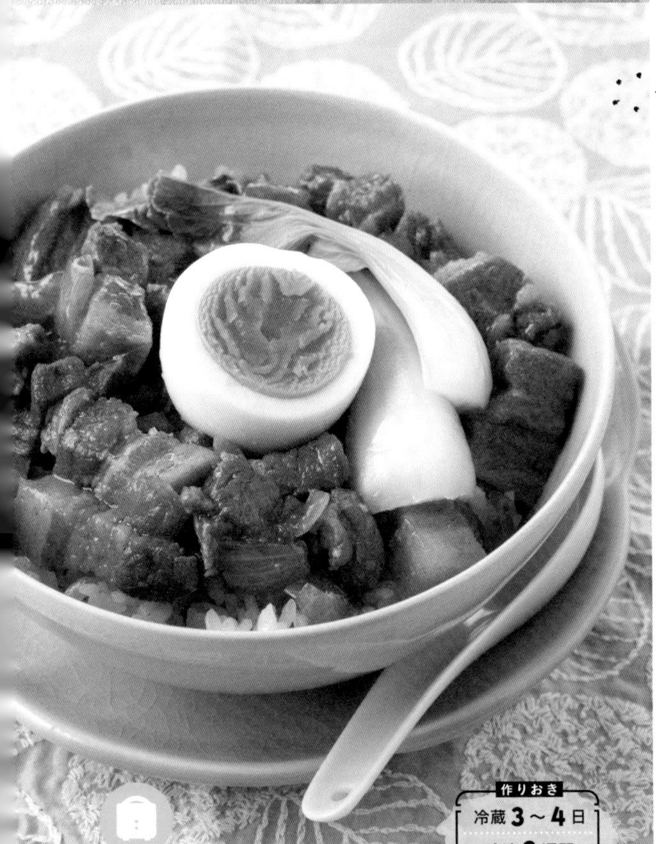

炊飯器

作りおき
冷蔵3～4日
冷凍2週間

五香粉の代わりにナツメグを使ってもOK！

ルーローハンの素

材料（4人分）

豚バラかたまり肉…500～600g
玉ねぎ…½個
にんにく（つぶす）…1かけ
A｜水、酒…各½カップ（100mℓ）
　｜しょうゆ…大さじ3
　｜砂糖、オイスターソース…各大さじ2
　｜酢…大さじ1
　｜五香粉（お好みで）…小さじ½～1

作り方

1. 豚肉は1.5cm×3cm長さに切る。玉ねぎは1cm角に切る。
2. 炊飯器にAを入れて混ぜ、1、にんにくも加えてざっと混ぜ、普通に炊飯する。

＊食べるときは温かいごはんに温めたルーローハンの素をのせ、ゆで卵、ゆでたチンゲン菜を添える。

＊豚肉の脂が気になる場合は、冷めてから煮汁の上澄み部分の脂を取り除く。とり除いた脂は炒め油にも◎。

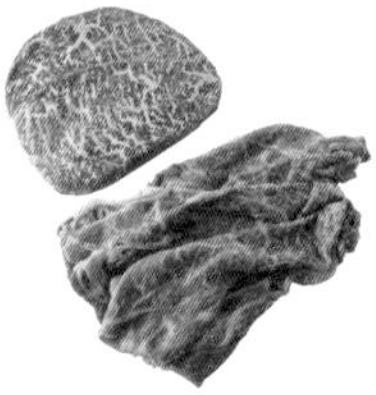

牛肉

冷えを防いで、足腰を強化する

体力が落ちて疲れやすい、肩がこる、足腰が弱っているなどの悩みがある人は、カラダの冷えが原因の場合があります。そんなときにおすすめの食材が牛肉です。

牛肉には**「気《き》」と「血《けつ》」の両方を補う力があり、「脾《ひ》」と「胃《い》」の機能を高めてくれます。冷えきったカラダを温めて元気にするほか、骨や筋肉を強くして弱った足腰も丈夫にします。冷えからくる貧血や月経痛にも効果的です。**

牛肉の部位はできるだけ赤身を選びます。また肉類全般にいえますが、下痢や軟便が続いているときは、少しずつ食べるようにしましょう。

食材memo

五性
寒　平　温　熱

五味
酸　甘　辛　鹹　苦

五臓
肝　心　脾　肺　腎

体質： 気虚・血虚

主な効能
□ 疲れをとる
□ カラダを温める
□ 足腰を強くする

旬： 通年

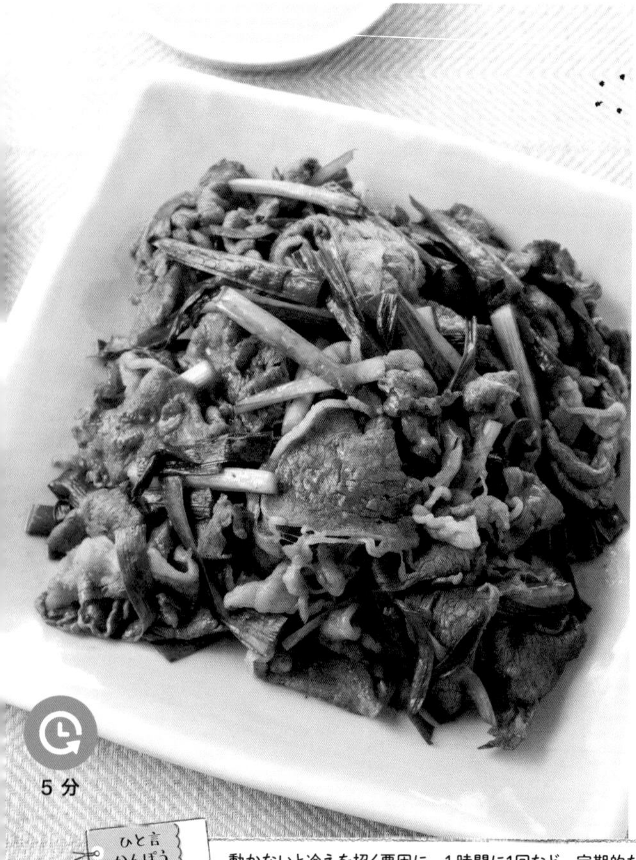

5分

冷えを伴う月経痛緩和に効果的な食べ合わせ

牛肉とにらのしょうゆ炒め

材料（2人分）

牛切り落とし肉 … 180g
にら … 1把
ごま油 … 大さじ½
A | 酒、しょうゆ … 各大さじ1
　| 砂糖 … 小さじ1
　| こしょう … 少々

作り方

1 牛肉は食べやすい大きさに切る。にらは4cm長さに切る。
2 フライパンにごま油を中火で熱し、牛肉を炒める。肉の色が変わったら、にらを加えて手早く炒める。
3 混ぜ合わせたAを加え、全体に炒め合わせる。

ひと言かんぽう
動かないと冷えを招く要因に。1時間に1回など、定期的なストレッチで意識的にカラダを動かすようにしてください。

食べたいときに焼くだけ！お弁当にもおすすめ

牛肉のみそ漬け焼き

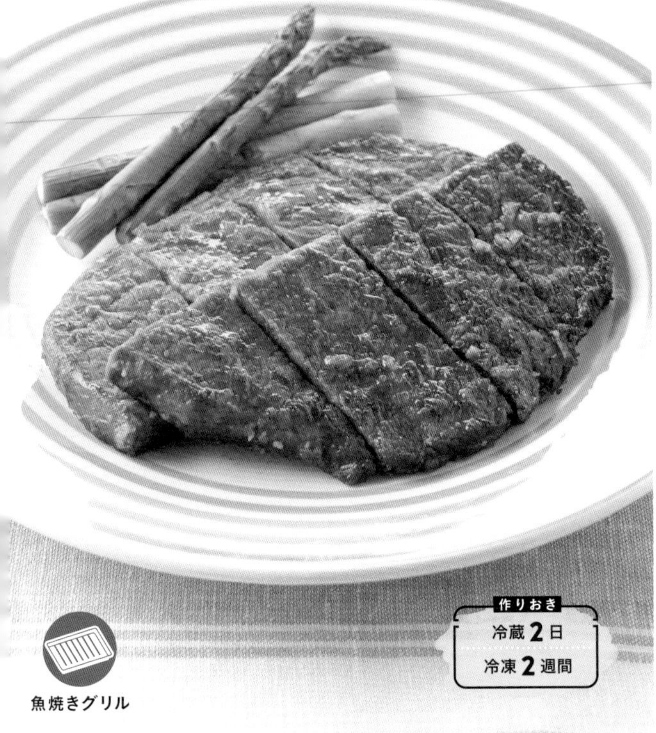

作りおき
冷蔵 **2** 日
冷凍 **2** 週間

魚焼きグリル

材料（2人分）

牛ももステーキ用肉…2枚

A | しょうが（すりおろし）…1かけ
みそ…大さじ3
みりん…大さじ2
砂糖…大さじ1

作り方

1 牛肉は水けをふいて筋を切る。Aは混ぜ合わせる。

2 ラップを広げてAの¼量を塗り、牛肉をおいてさらに上からAの¼量を塗る。ラップでぴっちりと包む。同様にもう1つ作り、冷蔵庫でひと晩以上おく。

3 牛肉からみそ床をぬぐい、魚焼きグリルで8～10分焼く（途中焦げそうな場合はアルミホイルをかぶせる）。お好みでアスパラガスを一緒に焼く。

＊保存期間は牛肉を漬けた状態の目安。

梅干しを加えたさっぱり味でおいしさも長持ち！

牛肉の梅しぐれ煮

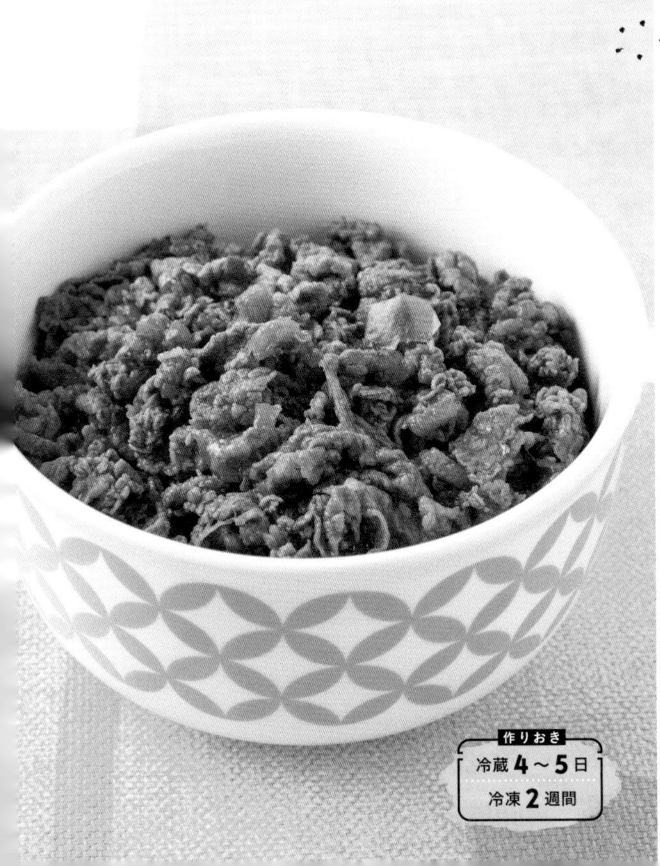

作りおき
冷蔵 **4～5** 日
冷凍 **2** 週間

材料（作りやすい分量）

牛こま切れ肉…350g

梅干し（種を除いて粗くたたく）…2個

A | 酒、みりん、しょうゆ…各大さじ2
砂糖…小さじ2

作り方

1 鍋に湯を沸かし、沸騰したら牛肉を入れてさっと下ゆでし、水けをきる。

2 1の鍋をきれいにしてAを入れて混ぜ合わせ、1を加える。中火にかけ、煮立ったら梅干しを加え、弱火で汁けが少なくなるまで4～5分煮る。

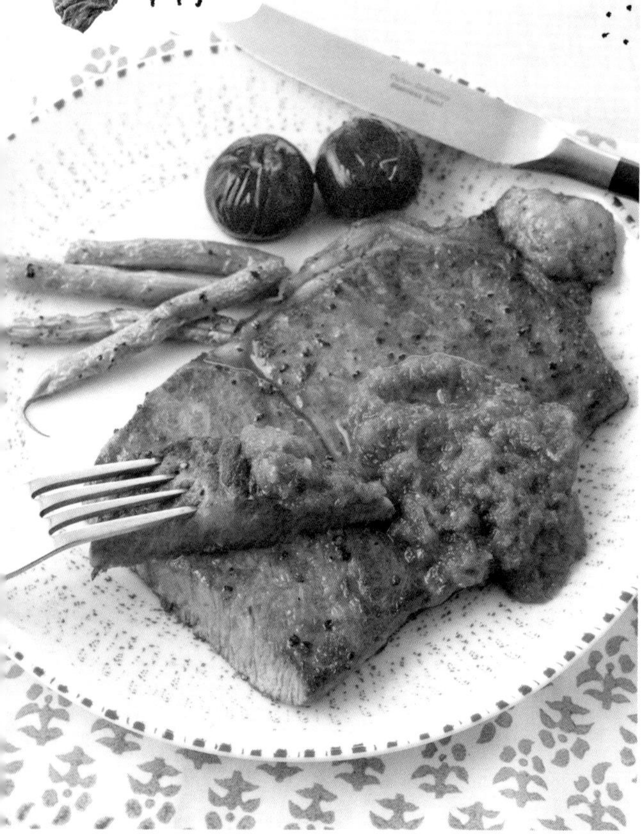

イライラをしずめてくれる万能ソース

牛ステーキ 玉ねぎレモンソース

材料（2人分）

牛ロースステーキ用肉…2枚
塩、粗びき黒こしょう…各適量
サラダ油…大さじ½
A｜玉ねぎ（すりおろし）…½個
｜しょうゆ…大さじ2
｜レモン汁、みりん、酒…各大さじ1
さやいんげん…4本
ミニトマト…4個

作り方

1 牛肉は室温にもどし、塩、粗びき黒こしょうをふる。さやいんげんは半分に切る。

2 フライパンにサラダ油を強めの中火で熱し、牛肉を30秒焼いてからふたをして弱火で1～2分焼く。裏返して同様に焼く。同じフライパンでさやいんげん、ミニトマトの順に焼き、器に盛る。

3 2のフライパンにAを入れて煮立て、牛肉にかける。

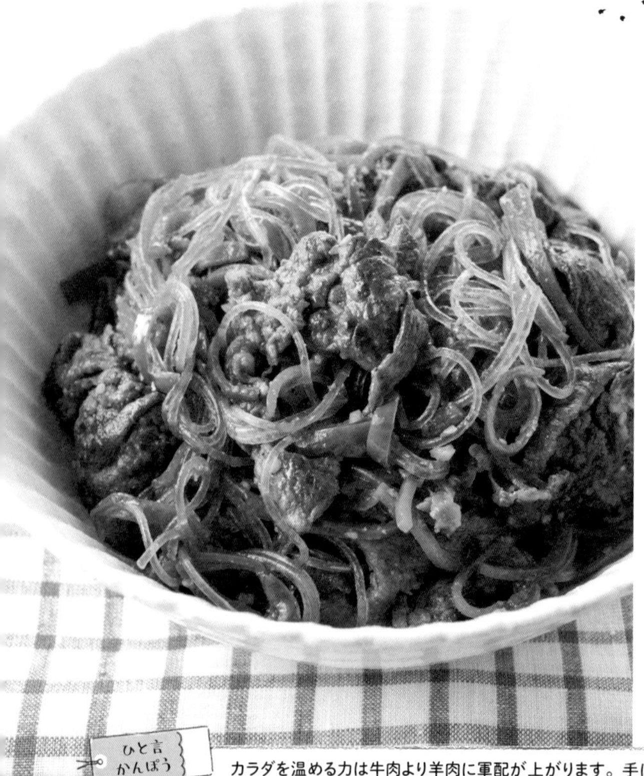

カラダの余分な熱を冷ます緑豆春雨を使って！

牛肉のチャプチェ

材料（2人分）

牛切り落とし肉…180g
緑豆春雨（乾燥・カットタイプ）
…40g
にんじん…5cm
ピーマン…2個
にんにく（みじん切り）…1かけ
ごま油…小さじ2
酒…大さじ1
A｜水…1カップ（200mℓ）
｜しょうゆ…大さじ2
｜オイスターソース、
｜砂糖…各大さじ½
すりごま（白）…大さじ2

作り方

1 にんじん、ピーマンは5cm長さの細切りにする。

2 フライパンにごま油、にんにくを中火で熱し、香りが出たら牛肉を炒める。肉の色が変わったら、にんじん、ピーマンを加えて炒め合わせる。

3 野菜が少ししんなりしたら酒をふり入れ、混ぜ合わせたA、春雨をもどさずにそのまま加え、ときどき混ぜながら、ふたをして3～4分炒め煮にし、ごまを加えて混ぜる。

ひと言かんぽう
カラダを温める力は牛肉より羊肉に軍配が上がります。手に入るときは牛肉の代わりに使ってもおいしく作れますよ。

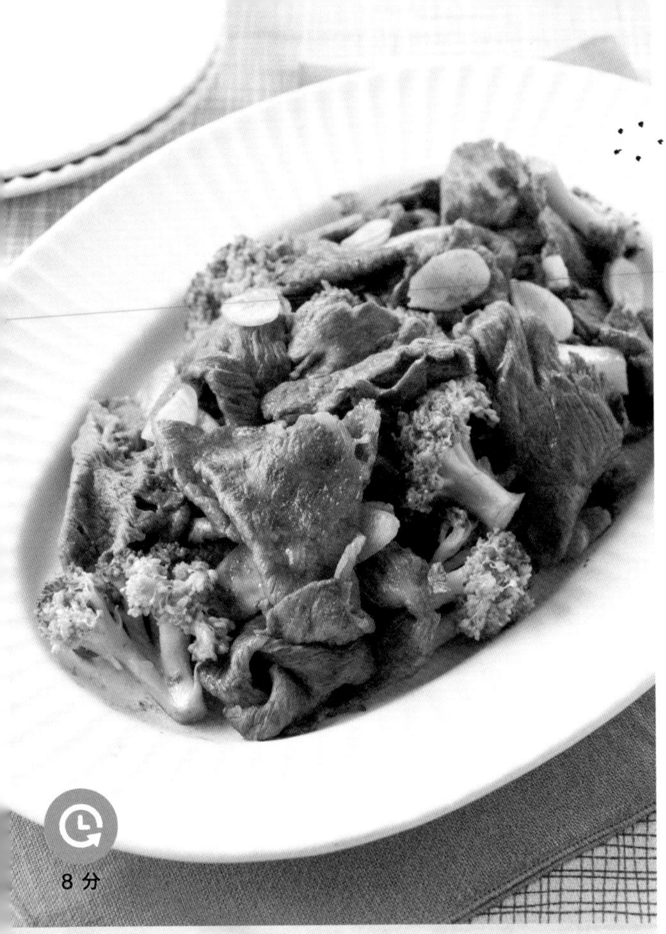

肌に潤いを与えるアーモンドをアクセントに

牛肉とブロッコリーのナッツ炒め

材料（2人分）

牛切り落とし肉 … 180g
ブロッコリー … ½ 株
スライスアーモンド … 10g
サラダ油 … 大さじ 1
酒 … 大さじ 1
A しょうゆ … 小さじ 2
　カレー粉 … 小さじ ½
こしょう … 少々

作り方

1 ブロッコリーは小房に分け、フライパンに入れる。塩少々、水大さじ 3（各分量外）、サラダ油小さじ 1 を加えて中火にかけ、ふたをして 3 分蒸しゆでにし、一度取り出す。

2 同じフライパンに残りのサラダ油を中火で熱し、牛肉を炒める。肉の色が変わったら、1 を戻し入れて酒をふって炒める。

3 汁けが少しとんだら A、アーモンドを加えて全体に炒め合わせる。

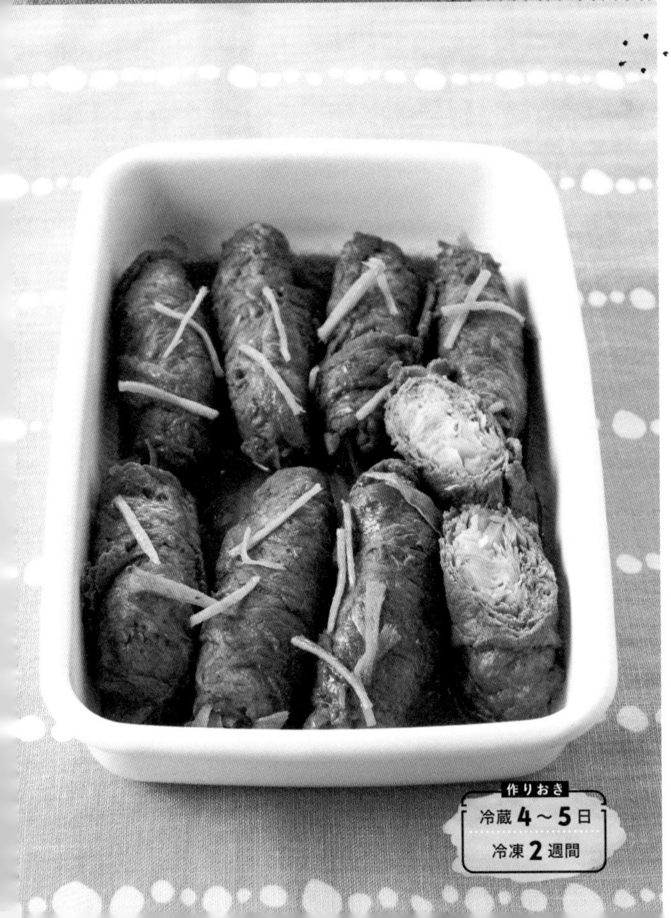

「腎」の働きを高めるごぼうと一緒に煮ます

ごぼうの牛肉巻き煮

材料（4 人分）

牛ロース薄切り肉 … 8 枚（320g）
ごぼう … 1 本
サラダ油 … 大さじ ½
しょうが（せん切り）… ½ かけ
A 水 … ½ カップ（100mℓ）
　酒 … 大さじ 2
　しょうゆ、みりん … 各大さじ 1
B しょうゆ、みりん … 各大さじ 1
　砂糖 … 大さじ ½

作り方

1 ごぼうは洗って皮をこそげ、ピーラーで薄切りにし、水にさらす。鍋に A とともに入れて中火にかけ、煮立ったらふたをして弱火で 6 分煮る。ごぼうの汁けをきり、煮汁はとっておく。

2 1 のごぼうが冷めたら、8 等分にして牛肉にのせてきつく巻く。全部で 8 個作る。

3 鍋にサラダ油を中火で熱し、2 の巻き終わりを下にして入れ、巻き終わりがくっついたら転がしながら焼く。肉の色が変わったら、B、1 の煮汁、しょうがを加え、煮立ったら落としぶたをして弱めの中火で煮汁が少し残るまで 10 ～ 12 分煮る。

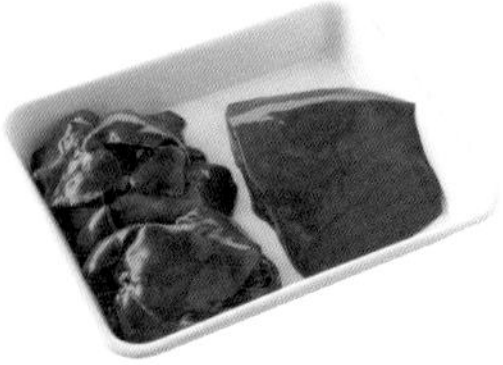

鶏・豚レバー

貧血を防いで目のトラブルも改善

めまいや立ちくらみを引き起こす貧血。これは血液中に鉄が足りていないことで起こります。特に女性で悩んでいる方が多く、その原因は月経や出産、夜ふかし、極端なダイエット、子宮筋腫や痔による出血です。

レバーに含まれる鉄は消化吸収のよいヘム鉄。**「血《けつ》」を補って「肝《かん》」の働きをよくしてくれるので血虚対策に有効です。また、視力低下、目の疲れ、肌や髪の乾燥、ストレスで落ち込みやすい人にもおすすめです。**ただ、痛風や脂質異常症の人は食べすぎに要注意。

レバーは新鮮なものを購入してしっかりと血抜きをしましょう。みそや塩麹で味つけすれば、苦手な人でもおいしく食べられますよ。

食材memo

五性
寒　平　温　熱

五味
酸　甘　辛　鹹　苦

五臓
肝（鶏・豚）　心　脾（鶏・豚）　肺　腎（鶏）

体質： 血虚

主な効能
- □ 貧血を予防する
- □ 目の疲れを改善する
- □ 気持ちを落ち着かせる

旬： 通年

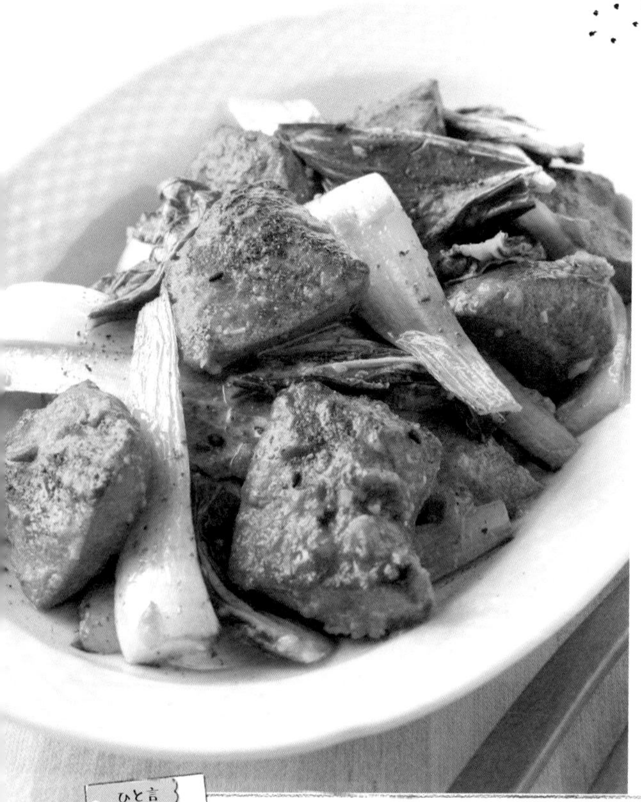

元気になれるおかず！鶏レバーでも◎

レバーと青菜のみそ炒め

材料（2人分）

豚レバー…180g
チンゲン菜…1株
A
- 酒…大さじ1
- 塩、こしょう…各少々

片栗粉…適量
しょうが（みじん切り）…½かけ
ごま油…大さじ1
B
- 酒、みりん、みそ…各大さじ1

作り方

1. レバーは流水で血の塊を除き、ひと口大のそぎ切りにする。酢大さじ3（分量外）に10分ほどつけ、よく洗って水けをふく。Aを全体になじませ、片栗粉をまぶす。チンゲン菜は葉と茎に分け、葉は2等分に切り、茎は縦2〜4等分に切る。
2. フライパンにごま油、しょうがを中火で熱し、香りが出たらレバーを入れて4〜5分焼いて一度取り出す。
3. 2にチンゲン菜の茎、葉の順に入れて炒め、少ししんなりしてきたら2を戻し入れ、混ぜ合わせたBを加えて全体に炒め合わせる。器に盛り、お好みで七味唐辛子をふる。

ひと言かんぽう
「血」を補うには黒ごま・黒豆などの黒い食材や、にんじん・トマトなどの赤い食材を意識的にとって！

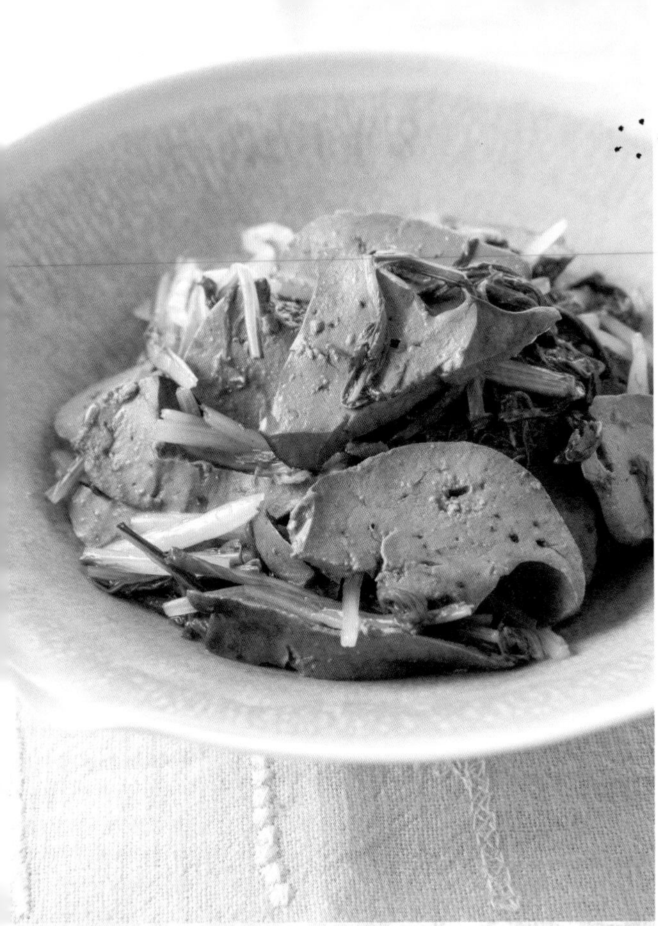

ポン酢しょうゆとごま油であえてもおいしい

ゆでレバーのレモンじょうゆあえ

材料（2人分）

鶏レバー … 180g
水菜 … 2株
しょうが（薄切り）… 2枚
酒 … 大さじ2
A｜しょうゆ … 大さじ1と½
　｜レモン汁、ごま油 … 各大さじ1

作り方

1 レバーは脂肪や血の塊を除いてひと口大のそぎ切りにし、流水でよく洗って血抜きをする。水菜は4cm長さに切る。

2 鍋にたっぷりの湯を沸かし、沸騰したら水菜をさっとゆでて水けをきる。同じ湯に酒、しょうがを加え、レバーを加える。再度沸騰したら弱火で7〜8分ゆで、水けをきり、粗熱をとる。

3 2を混ぜ合わせたAであえる。

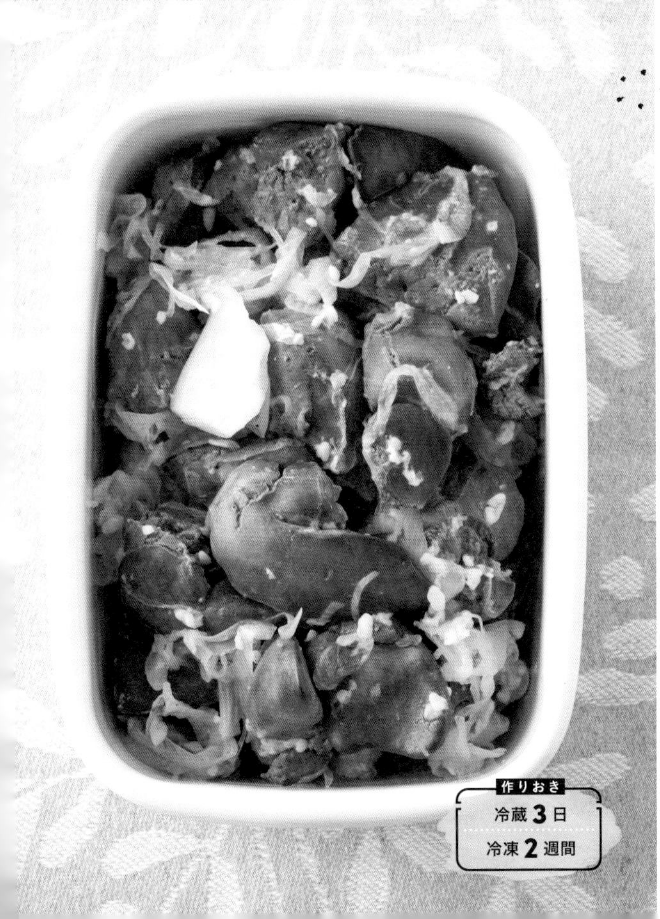

血液循環をよくする塩麹で煮れば臭みもナシ！

レバーの塩麹煮

材料（作りやすい分量）

鶏レバー … 300g
長ねぎ … ½本
水 … 1カップ（200mℓ）
にんにく（つぶす）… ½かけ
A｜塩麹 … 大さじ3
　｜酒 … 大さじ1

作り方

1 レバーは脂肪や血の塊を除いて食べやすい大きさに切り、流水でよく洗って血抜きをする。さっと下ゆでして、水けをきる。長ねぎは斜め薄切りにする。

2 1の鍋をさっと洗い、水、レバー、にんにくを入れて中火にかける。煮立ったらアクを除いて、長ねぎ、Aを加え、落としぶたをして弱めの中火で7〜8分煮る。

Column1

カラダをいたわる 調理法・食事のルール

「蒸す」「ゆでる」「煮る」「焼く」「炒める」が基本

刺身、生野菜のサラダ、冷ややっこ……。一見、どれもヘルシーでカラダによさそうなイメージですよね。でも**漢方では食材に火を通して食べることをすすめているので、生食はNG！　調理法も「蒸す」「ゆでる」「煮る」「焼く」「炒める」が基本**です。生ものだけでなく、揚げものも原則NG！です。

肥《ひ》甘《かん》厚《こう》味《み》といって、脂っこいもの、甘いもの、味の濃いものはできるだけ避けることで、カラダへの負担が少なくなり、病気になりづらい体質になります。この本では、この考えに基づいた、おいしく手軽に作れるメニューを多数掲載しています。

加えて大事なのが食事のバランスですが、**漢方では穀類4割、火を通した野菜4割、動物性食品2割**がよいとされています。しかしながら、毎食このバランスを続けるのはハードルが高く、たまには好きなものを食べたいもの。食事自体を楽しむことも食養生では大切ですので、1週間のうち、5日程度は上記に近い食事のバランスを心がけ、週末は好きなものを！

栄養素を逃がさない調理法 「蒸す」が特におすすめ！

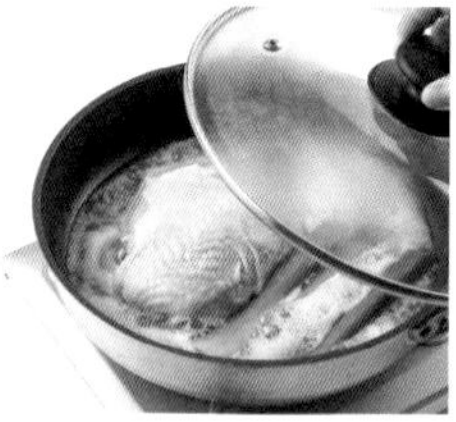

フライパン蒸し

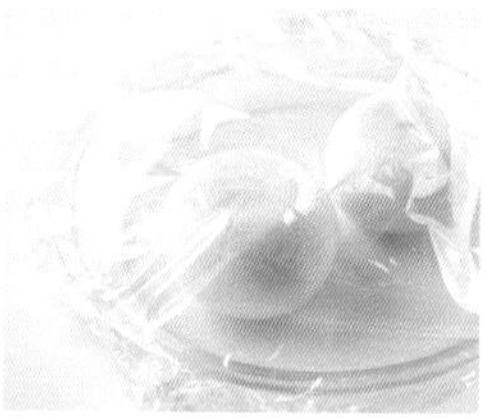

レンジ蒸し

●調味料について

基本の調味料である塩、砂糖、しょうゆ、酒、みそ、酢、サラダ油、バターをはじめ、オイスターソース、ポン酢しょうゆ、マヨネーズ、トマトケチャップも、五性・五味・五臓および、体質別に分けることができます。**食材そのものを活かした味つけを意識し、塩分過多、糖質過多、脂質過多にならないように心がけましょう。**

だしは、顆粒タイプやだしパックでもOK。ただ、原材料で食塩が一番先に記載されている場合は、塩分過多になるので気をつけましょう。

Part.2

うまみたっぷり！カラダも喜ぶ！

魚介のおかず

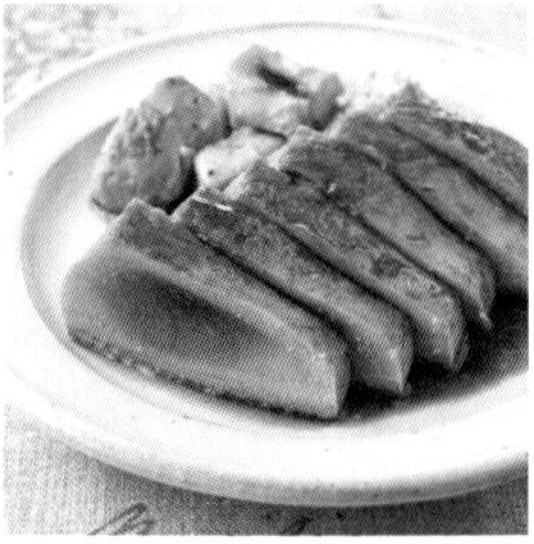
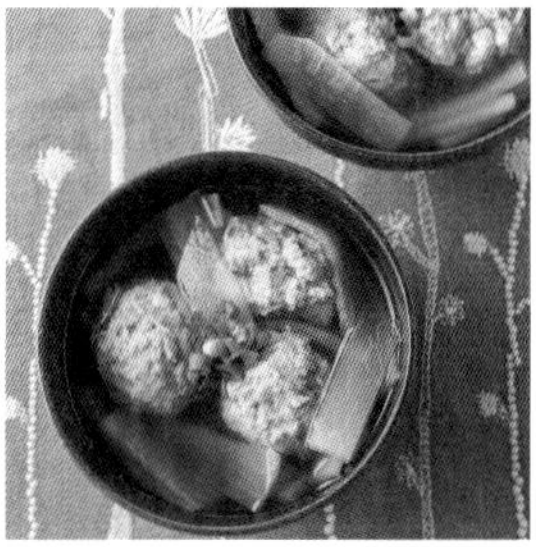
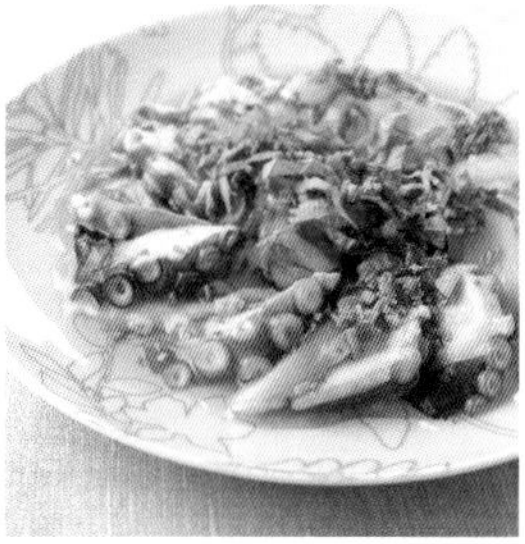

うまみだけでなく、さまざまな健康効果が高い魚介の食材。
鮭やえびはカラダを温める作用があり、かじきや貝類には
ストレスを緩和する働きがあります。ぶりやさばは血虚対策に
たこといかは月経トラブルの改善におすすめです。
魚介が苦手な子どもでも食べやすいメニューを多数ご紹介。

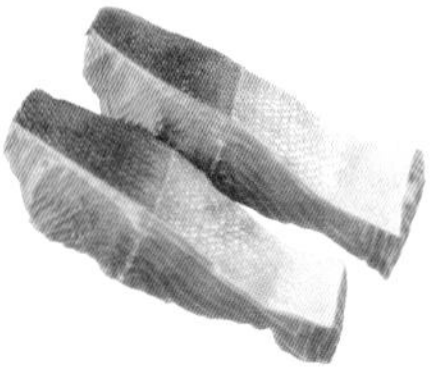

鮭

おなかの冷えを改善! 疲れもとる

鮭はアイヌの人々に「捨てるところがない」と言わしめるほど、**すべて活用できる万能食材。温性《おんせい》のため弱った胃腸を温め、カラダを芯から元気にしてたまった疲れをとり除いてくれます。**

「気《き》」や「血《けつ》」をカラダ全体に巡らせて冷え症を改善するほか、冷えによる胃痛を軽減します。特に寒い時期におなかの調子をくずしやすい人、かぜを引きやすい人におすすめです。また、胃腸に負担がかかりにくいので食欲がないときにも安心して食べられます。

レシピでは塩をふっていない生鮭を使っています。塩鮭の場合は塩辛くないものを選び、調味料の量は味を見て控えめにしましょう。

食材memo

五性
寒　温　熱

五味
酸　甘　辛　鹹　苦

五臓
肝　心　脾　肺　腎

体質：　気虚・気滞・血虚・瘀血

主な効能
□ カラダを温める
□ 胃腸の働きを整える
□ 疲れをとる

旬：　5〜7月、9〜11月

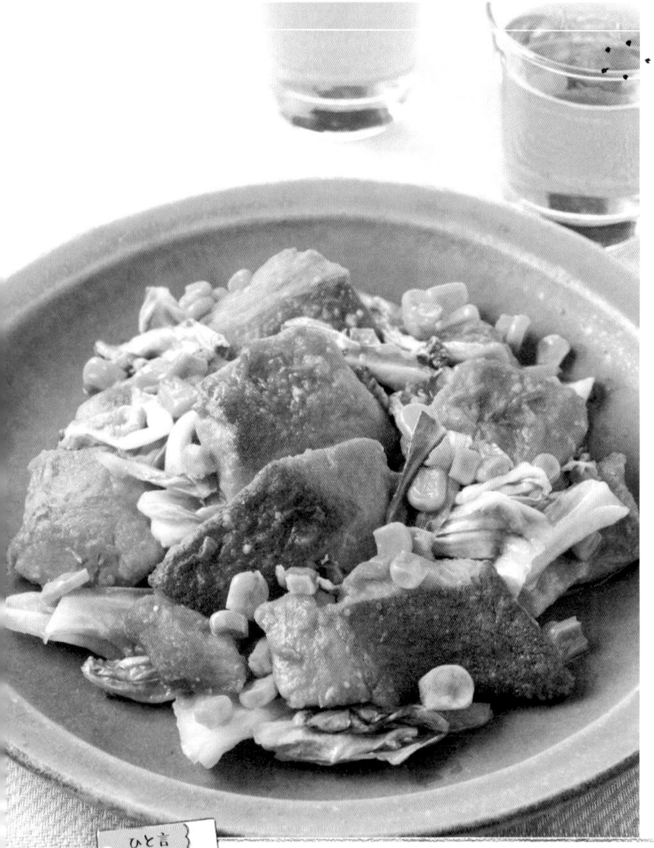

カラダを温めるみそでコクもアップ!

鮭とキャベツの みそ炒め

材料(2人分)

生鮭…2切れ
キャベツ…3枚
コーン缶…大さじ3
塩、こしょう…各適量
サラダ油…大さじ½
酒…大さじ1
A　みそ、みりん…各大さじ1
　　しょうゆ…大さじ½

作り方

1 鮭は水けをふいて骨を除き、2〜3等分に切って塩、こしょうをふる。キャベツはざく切りにする。コーンは缶汁をきる。

2 フライパンにサラダ油を中火で熱し、1の鮭を3〜4分焼き、一度取り出す。同じフライパンでキャベツを炒め、しんなりしてきたらコーンを加えて炒め合わせる。

3 酒をふり入れ、2の鮭を戻し入れたら、混ぜ合わせたAを加えて全体にからめる。

ひと言かんぽう
いつものみそ汁に鮭を加えて鮭汁にしても◎。野菜は白菜、大根、ほうれん草、じゃがいもなどと合わせてみて!

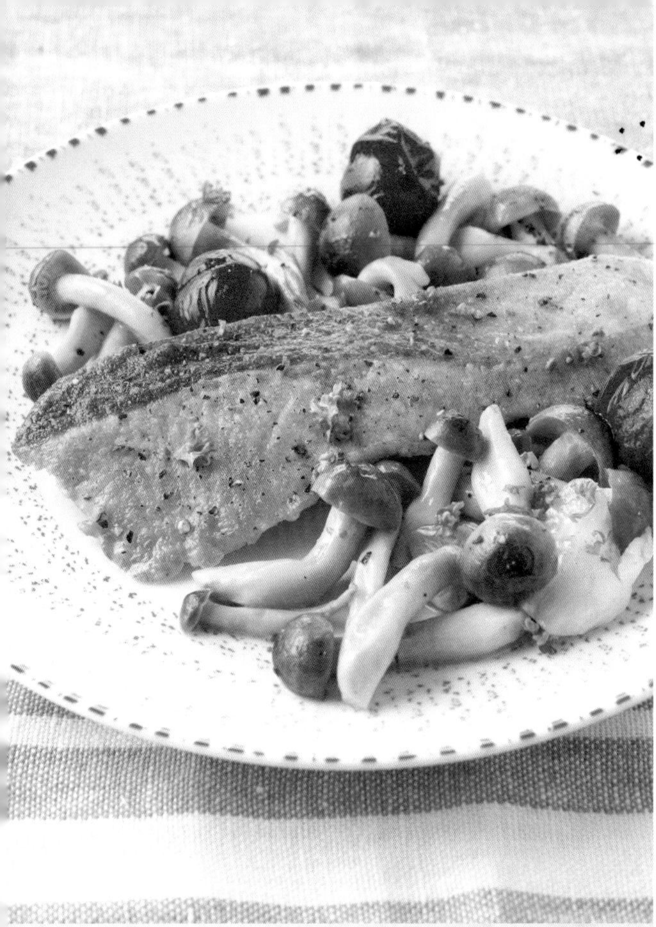

しめじとミニトマトを足せば美肌にも◎

鮭のワイン蒸し

材料（2人分）

生鮭…2切れ
ミニトマト…6個
しめじ…1パック
にんにく（半割りにしてつぶす）…1かけ
塩、薄力粉…各適量
オリーブオイル…大さじ1
バター…10g
白ワイン…大さじ2
粗びき黒こしょう、パセリ（みじん切り）…各適量

作り方

1 鮭は水けをふいて骨を除き、塩をふり、薄力粉をまぶす。しめじは小房に分ける。

2 フライパンにオリーブオイル、にんにくを中火で熱し、鮭の両面に焼き色がつくまで焼く。鮭の隣でしめじ、ミニトマトをさっと焼く。

3 バター、白ワインを加え、ふたをして2～3分蒸し焼きにする。器に盛り、粗びき黒こしょう、パセリをふる。

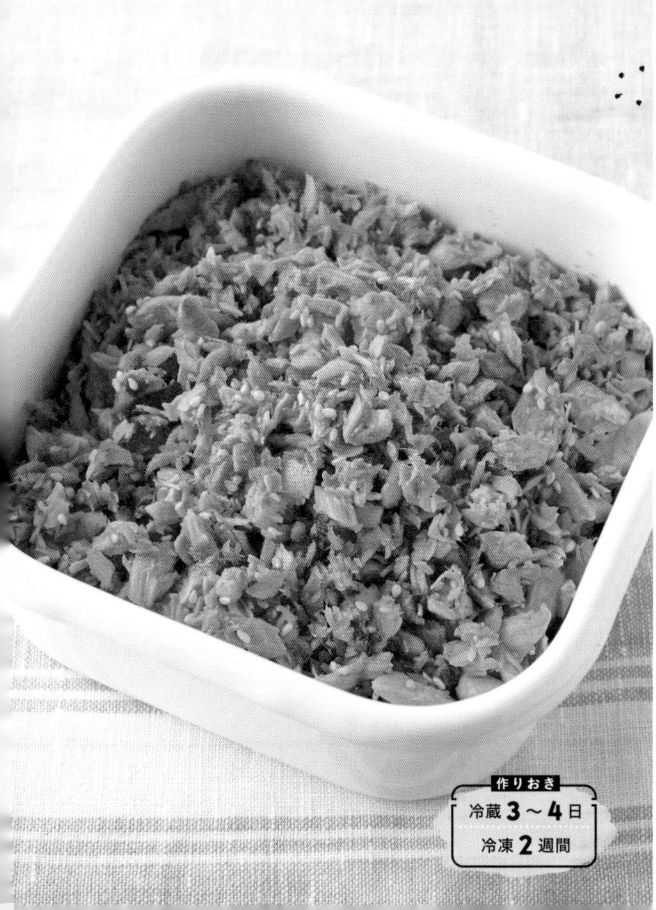

作りおき
冷蔵3～4日
冷凍2週間

子どもも喜ぶ常備菜の定番！

ごまたっぷり鮭フレーク

材料（作りやすい分量）

生鮭…4切れ
しょうが（すりおろし）…2かけ
A 酒、みりん…各大さじ3
　塩…小さじ½
しょうゆ…大さじ½
いりごま（白）…大さじ2

作り方

1 鮭はさっと洗って水けをふき、フライパンに並べてAをなじませる。中火にかけ、煮立ったらふたをして弱めの中火で4～5分蒸し煮にする。

2 1の粗熱がとれたら、骨と皮を除く。

3 1のフライパンをきれいにし、2を戻し入れてへらでほぐす。しょうが、しょうゆを加えて中火にかけ、汁けがなくなるまで炒めてごまを混ぜる。

かじき

“肝《かん》”をいたわり、春のストレスを解消

中医学では1年を通してもっとも体調をくずしやすい季節が春だといわれています。そんなときにおすすめなのがかじきです。切り身で扱いやすく、子どもも食べやすいのでぜひ料理のレパートリーに加えましょう。

かじきには「疏肝理気《そかんりき》」という効能があります。**「肝」の働きを落ち着かせてこもった熱をとり、ストレスや寒さなどで滞った「気《き》」の流れを正常にし、発散させるのを助けてくれます。**また、**両脇や乳房の張り、月経不順や月経前症候群などの改善にも役立ちます。**

香り野菜のパセリ、酸味のある梅干し、酢などもイライラをしずめる働きがあるので、かじきと一緒にとるとさらに効果的です。

食材memo

五性
寒 平 温 熱

五味
酸 甘 辛 鹹 苦

五臓
肝 心 脾 肺 腎

体質： 気滞

主な効能
□ イライラを緩和する
□ 気持ちを落ち着かせる
□ 月経トラブルを改善する

旬： 通年

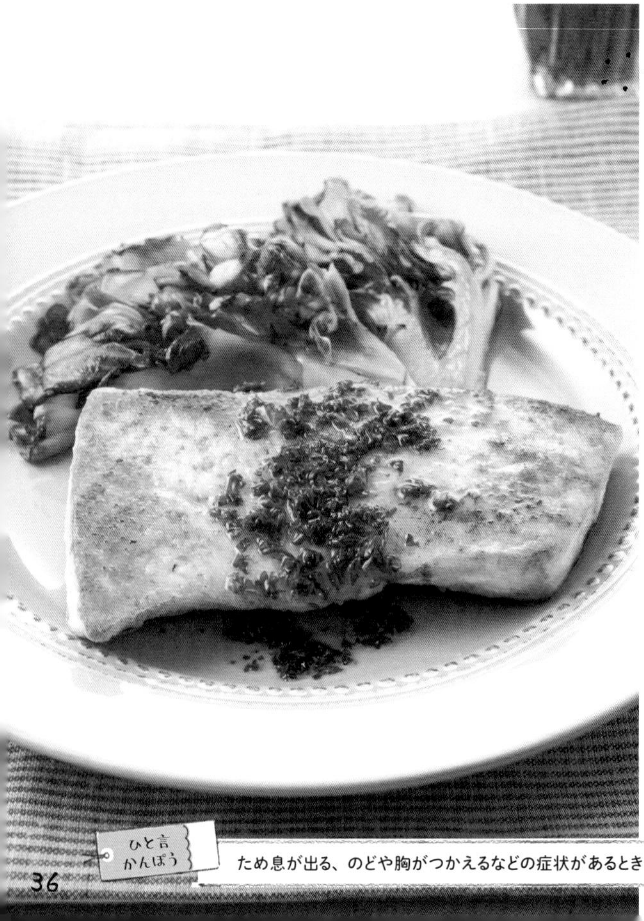

パセリはさっと炒めて香りを出して

かじきのソテー パセリバターソース

材料（2人分）

かじき … 2切れ
まいたけ … 1パック
塩、こしょう … 各適量
オリーブオイル … 小さじ2
バター … 30g
にんにく（すりおろし）… ½かけ
パセリ（粗みじん切り）… 3枝
A 白ワイン（または酒）… 大さじ2
A 塩、こしょう … 各少々

作り方

1 かじきは水けをふき、塩、こしょうをふる。まいたけは手でさく。

2 フライパンにオリーブオイルを中火で熱し、かじきの両面を4～5分焼く。かじきの隣でまいたけも焼いてともに器に盛る。

3 フライパンをさっとふき、バター、にんにくを中火で熱し、香りが出たらパセリを加えてさっと炒め、Aで味をととのえて2のかじきにかける。

ひと言かんぽう　ため息が出る、のどや胸がつかえるなどの症状があるときは、ストレスがたまっているのかも。そんなときは深呼吸を。

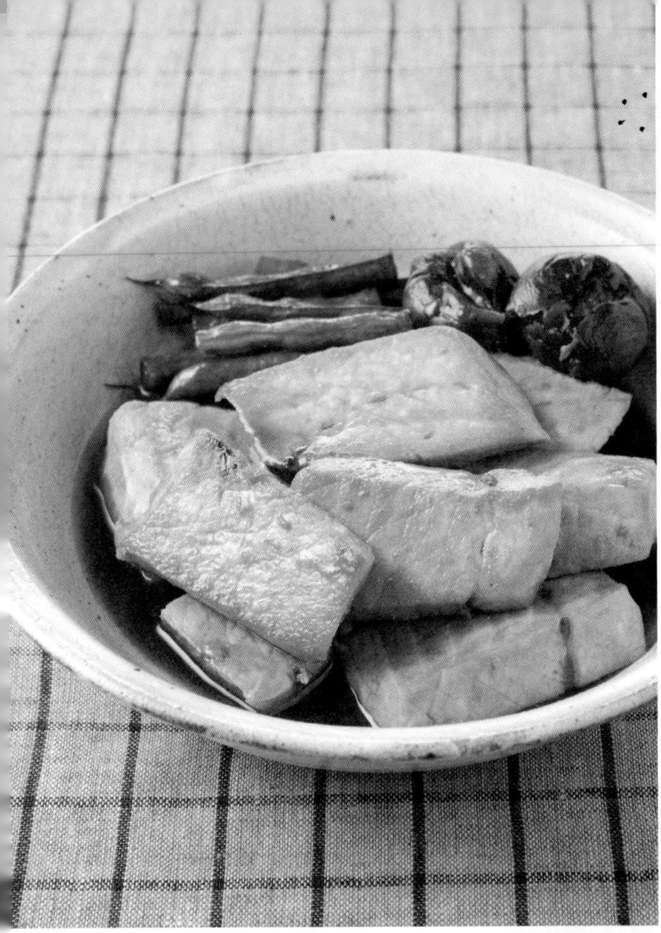

疲れて食欲がないときにもぴったり！

かじきといんげんの梅煮

材料（2~3人分）

かじき…3切れ
さやいんげん…6本
梅干し（種を除く）…2個
サラダ油…小さじ2
A
- だし汁…¾カップ（150mℓ）
- しょうゆ…大さじ1と½
- 砂糖…大さじ1

作り方

1. かじきは水けをふき、1切れを3等分に切る。さやいんげんは長さを2～3等分に切る。
2. フライパンにサラダ油を中火で熱し、1のかじきの両面を2～3分焼く。かじきの隣でさやいんげんも焼く。
3. 全体に焼き色がついたらAを加え、煮立ったら梅干しも加える。ふたをして弱めの中火で6～7分煮る。

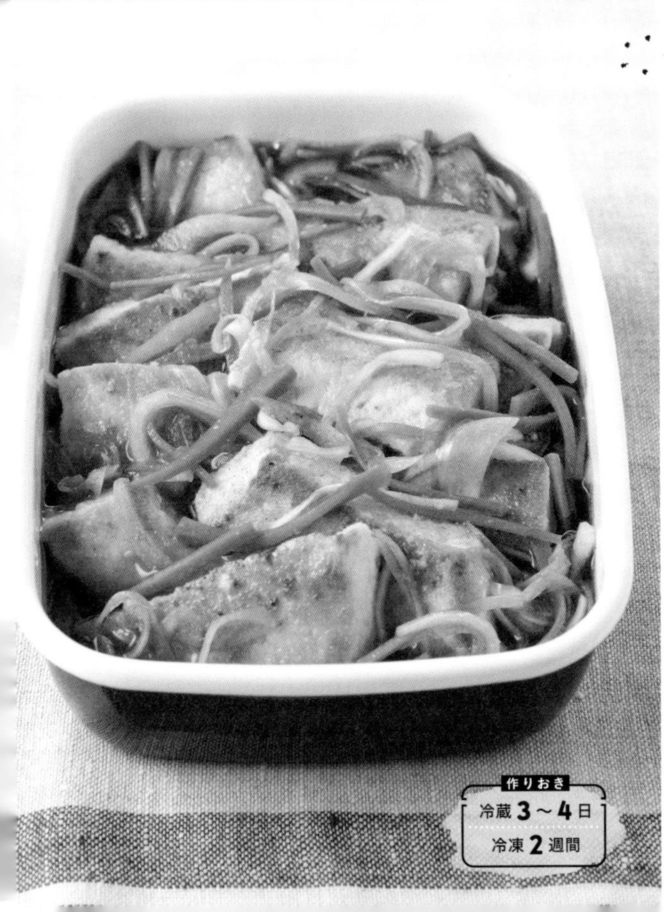

酢は「肝」の働きを助けるのにうってつけ

かじきのカレー南蛮漬け

材料（4人分）

かじき…4切れ
玉ねぎ…½個
にんじん…½本
塩、こしょう、薄力粉…各適量
A
- 水…½カップ（100mℓ）
- 酒、みりん、酢、しょうゆ…各大さじ2
- カレー粉…小さじ½

サラダ油…大さじ1

作り方

1. かじきは水けをふいて1切れを3等分に切り、塩、こしょう、薄力粉をまぶす。玉ねぎは薄切り、にんじんは細切りにする。
2. フライパンにAを合わせて中火にかけ、ひと煮立ちしたら火を止め、バットなどに移して1の玉ねぎ、にんじんを加えておく。
3. 2のフライパンをきれいにし、サラダ油を中火で熱し、かじきを並べ入れて両面を4～5分焼く。焼けたものから2に加え、ときどき上下を返しながら30分以上漬ける。

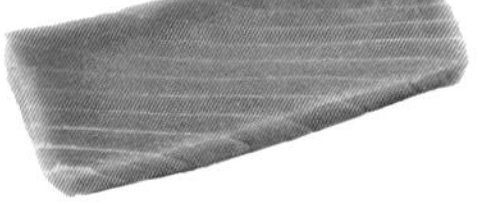

まぐろ

良質なたんぱく質で肌も髪もツヤツヤ

魚の中でも特にたんぱく質が豊富なまぐろ。鮭などと同じように、カラダを温める特性があります。

特に春に負担がかかりやすい「肝《かん》」をいたわり、「血《けつ》」や「気《き》」を補って全身の血行を促してくれます。 元気がなくて疲れやすい人はもちろん、肌や髪が乾燥してツヤがない人、足がつりやすい人、胃腸が未成熟な子どもにもぜひ食べてほしい食材です。

まぐろはお刺身で食べることが多いですが、中医学において生ものは「血」や「気」を作る「脾《ひ》」にダメージを与え、胃腸の働きを弱めてしまうので加熱して食べるようにしましょう。

食材memo

五性
寒　平　温　熱

五味
酸　甘　辛　鹹　苦

五臓
肝　心　脾　肺　腎

体質： 気虚・血虚

主な効能
- □ 疲れをとる
- □ カラダを温める
- □ 肌や髪に潤いを与える

旬： 10～5月

風邪予防に最適！ごはんがすすむおかず！

まぐろとねぎの照り焼き風

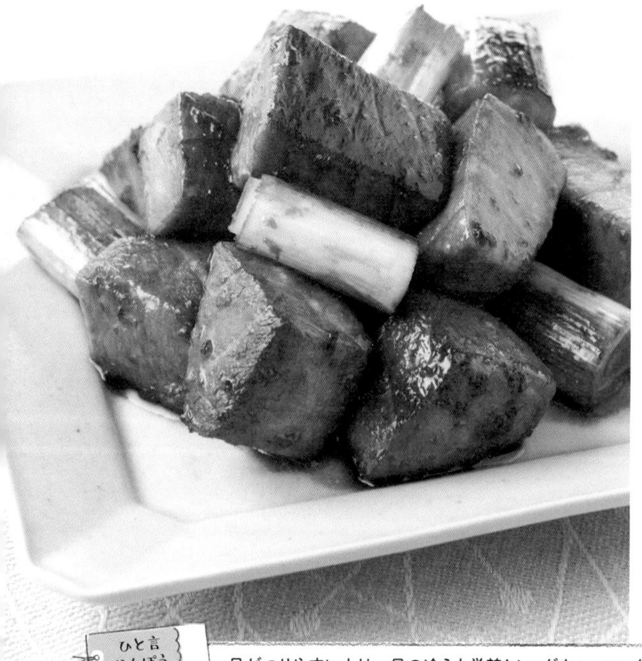

材料（2人分）

まぐろ（刺身用）
…大1さく（200g）
長ねぎ…½本
サラダ油…大さじ½

A
にんにく（すりおろし）
…½かけ
しょうゆ…大さじ2
みりん…大さじ1と½
砂糖…大さじ½

作り方

1. まぐろは水けをふき、3cm角に切る。長ねぎは3cm長さに切る。
2. フライパンにサラダ油を中火で熱し、1のまぐろを2～3分焼く。まぐろの隣で長ねぎを転がしながら3～4分焼く。
3. 余分な脂をふき、混ぜ合わせたAを煮立て、全体にからめる。

ひと言かんぽう
足がつりやすい人は、足の冷えも厳禁！レッグウォーマーを履いたり、足湯をしたりして冷やさないようにしましょう。

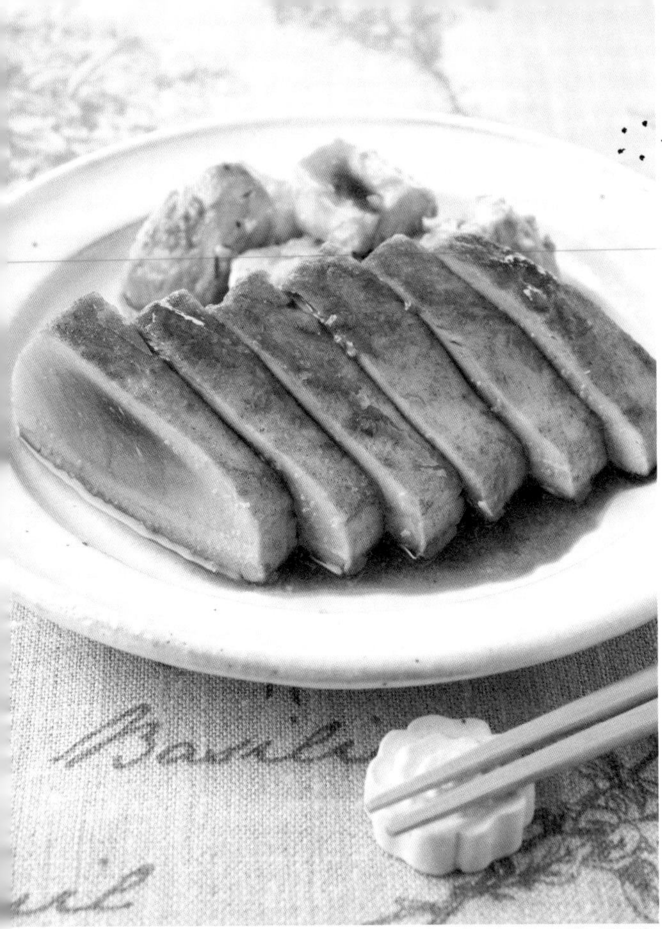

相性のいいアボカドも一緒に添えて

まぐろのステーキ

材料（2人分）

まぐろ（刺身用）… 大1さく（200g）
アボカド … 1個
塩、こしょう … 各適量
サラダ油 … 大さじ½
A しょうゆ … 大さじ1と½
　みりん … 大さじ1
　練りわさび（チューブ）… 5cm

作り方

1 まぐろは室温にもどし、水けをふいて塩、こしょうをふる。アボカドは種と皮を除いて大きめのひと口大に切る。

2 フライパンにサラダ油を強めの中火で熱し、まぐろの全面に焼き色がつくまで2～3分焼き、食べやすい大きさに切って器に盛る。同じフライパンでアボカドを1～2分焼き、まぐろに添える。

3 2 のフライパンに A を入れて煮立て、2 にかける。

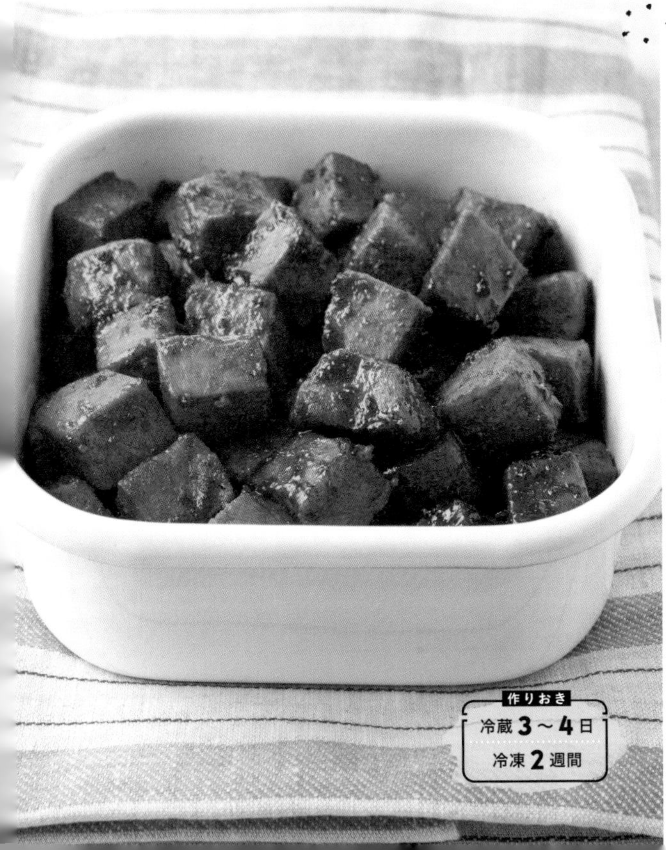

少し脂のあるまぐろを選んでみて

まぐろのピリ辛角煮

材料（作りやすい分量）

まぐろ（刺身用）… 2さく（300g）
A しょうが（すりおろし）… 1かけ
　酒 … 大さじ2
　水 … ¼カップ（50mℓ）
B みりん、しょうゆ … 各大さじ2
　コチュジャン … 小さじ2

作り方

1 まぐろは1.5cm角に切る。

2 鍋に A を入れて中火にかけ、煮立ったら 1 を加え、再び煮立ったらアクを除く。

3 B を加え、ふたをして弱めの中火でときどき鍋をゆすりながら、汁けが少なくなるまで煮る。

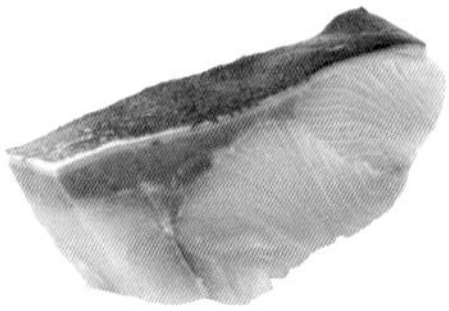

ぶり

血虚対策にぴったりな滋養食

ぶりは冬の代表的な出世魚のひとつ。**「血《けつ》」や「気《き》」を補ってスタミナをつけてくれるので、かぜを引きやすく、虚弱体質の人に向く食材です。また、栄養と潤いの不足から起こるめまいや疲労症状をはじめ、動悸や息切れなどの改善にも役立ちます。**

さらにぶりは**弱っている「腎《じん》」も元気にしてくれます。骨や歯を丈夫にするので、骨粗しょう症の予防にもよいでしょう。**

ぶりはお刺身でもおいしいですが、中医学では焼く、煮るなど火を通して食べるのが基本です。脂肪も多いため、加熱したほうが消化吸収がよくなり、胃腸が弱い人でも安心して食べられます。

食材memo

五性
寒　平　**温**　熱

五味
酸　甘　辛　鹹　苦

五臓
肝　心　脾　肺　腎

体質：気虚・血虚・陰虚

主な効能
- □ めまいを予防する
- □ 虚弱体質を改善する
- □ 骨粗しょう症を予防する

旬：12～2月

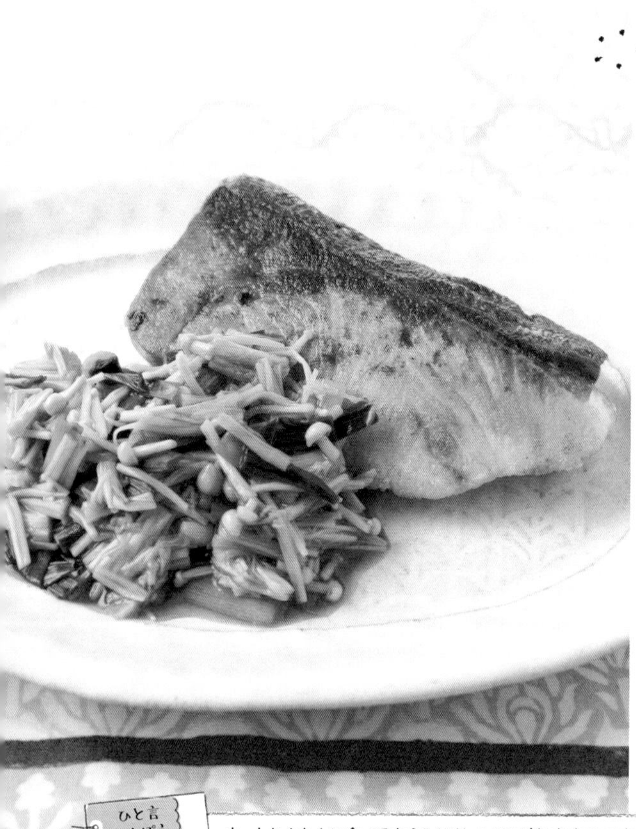

「脾」の働きを高めるえのきたけとマッチ！

ぶりのソテー きのこソース

材料（2人分）

ぶり…2切れ
えのきたけ…½袋
小ねぎ…3～4本
塩、こしょう、薄力粉…各適量
ごま油…大さじ½

A
しょうが（すりおろし）…½かけ
酒…大さじ2
オイスターソース…大さじ1
しょうゆ…小さじ1
砂糖…ひとつまみ

作り方

1. ぶりは水けをふき、塩、こしょう、薄力粉をまぶす。えのきたけと小ねぎは2cm長さに切る。
2. フライパンにごま油を中火で熱し、ぶりの両面に焼き色がつくまで4～5分焼き、器に盛る。
3. フライパンにえのきたけ、小ねぎを入れて中火で炒める。しんなりしてきたら、Aを加えて煮立て、2にかける。

ひと言かんぽう　もっとかんたんに食べるなら"ぶりしゃぶ"がおすすめです。長ねぎや春菊、水菜などとさっと煮て、ポン酢しょうゆでどうぞ！

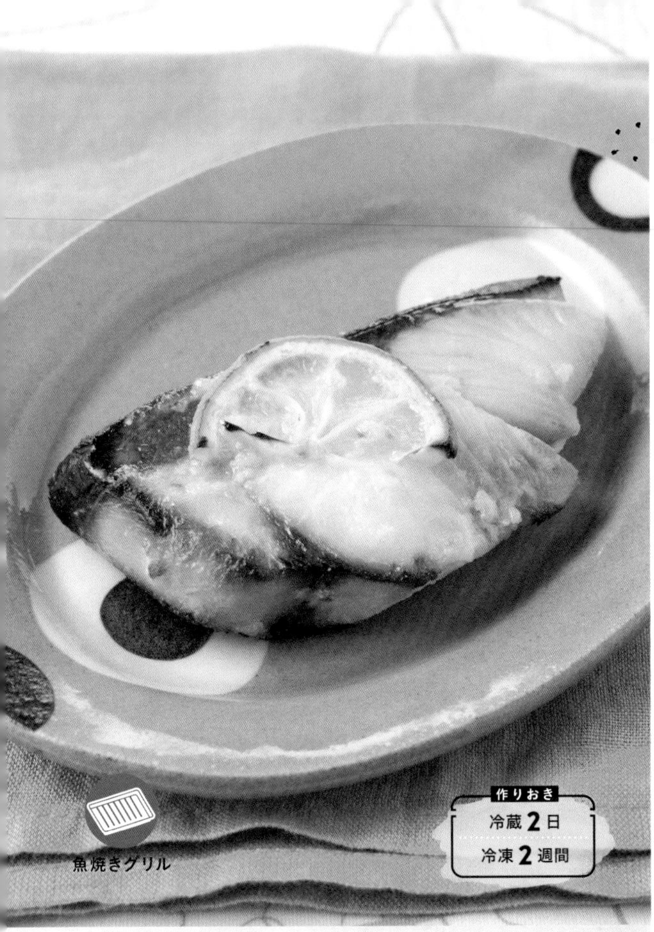

漬けて焼くだけ！作っておくと重宝します

ぶりの
レモン塩麹漬け焼き

材料（2人分）

ぶり…2切れ
塩麹…大さじ2～3
レモン（輪切り）…2枚

作り方

1. ぶりは水けをふく。レモンは半分に切る。
2. チャック付き保存袋に塩麹、レモン、ぶりを入れてなじませる。袋の空気を抜いて密閉し、冷蔵庫で4時間～ひと晩おく。
3. 魚焼きグリルで 2 を8～10分焼く。

＊保存期間はぶりを漬けた状態の目安。

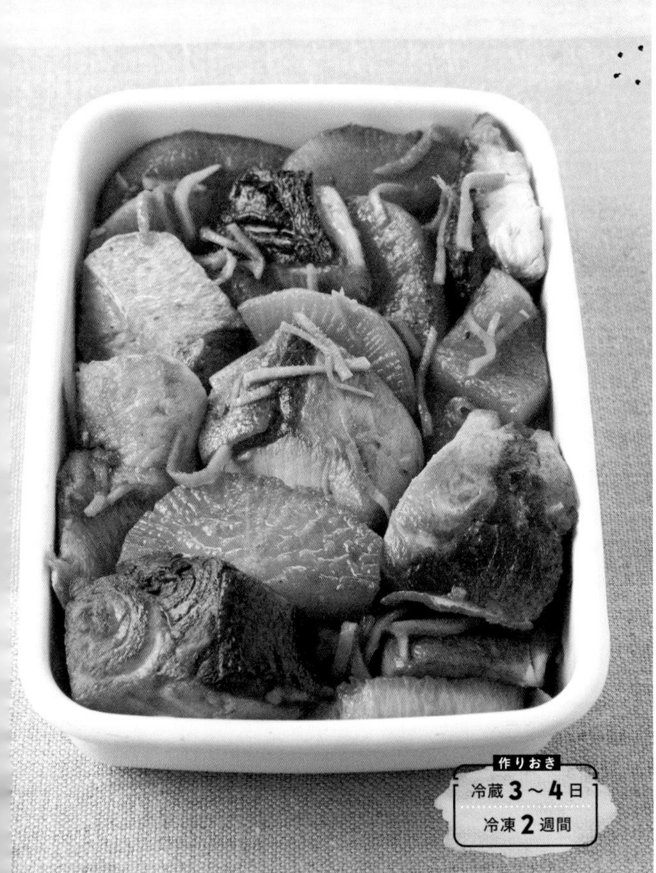

大根が消化を助け、栄養の吸収力がアップ！

ぶり大根

材料（4人分）

ぶり…3～4切れ
大根…⅓本（400g）
サラダ油…大さじ½
しょうが（せん切り）…大1かけ
A | 酒…½カップ（100mℓ）
　| しょうゆ…大さじ3
　| みりん、砂糖…各大さじ1と½

作り方

1. ぶりは塩少々（分量外）をふって水けをふき、3等分に切る。大根は1cm幅の半月切りにする。
2. 鍋にサラダ油を中火で熱し、ぶりを焼く。両面に焼き色がついたら一度取り出す。大根も両面に焼き色がつくまで3～4分焼く。
3. 2 にぶりを戻し入れて A、しょうがを加え、落としぶたをして弱めの中火で10分ほど煮る。

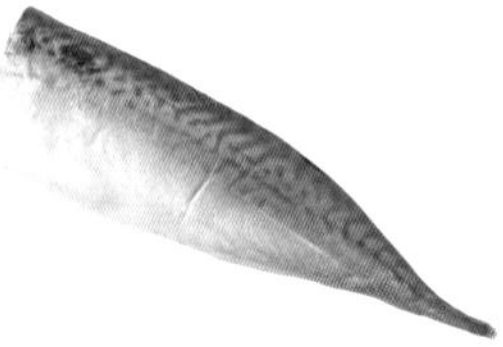

さば

血行不良を改善して体力もアップ

さばは**カラダを温めて「血《けつ》」を増やし、「血」の循環をよくして全身に活力を与えてくれる**頼もしい存在。疲れやすい人、食が細くてやせている人、病後や産後で体力が落ちている人におすすめです。

さらに**胃腸の弱りや脳の栄養不足による、めまいや目のかすみ、集中力低下やもの忘れなどを改善してくれるほか、体内で滞っている老廃物を排出する作用もあるので、血栓予防や肩こり解消などにも効果的な食材**です。

さばは鮮度が命なので新鮮なものを選びましょう。しょうがや酢を使うと生臭さが抑えられ、苦手な人も食べやすくなりますよ。

食材memo

五性

寒　平　**温**　熱

五味

酸　甘　辛　鹹　苦

五臓

肝　心　脾　肺　腎

体質： 気虚・気滞・血虚・瘀血

主な効能
- □ カラダを温める
- □ 体力を回復させる
- □ 血行不良を改善する

旬： 10～2月

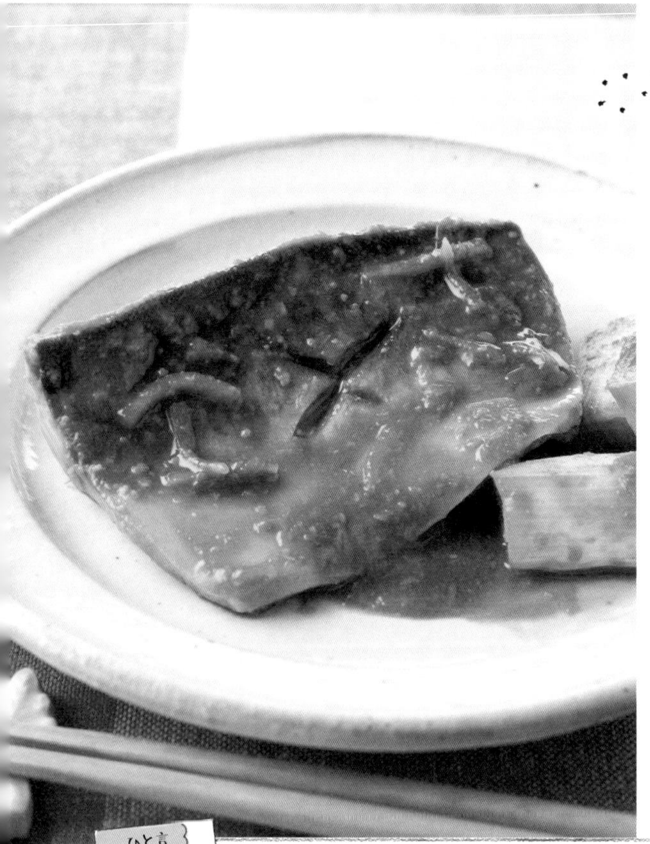

おふくろの味は脳の活性化にもぴったり！

さばのみそ煮

材料（2人分）

さば … 大2切れ
しょうが（せん切り）… 大1かけ
長ねぎ（ぶつ切り）… ⅓本
A
水 … 1カップ（200㎖）
酒、みそ … 各大さじ2
砂糖 … 大さじ1

作り方

1 さばは皮目に浅く十字に切り目を入れ、熱湯をまわしかけて霜降りにして水けをきる。

2 鍋にAを合わせてみそを溶かし、中火にかける。煮立ったらさばの皮目を上にして入れ、しょうが、長ねぎも加える。

3 落としぶたをして弱めの中火でときどき煮汁をスプーンでかけながら、10分ほど煮る。

ひと言かんぽう

さば水煮缶と食べやすく切った白菜、少量のすりおろしたしょうがをひたひたのだし汁で煮てもおいしいです。

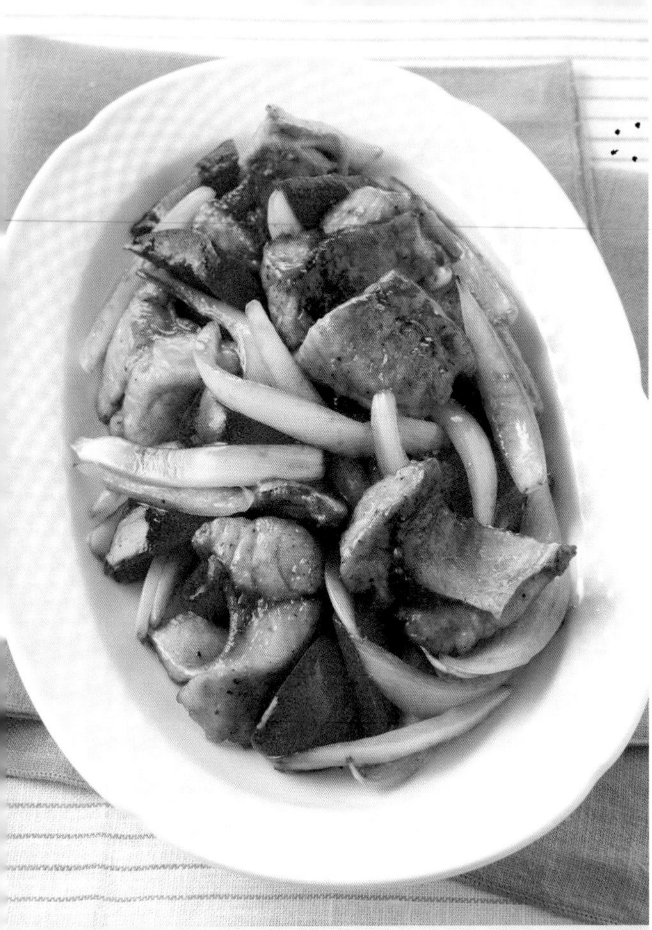

ドロドロの血をサラサラにしてくれる効果も

さばとパプリカの黒酢炒め

材料（2人分）

さば（3枚おろし）… ½尾
パプリカ（赤）… ½個
玉ねぎ … ½個
塩、こしょう、片栗粉 … 各適量
サラダ油 … 大さじ½
ごま油 … 大さじ½
A | 黒酢、しょうゆ、みりん … 各大さじ1
　| 砂糖 … 小さじ1

作り方

1. さばは水けをふき、骨を除いてひと口大に切り、塩、こしょう、片栗粉をまぶす。パプリカは乱切り、玉ねぎはくし形切りにする。
2. フライパンにサラダ油を中火で熱し、さばを皮目から焼き、焼き色がついたら裏返して3〜4分焼いて一度取り出す。フライパンをさっとふき、ごま油を中火で熱し、パプリカ、玉ねぎを炒める。
3. 野菜がしんなりしてきたら、さばを戻し入れて炒め合わせ、混ぜ合わせたAを加えて全体にからめる。

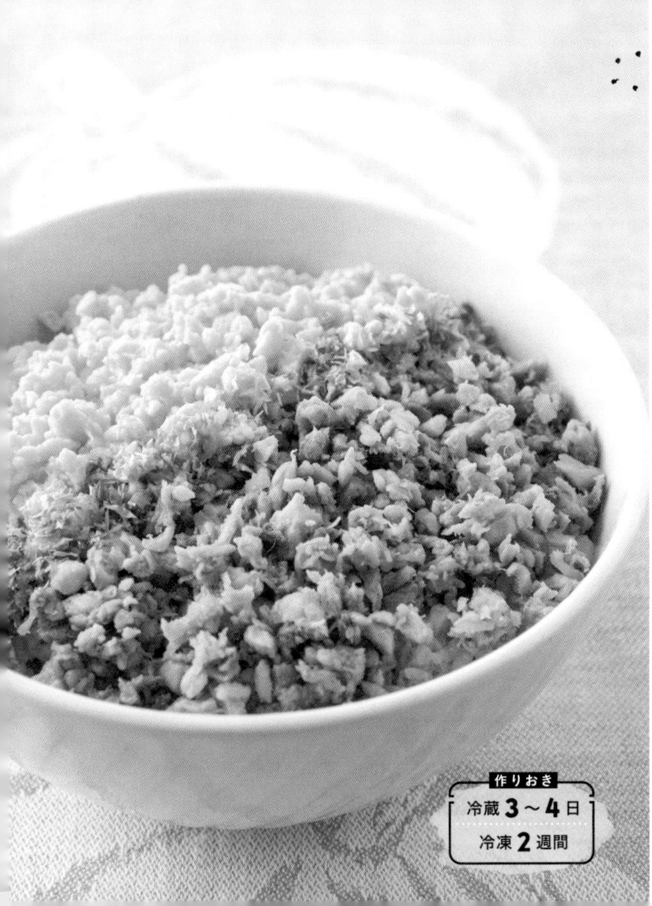

老若男女みんなが大好きな味！

さばの甘辛そぼろ

材料（作りやすい分量）

さば（3枚おろし）… 1尾
しょうが（みじん切り）… ½かけ
サラダ油 … 大さじ½
A | 酒、しょうゆ … 各大さじ2
　| 砂糖 … 大さじ1と½

作り方

1. さばは水けをふいて骨を除き、頭から尾に向かってスプーンで身をかき出し、包丁でたたく。
2. フライパンにサラダ油、しょうがを中火で熱し、香りが出たら1を加えて炒める。
3. 火が通り、パラパラになってきたら、混ぜ合わせたAを加え、汁けが少し残るくらいまで炒め煮にする。

＊食べるときは炒り卵、青のり粉など一緒にごはんにのせる。

＊炒り卵は卵2個に砂糖小さじ2、酒小さじ1、塩ふたつまみを加えてよく混ぜ、鍋に入れる。弱めの中火で箸3〜4本くらいで混ぜながら、細かくポロポロになるまで炒る。

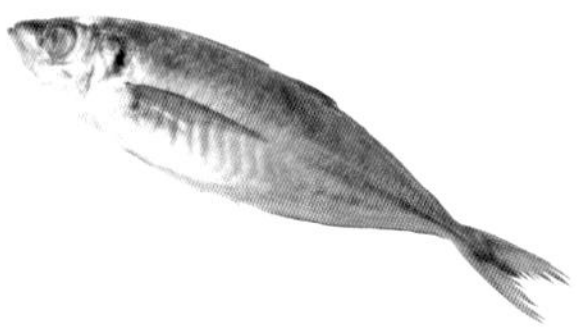

あじ

食欲不振も解消する健脳食材！

あじは血液サラサラ効果で知られ、青魚の中でも比較的淡泊で食べやすい食材です。**「脾《ひ》」の働きをスムーズにするので、胃の冷えをとって温め、衰えた消化吸収の機能を向上させます。**

さらに**「腎《じん》」の機能も高めてくれるので、脳の活性化＝健脳も期待できます。**歳を重ねるにつれて気になる認知症・動脈硬化予防などにおすすめの食材です。

あじは塩焼きなどシンプルな調理はもちろん、ソテーや炒めもの、汁ものにもアレンジ可能。トマトや青じそ、みそを組み合わせれば、おいしさがランクアップして、食欲不振の改善にもつながります。

食材memo

五性
寒　平　温　熱

五味
酸　甘　辛　鹹　苦

五臓
肝　心　脾　肺　腎

体質： 気虚

主な効能
- □ カラダを温める
- □ 胃腸の働きを整える
- □ 脳を活性化させる

旬： 3〜7月

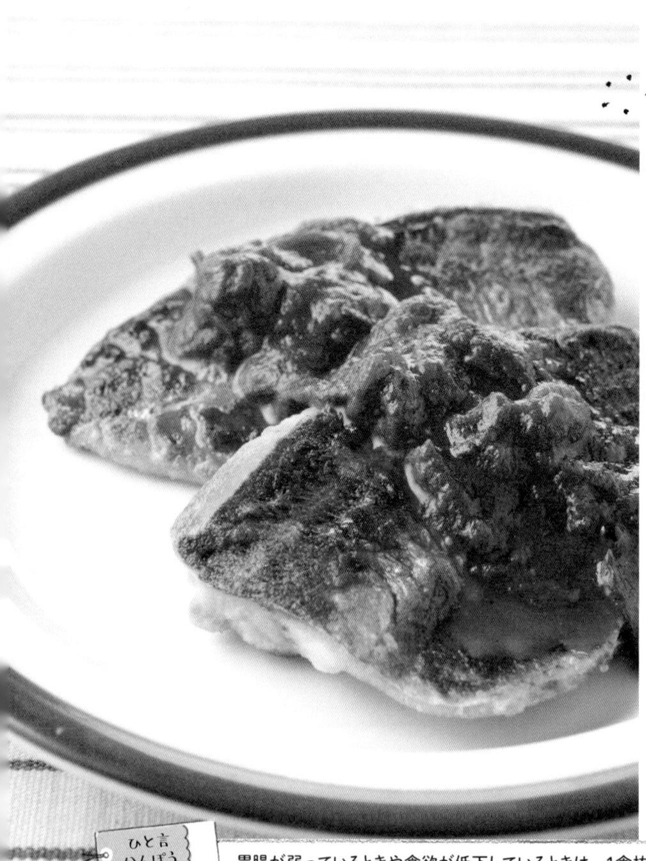

うまみのあるソースが食欲をそそります

あじのムニエル トマトソース

材料（2人分）

あじ（3枚おろし）…2尾
塩、こしょう、薄力粉 … 各適量
オリーブオイル … 小さじ2

A
トマト（完熟・2cmの角切り）…1個
バター … 10g
酒 … 大さじ1
しょうゆ … 大さじ½

作り方

1. あじは骨とぜいごを除き、塩、こしょう、薄力粉をまぶす。
2. フライパンにオリーブオイルを中火で熱し、1を皮目から焼く。焼き色がついたら裏返し、3〜4分焼いて器に盛る。
3. フライパンにAを入れて中火で煮立て、トマトが煮くずれてきたら火を止め、2にかける。

ひと言かんぽう
胃腸が弱っているときや食欲が低下しているときは、1食抜いてみてください。その習慣を少し続けると調子がよくなるはずです。

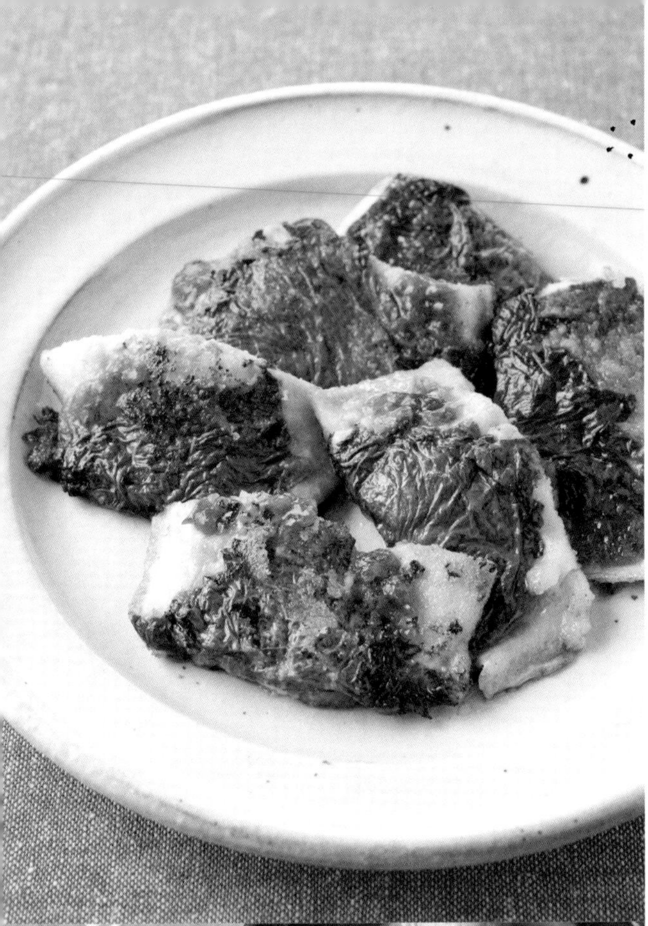

夏バテで元気がないときにぜひ試して！

あじの梅じそはさみ焼き

材料（2~3人分）

あじ（3枚おろし）…2尾
青じそ…12枚
塩、こしょう、薄力粉…各適量
A｜梅干し（種を除いて包丁でたたく）…2個
　｜みりん…大さじ1
サラダ油…大さじ1

作り方

1. あじは骨とぜいごを除き、3等分に切って塩、こしょうをふる。青じそは軸を除く。
2. 1のあじの両面に混ぜ合わせたAをぬり、青じそではさんで薄力粉をふる。全部で12個作る。
3. フライパンにサラダ油を弱めの中火で熱し、2を並べ入れ、両面を3～4分焼く。

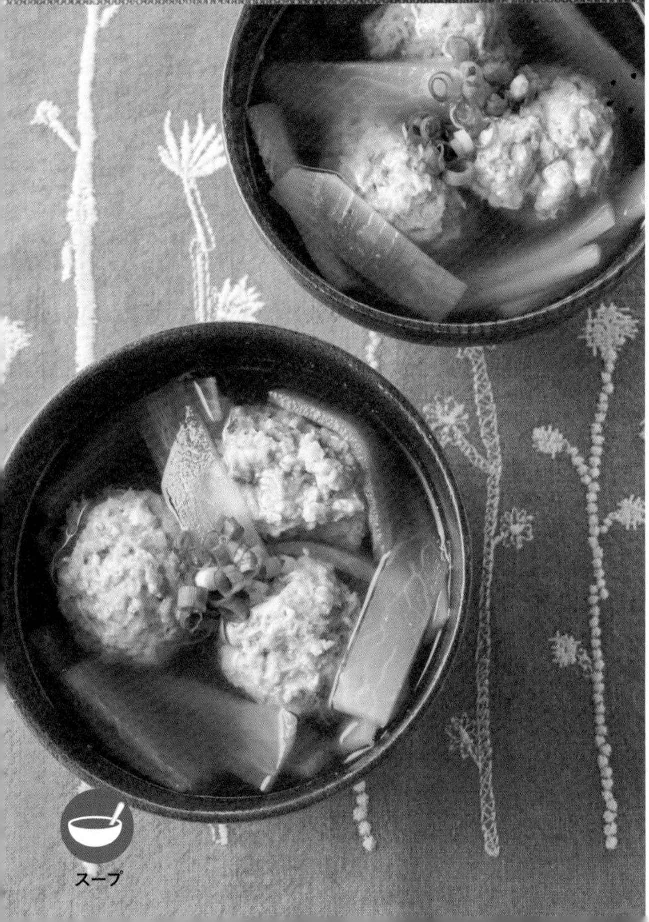

にんじんやごぼうと煮てもおいしい

あじのつみれ汁

材料（2人分）

あじ（3枚おろし）…2尾
大根…5cm
A｜しょうが（すりおろし）
　｜…1かけ
　｜みそ…大さじ1
　｜酒、片栗粉…各小さじ2
小ねぎ（小口切り）…2本
だし汁…3カップ（600mℓ）
しょうゆ…大さじ1
塩…ふたつまみ

作り方

1. あじは骨とぜいご、皮を除いて包丁で粗くたたき、Aを加えて練り混ぜる。大根は短冊切りにする。
2. 鍋にだし汁、大根を入れて中火にかけ、2～3分煮る。
3. 2に1のあじをスプーンですくって6～8等分に丸めて落とし入れる。アクを除きながら3～4分煮て、しょうゆ、塩で味をととのえる。器に盛り、小ねぎをのせる。

スープ

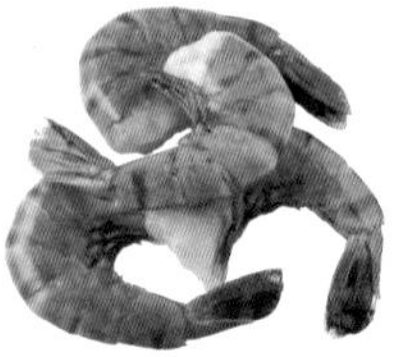

えび

足腰のだるさを解消してハツラツに

少し寒い日々が続くと足腰がだるい、痛いなどの症状が出る方がいます。それは冷えで血管が収縮して、「血《けつ》」や「水《すい》」の巡りが滞ってしまったことが原因。そんなときはえびの力を借りましょう。

えびには**生命エネルギーの貯蔵庫である「腎《じん》」を養うパワーがあり、カラダを温めて冷え症を改善します。**ほかにも**発育や生殖機能を高める効果もあるので、育ち盛りの子ども、妊活中や産後の女性、いつまでも若々しくありたい方にはぜひ食べてもらいたい食材**です。

同じくカラダを温める働きがあるしょうが、にんにく、長ねぎと一緒に調理したり、スープにして食べるのもおすすめです。

食材memo

五性
寒　平　**温**　熱

五味
酸　甘　辛　鹹　苦

五臓
肝　心　脾　肺　腎

体質： 気虚

主な効能
- □ カラダを温める
- □ 足腰を強くする
- □ 産後の虚弱を改善する

旬： 春～秋

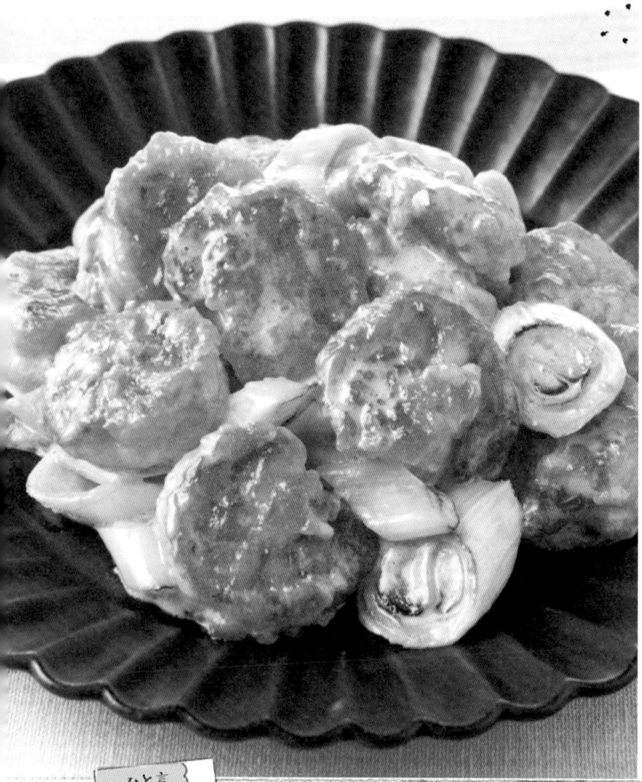

豆乳のマヨダレでやさしい味わいに！

えびマヨ

材料（2人分）

えび（殻つき）… 12尾
長ねぎ … ½本
A
- 酒 … 大さじ1
- 塩、こしょう、しょうが（すりおろし）… 各少々

片栗粉 … 適量
サラダ油 … 大さじ1と½
B
- マヨネーズ … 大さじ3
- 無調整豆乳 … 大さじ2
- トマトケチャップ … 大さじ½
- しょうゆ … 小さじ1

作り方

1. えびは殻をむいて背わたがあれば除く。塩（分量外）でもんでよく洗い、水けをふいて A をもみ込む。長ねぎは斜め薄切りにする。
2. フライパンにサラダ油大さじ1を中火で熱し、1 のえびに片栗粉を薄くまぶして並べ、中火で4～5分焼き、一度取り出す。
3. 2 に残りのサラダ油を中火で熱し、長ねぎを炒める。しんなりしてきたら、2 を戻し入れ、混ぜ合わせた B を加えてさっと炒め合わせる。

ひと言かんぽう
かには同じ甲殻類でもカラダを冷やす食材。同じく冷やす食材の柿と食べると下痢になりやすいのでご注意を。

「腎」を養うエリンギで老化防止を強化！

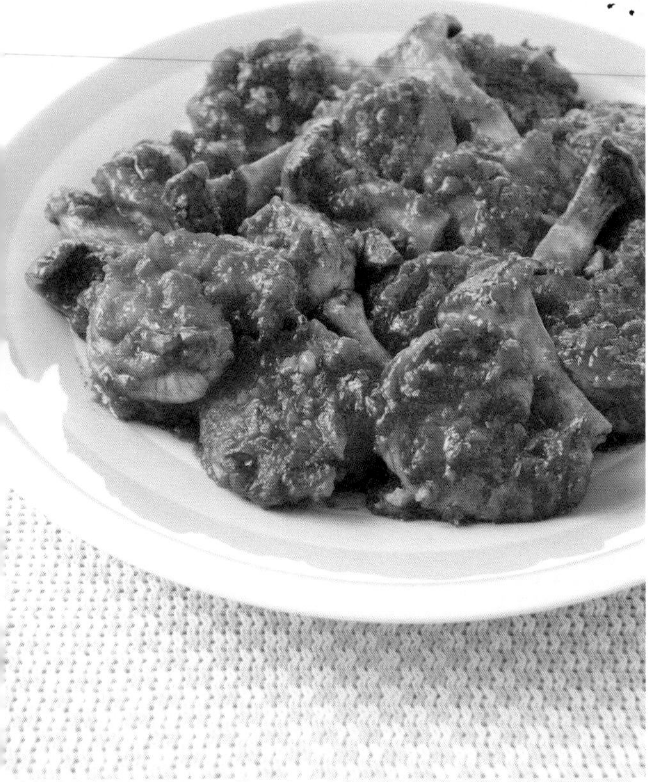

えびチリ

材料（2人分）

えび（殻つき）… 12尾
エリンギ … 1本
片栗粉 … 大さじ1
ごま油 … 大さじ2
A しょうが（みじん切り） … ½かけ
　にんにく（みじん切り） … ½かけ
B 水 … ½カップ（100mℓ）
　トマトケチャップ … 大さじ2と½
　酒 … 大さじ1
　しょうゆ … 大さじ½
　鶏ガラスープの素 … 小さじ1
　豆板醤 … 小さじ¼〜½

作り方

1. えびは殻をむいて背わたがあれば除き、塩（分量外）でもんでよく洗い、水けをふいて片栗粉をまぶす。エリンギは長さを半分に切ってから縦4等分に切る。
2. フライパンにごま油大さじ1を中火で熱し、1のえび、エリンギを順に入れて2〜3分炒め、火が通ったら一度取り出す。
3. 2に残りのごま油を中火で熱し、Aを炒める。香りが出たらBを加えて煮立たせ、2を戻し入れて全体にからめる。

ワンタンは冷凍保存もOK！

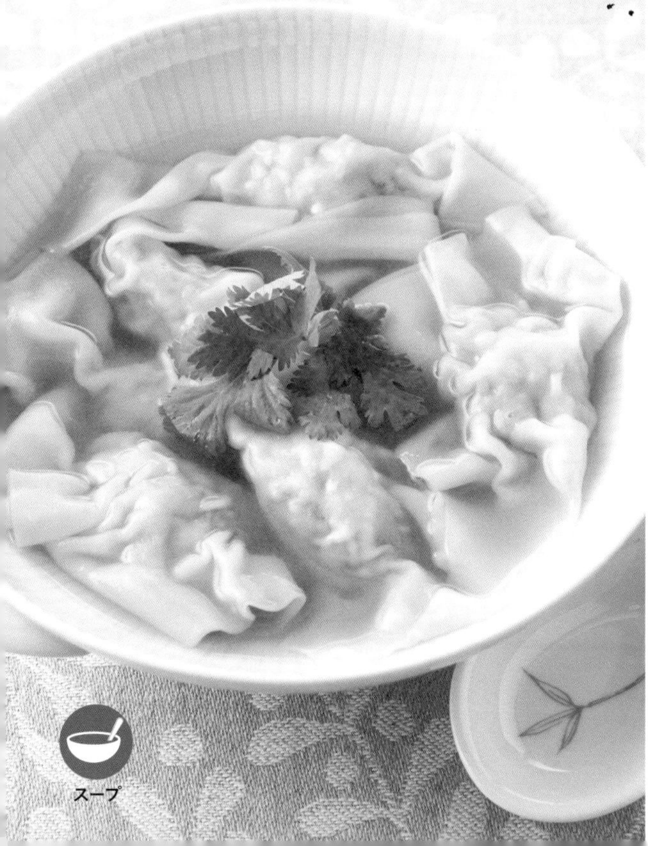

えびワンタンスープ

材料（2人分）

えび（殻つき）… 6尾
A 長ねぎ（みじん切り） … 5cm
　しょうが（みじん切り） … ½かけ
　酒 … 大さじ1
　片栗粉 … 小さじ1
　ごま油 … 小さじ½
　塩、こしょう … 各少々
ワンタンの皮 … 12枚
B 水 … 2と½カップ（500mℓ）
　鶏ガラスープの素 … 小さじ2
　しょうゆ … 小さじ1

作り方

1. えびは殻をむいて背わたがあれば除き、塩(分量外)でもんでよく洗い、水けをふく。包丁で粗くたたき、Aを加えてよく練り混ぜる。
2. ワンタンの皮に1を等分にのせて包む。全部で12個作る。
3. 鍋にBを合わせて中火にかけ、煮立ったら2を加えて3〜4分煮る。器に盛り、お好みで香菜をのせる。

スープ

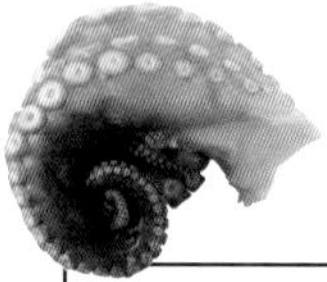

たこ

虚弱体質で疲れやすい人にイチオシ

中医学において、たこは**不足している「血《けつ》」や「気《き》」を補う作用があり、骨や筋肉を丈夫にしてスタミナをつけてくれる食材です。虚弱体質で疲れやすい人に特におすすめです。 ほかにも貧血や立ちくらみ、月経不順、 肌のトラブルなどの改善にも効果的です。** 五性《ごせい》では冷やす食材なので、しょうが、にんにくなどカラダを温める食材と組み合わせて調理してみてください。

食材memo

五性

寒 平 温 熱

五味

酸 甘 辛 鹹 苦

五臓

肝 心 脾 肺 腎

体質： 気虚・血虚

旬： 夏と冬

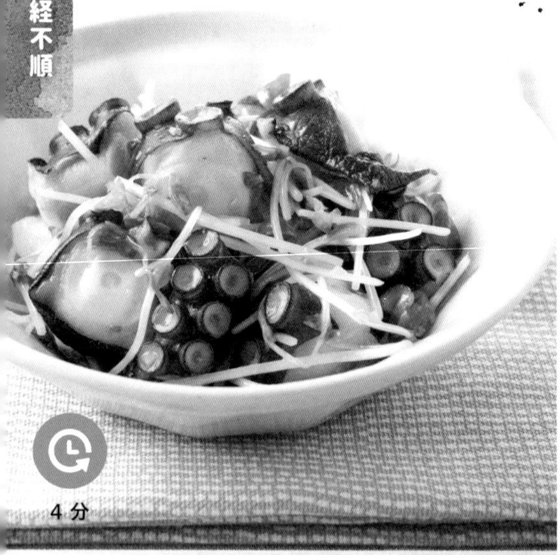

4分

さっと炒めるのがおいしさのコツ！

たこと豆苗のしょうが炒め

材料（2人分）

ゆでたこ（刺身用）
…160g
豆苗…½パック
しょうが（みじん切り）…1かけ
サラダ油…大さじ½
しょうゆ…大さじ½

作り方

1 たこはひと口大の乱切りにする。豆苗は長さを3等分に切る。
2 フライパンにサラダ油を中火で熱し、しょうがを炒める。香りが出たら、1を加えて炒め合わせ、しょうゆで調味する。

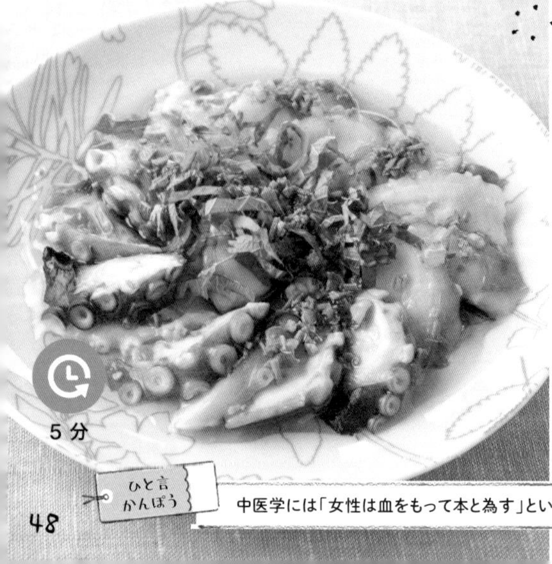

5分

熱々のガーリックオイルをかけて！

たこのホットカルパッチョ

材料（2人分）

ゆでたこ（刺身用）
…160g
A オリーブオイル…大さじ2
にんにく（みじん切り）
…1かけ
塩…小さじ¼
こしょう…少々
青じそ（太めのせん切り）…5枚

作り方

1 たこは薄切りにして器に並べる。
2 フライパンにAを入れて中火にかけ、香りが出てにんにくが色づいてきたら、すぐに火を止めて1にかける。青じそをのせる。

ひと言かんぽう

中医学には「女性は血をもって本と為す」という言葉があります。月経トラブルの際は、まず「血」を補うように心がけて。

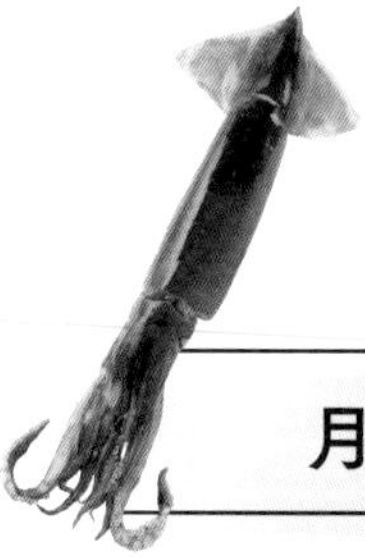

いか

月経不順、目のかすみの改善に

いかには「腎《じん》」と「肝《かん》」の機能を整えて「血《けつ》」を補うパワーがあります。**月経不順をはじめ、不正出血やおりもの異常などの改善にもってこいの食材。また、精神を安定させるほか、目のかすみや疲れ、のどの渇きなどの症状を緩和させる働きもあります。**解毒作用もあるので二日酔い予防にも◎。ただ、消化はしにくいので、胃腸が弱い人は食べすぎに注意。

食材memo

五性
寒　平　温　熱

五味
酸　甘　辛　鹹　苦

五臓
肝　心　脾　肺　腎

体質：血虚・陰虚

旬：3～5月、10～12月

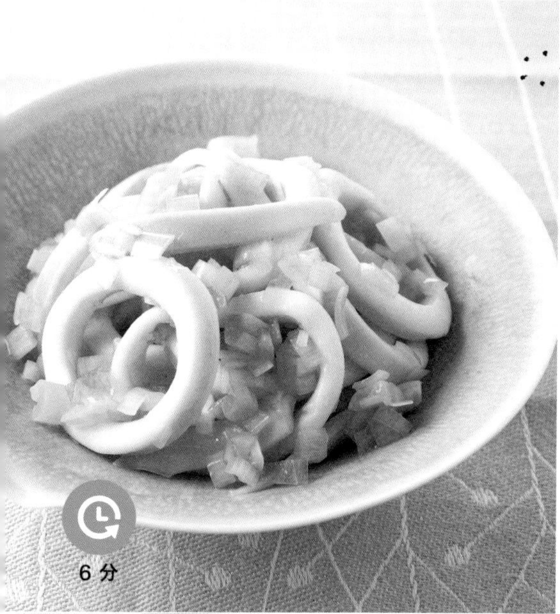

カラダをいたわるおつまみおかず！

いかのねぎ塩ごま油あえ

材料（2人分）

いかの胴…1はい

A
- 長ねぎ（5㎜の角切り）…⅓本
- ごま油…大さじ1と½
- 塩…小さじ¼

作り方

1. いかは胴から足を引き出し、胴は軟骨を除いて中を洗い、皮をむいて1cm幅の輪切りにする。
2. 鍋に湯を沸かし、沸騰したら塩（分量外）を加えて 1 を1分30秒ほどゆでて、水けをよくきる。
3. 混ぜ合わせた A で 2 をあえる。

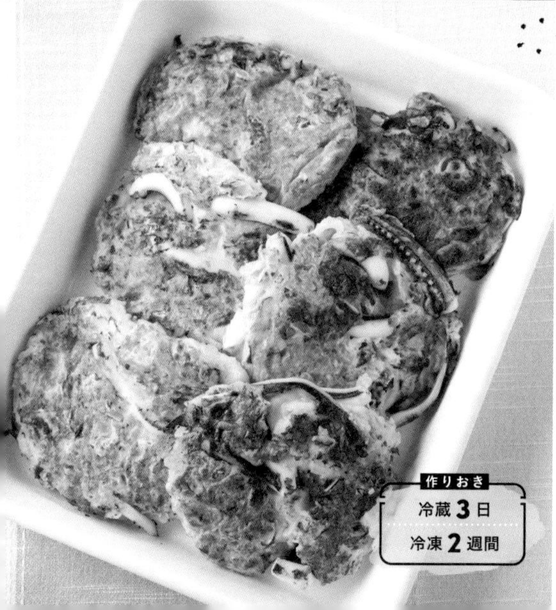

粉は少なめ、たっぷりの大和いもでつないで

いかのお好み焼き

材料（6~8個分）

いか…1はい

A
- 大和いも（すりおろす）…300g
- 卵…1個
- 薄力粉…大さじ4
- 鶏ガラスープの素…小さじ1

B
- キャベツ（粗みじん切り）…大2枚
- 長ねぎ（小口切り）…½本

サラダ油…大さじ1と½

作り方

1. いかは胴から足を引き出し、胴は軟骨を除いて中を洗い、細切りにする。足は先を少し切り落とし、食べやすい長さに切る。
2. ボウルに A を合わせてよく混ぜ、B、1 を加えて混ぜる。
3. フライパンにサラダ油を中火で熱し、2 を⅙量ずつ丸く流し入れる。焼き色がついたら裏返し、ふたをして弱めの中火で4～5分焼く。お好みでしょうゆやソースをつけて食べる。

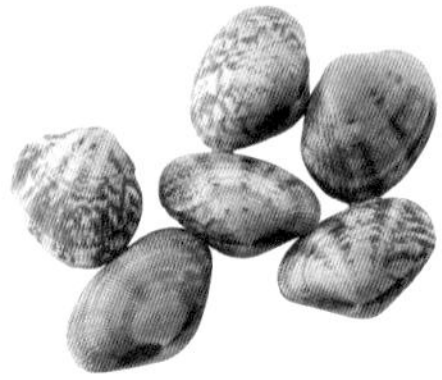

あさり

ほてりの改善や、ストレスの緩和に

あさりは五味《ごみ》では、塩辛い味の鹹味《かんみ》に分類され、「腎《じん》」の機能をサポートする働きがあります。**カラダにたまった余分な熱をとり、のぼせやほてりをしずめるほか、粘りけのある痰をとったり、利尿作用もあるのでむくみ予防にも効果的**です。

また**「肝《かん》」も同時に養うので、気持ちを安定させる作用があります**。ストレスや不安を感じやすい人にも食べてほしい食材です。

ただ、カラダを冷やす食材になるので、しょうがなどの薬味と一緒にとるのがおすすめです。冷えが気になる人、下痢ぎみな人は食べすぎに注意しましょう。

食材memo

五性

寒　平　温　熱

五味

酸　甘　辛　鹹　苦

五臓

肝　心　脾　肺　腎

体質： 血虚・痰湿

主な効能

- □ のぼせ・ほてりをしずめる
- □ むくみを予防する
- □ 気持ちを落ち着かせる

旬： 2～5月、9～10月

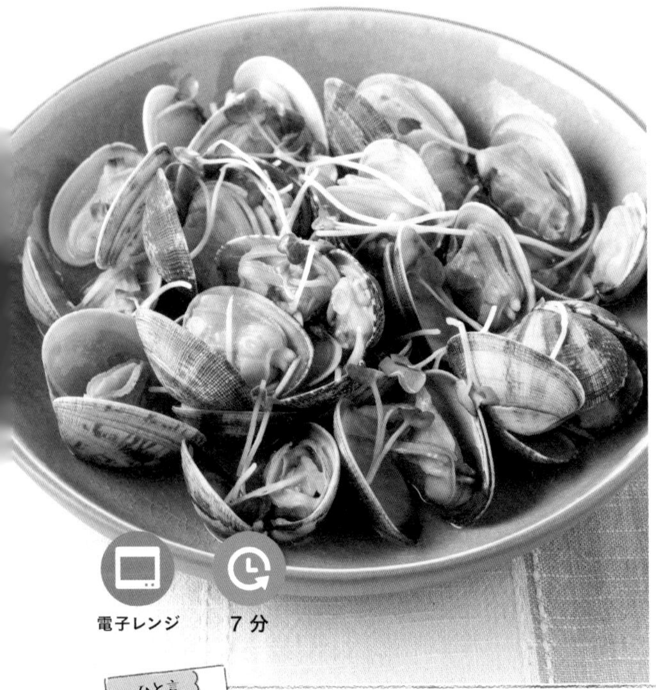

電子レンジ　7分

火を使わないレンチンだからラクチン！

あさりの酒蒸し

材料（2人分）

あさり（殻つき・砂出し済み）… 350g
貝割れ菜（3等分に切る）… ½パック
酒 … 大さじ1
A ごま油 … 大さじ½
　しょうゆ … 小さじ1

作り方

1. あさりは殻と殻をこすり合わせてよく洗い、水けをきって耐熱皿に広げてのせる。酒をふり、ふんわりとラップをかけ、あさりの口が開くまで電子レンジで3分30秒～4分加熱する。
2. 取り出して貝割れ菜、Aをまわしかけ、ラップをかけたまま1分蒸らす。

ひと言かんぽう　あさりのみそ汁を作るときは、あさりに塩分があるので、みその分量を控えめにするのがコツです。

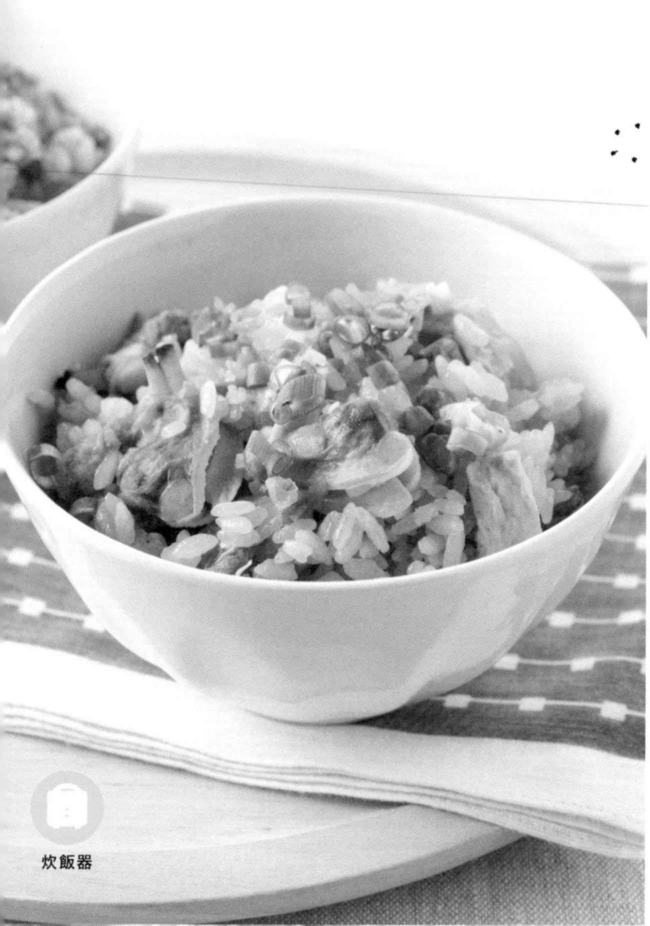

うまみが凝縮された蒸し汁で炊いて

あさりの炊き込みごはん

材料（作りやすい分量）

あさり（殻つき・砂出し済み）
…400g

油揚げ…1枚
米…2合
しょうが（せん切り）
…大1かけ
酒…大さじ2
A しょうゆ、みりん
…各大さじ1と½
あさりの蒸し汁…すべて

作り方

1 米はといで30分吸水させ、水けをよくきる。

2 あさりは殻と殻をこすり合わせてよく洗い、水けをきって酒と一緒に鍋に入れる。中火にかけ、煮立ったらふたをしてあさりの口が開くまで3分ほど蒸し、身と蒸し汁に分ける。油揚げは熱湯をまわしかけ、水けを絞って1cm幅の短冊切りにする。

3 炊飯器に 1 、A を入れ、2合の目盛りより3mm少ない水加減にして軽く混ぜる。しょうが、油揚げをのせて普通に炊飯する。炊けたらあさりの身をのせて5分蒸らす。器に盛り、お好みで小ねぎをのせる。

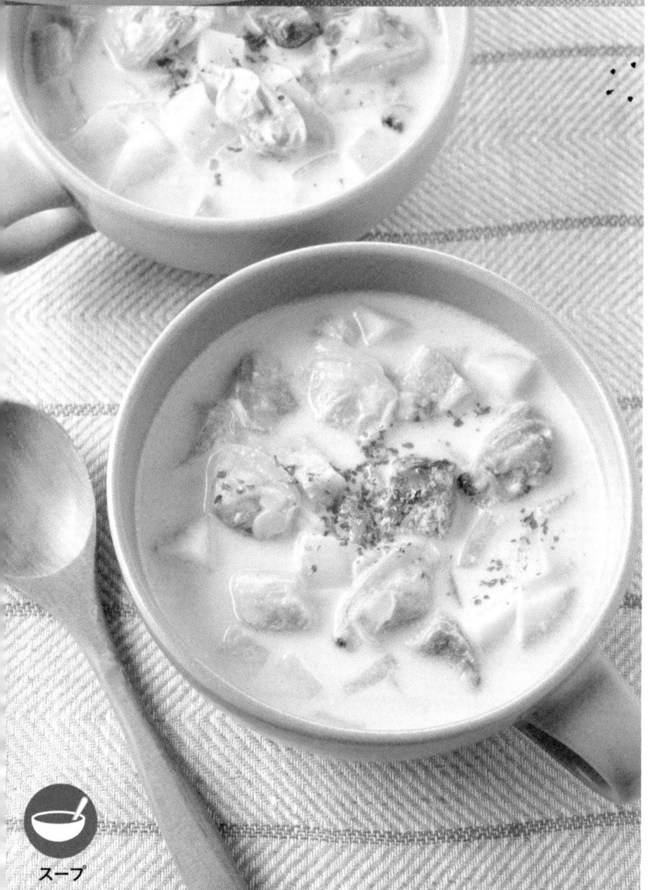

豆乳で作るからあっさり！肌もしっとり！

クラムチャウダー

材料（2~3人分）

あさり（殻つき・砂出し済み）
…350g

じゃがいも…1個
玉ねぎ…½個
ブロックベーコン…40g
白ワイン（または酒）
…¼カップ（50mℓ）
バター…10g
A 水+あさりの蒸し汁で
…1カップ（200mℓ）
こしょう…少々
無調整豆乳…1カップ（200mℓ）

作り方

1 あさりは殻と殻をこすり合わせてよく洗い、水けをきって白ワインと一緒に鍋に入れる。中火にかけ、煮立ったらふたをしてあさりの口が開くまで3分ほど蒸し、身と蒸し汁に分ける。

2 じゃがいも、玉ねぎ、ベーコンは1cm角に切る。

3 鍋にバターを中火で熱し、2 を順に炒める。野菜が透き通ってきたら、A を加えてふたをして弱火で5分煮て、豆乳、あさりの身も加えて2～3分煮る。器に盛り、お好みでドライパセリをふる。

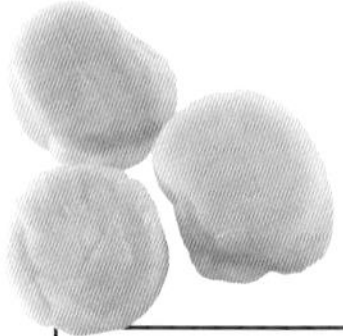

ほたて

ミネラルたっぷりで滋養アップ

ほたては**貝の中でもたんぱく質を多く含み、 だるさや疲れをとり除いてくれる頼れる存在**です。**「脾《ひ》」と「腎《じん》」に働きかけ、 消化不良や食欲不振の改善の作用も。** また、**潤いを与えてくれるので、 ドライアイや口の渇きの対策にも効果的です。「肝《かん》」も元気にするので、ストレスがたまってイライラしている人にも◎。** 缶詰めを使う場合は缶汁を捨てずにスープにして。

食材memo

五性
寒　平　温　熱

五味
酸　甘　辛　鹹　苦

五臓
肝　心　脾　肺　腎

体質：　陰虚

旬：5～8月　12～3月

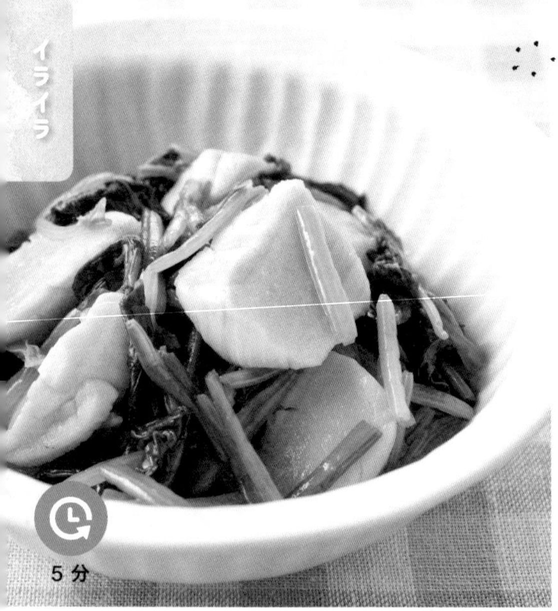

5分

ドライアイに効果的なおいしい食べ合わせ！

ほたてのゆずこしょうあえ

材料（2人分）

ほたて（刺身用）
…4～6個
ほうれん草…3株
A
ごま油…大さじ1
しょうゆ…大さじ½
ゆずこしょう…小さじ¼

作り方

1 鍋に湯を沸かし、沸騰したら塩（分量外）を加え、ほたてを20秒ほどゆでる。水けをきって粗熱をとり、食べやすい大きさに切る。

2 1と同じ湯でほうれん草の茎、葉の順にゆでる。冷水にとって水けを絞り、2cm長さに切る。

3 Aを合わせて混ぜ、1、2をあえる。

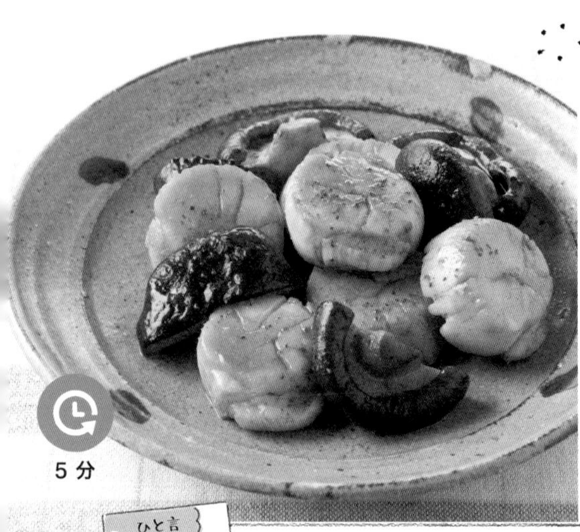

5分

コクうまで疲労回復にもおすすめ

ほたてのバター炒め

材料（2人分）

ほたて（刺身用）
…6～8個
しいたけ…2枚
バター…10g
しょうゆ…大さじ½

作り方

1 ほたては水けをふく。しいたけは石づきを除き、半分に切る。

2 フライパンにバターを中火で熱し、1を2～3分焼く。焼き色がついたら、しょうゆで調味する。器に盛り、お好みで一味唐辛子をふる。

ひと言かんぽう

ストレスを感じやすいパターンを見つけて、腹式呼吸や軽い運動、アロマなど自分にあった対処法を把握するのも大切です。

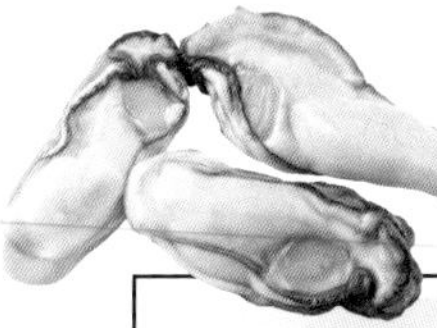

かき

体力の回復と質のよい睡眠を応援

栄養が豊富で別名「海のミルク」ともいわれるかき。**「腎《じん》」に働きかけて「血《けつ》」を補うので、カラダに潤いを与えて体力アップに欠かせない食材**です。同時に**精神を安定させ、リラックスさせる作用もあるので安眠効果も期待できます**。生で食べる場合もありますが、蒸したり煮たりするなどカラダを冷やさないように加熱して食べるようにしてください。

食材memo

五性
寒　平　温　熱

五味
酸　甘　辛　鹹　苦

五臓
肝　心　脾　肺　腎

体質：　気虚・気滞・血虚・瘀血・陰虚

旬：　12～5月

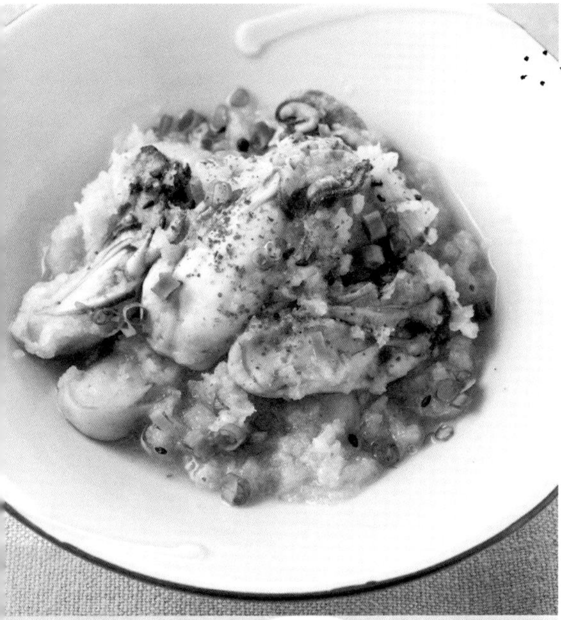

さっぱり食べられて臭みもナシ！

かきのおろしポン酢あえ

材料（2人分）

生がき（加熱用）…6～8粒
酒…¼カップ（50mℓ）
A　大根おろし（軽く水けをきる）…5cm
　　ポン酢しょうゆ…大さじ2
　　小ねぎ（小口切り）…2本
七味唐辛子…適量

作り方

1. かきは水2と½カップに塩大さじ1の塩水（分量外）でふり洗いし、汚れがとれたら水けをよくふく。
2. フライパンに1、酒を入れて中火にかけ、煮立ったらふたをして弱めの中火でふっくらするまで3～4分蒸す。
3. 混ぜ合わせたAに汁けを軽くきった2を加えてあえる。器に盛り、七味唐辛子をふる。

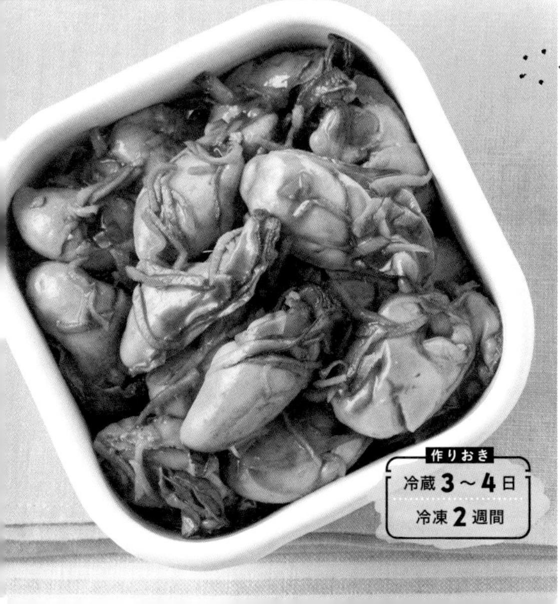

更年期のめまいやのぼせにうれしい作りおき

かきのしぐれ煮

材料（作りやすい分量）

生がき（加熱用）…400g
酒…¼カップ（50mℓ）
A　しょうが（せん切り）…大1かけ
　　水…大さじ3
　　しょうゆ、オイスターソース…各大さじ1

作り方

1. かきは水2と½カップに塩大さじ1の塩水（分量外）でふり洗いし、汚れがとれたら水けをよくふく。
2. フライパンに1と酒を入れて強めの中火にかけ、途中上下を返しながらふっくらとするまで加熱する。
3. 2にAを加え、弱火で汁けが少し残るまで8～10分煮る。

Column2

あの食材&食べ方は漢方的にはNG！？

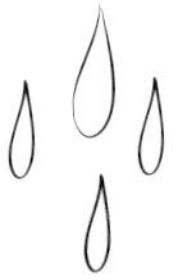

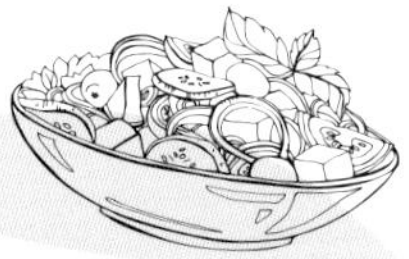

“水を毎日たくさん飲んでいる”方が本当に多いです。水は体質によっては胃腸に負担をかけたり、むくみを引き起こしたりします。**食養生的には、”のどが渇いたら、温かいものをひと口ずつ飲む”**のがおすすめです。

疲労や夏バテによいオクラ納豆。実は、痰湿タイプの人や、雨の日、湿気が多い日には、むくみやめまい、胃腸の不快感を引き起こしてしまう組み合わせの代表例なのです。食べるなら汁ものにするなど温かくして。

サラダやスムージーは健康によさそうなイメージですが、漢方的には胃腸を冷やし、食欲低下や下痢・軟便を招きます。基本は火の通った温かいものを食べるようにしてください。

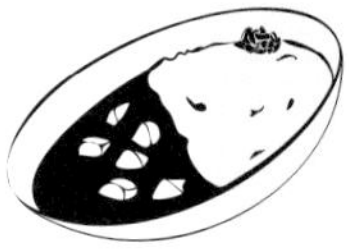

“カレーは食べる漢方”などといわれたりしますが、**市販のルウは油脂が多すぎるので、胃腸に負担がかかります。**カレー味を楽しみたいときは、カレー粉を使ってみてください。

カラダにいいといわれる発酵食品のキムチ。辛味はイライラや熱を助長するうえ、カラダを潤す「血」「水」を消耗させます。**体質が陰虚タイプの人、熱がこもっている人は控えましょう。**

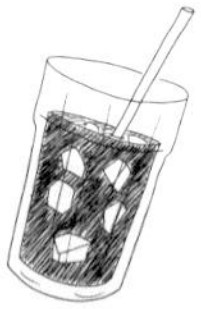

玄米は食物繊維やビタミンB群が豊富で腹持ちがよいのですが、消化吸収しにくいので胃腸が弱っている人には基本不向きです。100回ぐらい毎回噛む覚悟があればよいのですが、なかなか難しいですね。

潤いを補給してくれるヨーグルト。乾燥がひどく、舌が赤くひび割れて苔がない人には向いています。**反対に胃腸が弱く、体内に余分な水分がたまっている人、舌に苔がべったりついている人は避けるように。**

“冷たいものはアイスクリームや氷の入った飲みもの”だと思っていませんか。**”体温より低い温度のものは、すべて冷たいもの”**になります。常温で飲んでいるから問題ない！と安心しないで気をつけて。

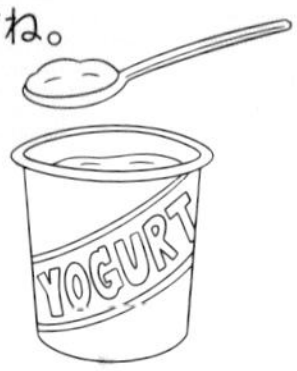

Part.3

火を通してモリモリ食べたい！

野菜のおかず

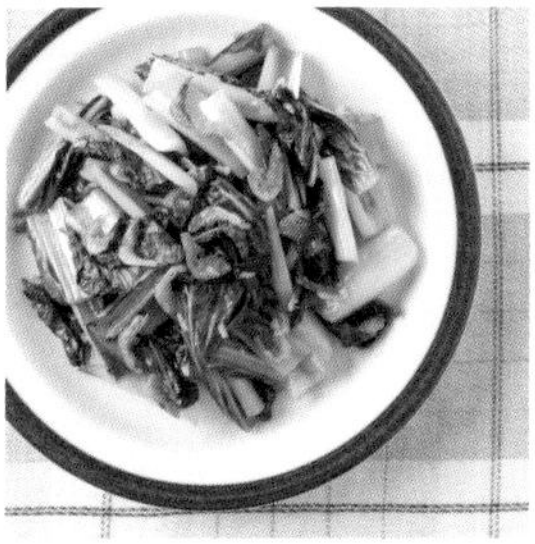
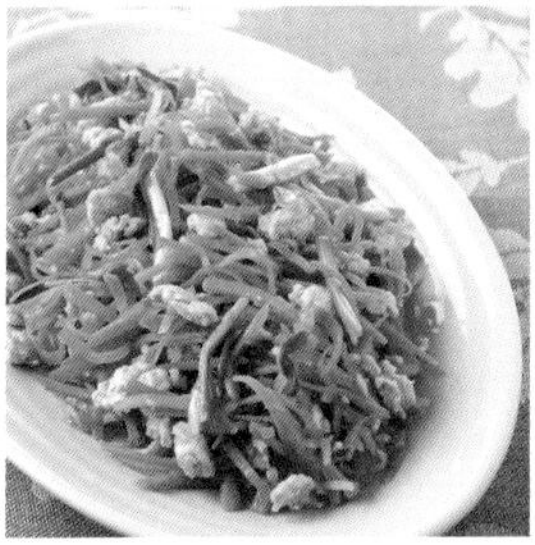
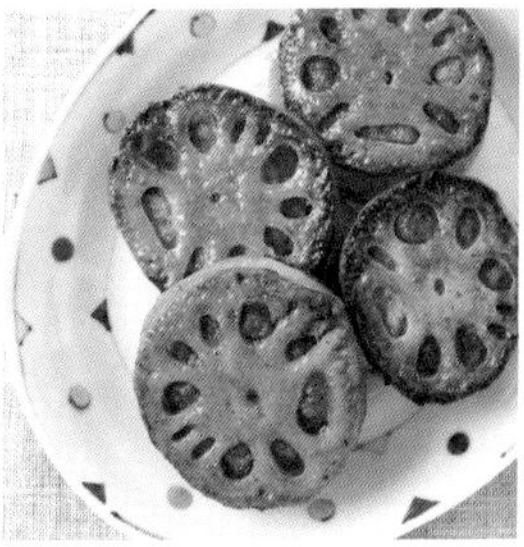

トマト、にんじん、ほうれん草、きゅうり、キャベツ……。
どれもスーパーや八百屋で手に入る野菜ばかりですが
胃腸の働きを整えたり、目の疲れを予防したりなど
食材そのものに気になる不調を改善するパワーがあります。
どの食材も加熱してたっぷり食べるようにしましょう。

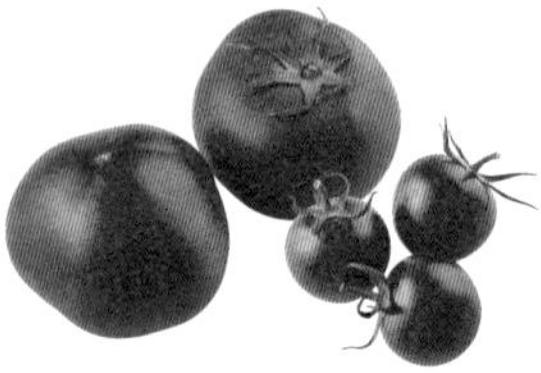

トマト・ミニトマト

こもった熱を追い出す夏野菜の女王

高温多湿な日本の夏は、のぼせやほてり、頭痛や動悸、息切れや不眠などツライ症状が起こりやすくなります。そんなときに食べてほしいのがトマトです。**カラダにこもった熱を冷まし、足りない水分を補給して渇きを癒やしてくれます。**

トマトにはホットフラッシュの予防だけでなく、胃腸の働きを整えてくれる作用もあるので、**夏バテによる食欲不振の改善にもよいでしょう。イライラをしずめ、高血圧の予防や美肌作りにも効果的**です。

冷やしトマトもおいしいですが、できるだけ温めてからいただきましょう。酸味がやわらぎ、甘みが増しておいしいですよ。

食材memo

五性
寒 涼 平 温 熱

五味
酸 甘 辛 鹹 苦

五臓
肝 心 脾 肺 腎

体質： 気滞・陰虚

主な効能
- □ のぼせ・ほてりをしずめる
- □ カラダや肌に潤いを与える
- □ 食欲不振を改善する

旬： 6～8月

トマトと卵は潤いを補う名コンビ！

トマトの卵炒め

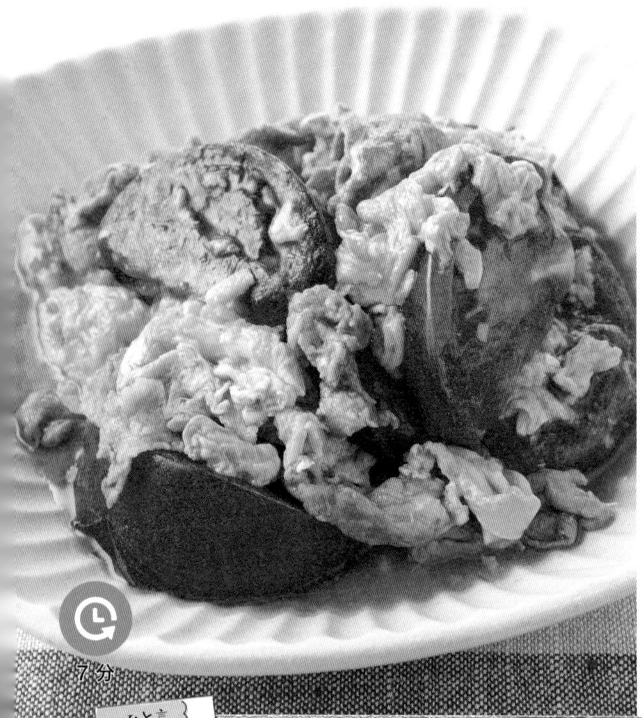

材料（2人分）

トマト…2個
豚こま切れ肉…120g
A | 卵…2個
  | 塩、こしょう…各少々
にんにく（みじん切り）…½かけ
サラダ油…小さじ2
ごま油…小さじ2
B | オイスターソース…小さじ2
  | しょうゆ…小さじ1

作り方

1. トマトは6～8等分のくし形切りにする。Aは混ぜ合わせておく。
2. フライパンにサラダ油を中火で熱し、Aを入れて炒め、半熟状になったら一度取り出す。
3. 2のフライパンにごま油を足し、にんにくを中火で炒める。香りが出たら、豚肉を加えて炒め、肉の色が変わったら、トマトも加えて炒める。トマトが少ししんなりしたら、Bを加えて全体にからめ、2を戻し入れてさっと炒め合わせる。

ひと言かんぽう　手っ取り早くカラダから熱を追い出したいときは、常温にもどしたトマトに少量の塩をかけて食べるだけでOK！

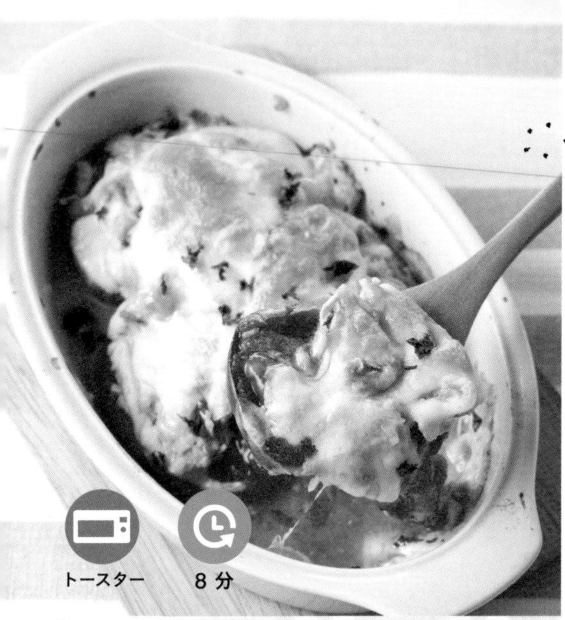

ツナ缶の代わりにさば缶や鮭缶でもOK！

トマトのチーズ焼き

材料（2人分）

トマト…2個

A ツナ油漬け缶（缶汁をきる）
…小1缶（70g）
マヨネーズ
…大さじ1と½

溶けるチーズ…30g

作り方

1 トマトは1cm厚さの輪切りにして耐熱皿に並べる。

2 1に混ぜ合わせたA、チーズをのせ、オーブントースターで6〜7分焼く。お好みでパセリをちらす。

＊ 痰湿タイプは体内に老廃物がたまりやすいのでチーズは控えめにしましょう。

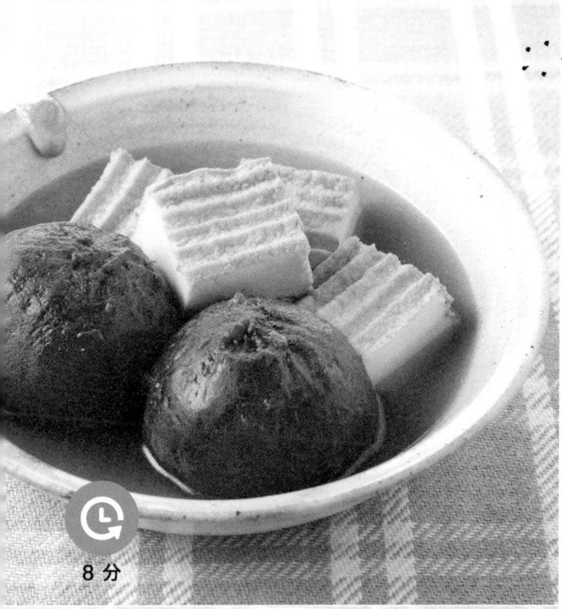

だるくて食欲がないときにぴったり！

トマトと厚揚げのおでん

材料（2人分）

トマト…2個

厚揚げ（絹ごしタイプ）
…1枚（150g）

A だし汁…2カップ（400mℓ）
しょうゆ…大さじ2

作り方

1 厚揚げは熱湯をまわしかけて油抜きをし、水けをふいて4等分に切る。トマトはへたをくり抜き、反対側に浅く十字の切り込みを入れる。

2 鍋にA、厚揚げを入れて中火にかける。煮立ったらトマトを加え、4〜5分煮る。

3 トマトの皮を除いて器に盛り、お好みで練り辛子を添える。

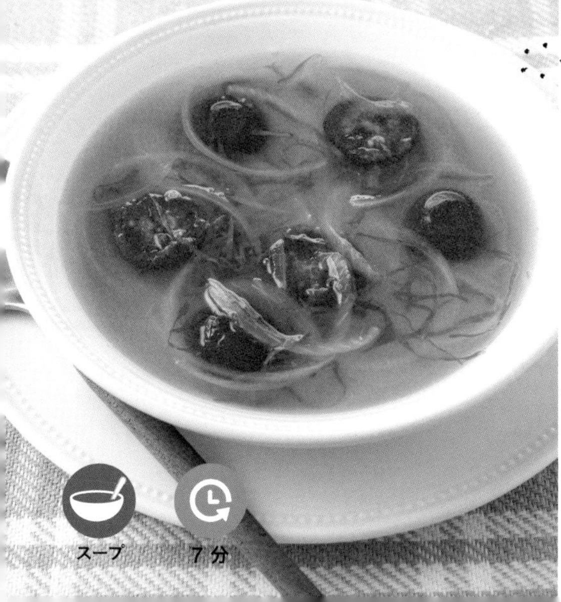

やさしい味わいで夏かぜの症状改善におすすめ

ミニトマトの和風コンソメスープ

材料（2人分）

ミニトマト…6個

玉ねぎ…¼個

青じそ（せん切り）…3〜4枚

A 水…2と½カップ（500mℓ）
顆粒コンソメスープの素
…小さじ2

しょうゆ…大さじ½

作り方

1 ミニトマトは横半分に切る。玉ねぎは薄切りにする。

2 鍋にA、玉ねぎを入れて中火にかけ、煮立ったら3〜4分煮る。ミニトマトを加えて1〜2分煮て、しょうゆで味をととのえ、青じそを加えて火を止める。

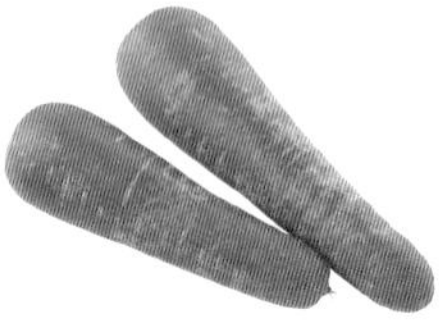

にんじん

目に栄養を与え、胃腸も健やかに

五臓のひとつである「肝《かん》」ですが、ここが弱っていると目のトラブルを引き起こしがちです。にんじんには**「肝」の働きを高める作用があり、ドライアイや視力低下などの改善に最適な食材**です。

また、**「脾《ひ》」に働きかける力もあり、胃腸を丈夫にして消化を促し、老廃物を排出する作用もあります。子どもの消化不良、おなかの張り、便通のトラブルなどにも効果的**です。

にんじんは皮の近くに栄養が詰まっているので、よく洗ってできるだけ皮をむかずに調理してください。また、β-カロテンが豊富に含まれているので、吸収率アップのために油と一緒にとりましょう。

食材memo

五性

寒　平　温　熱

五味

酸　甘　辛　鹹　苦

五臓

肝　心　脾　肺　腎

体質： 血虚・陰虚

主な効能

- □ 目の乾燥・疲れを改善する
- □ 消化不良を改善する
- □ 便通をスムーズにする

旬： 4～7月、10～12月

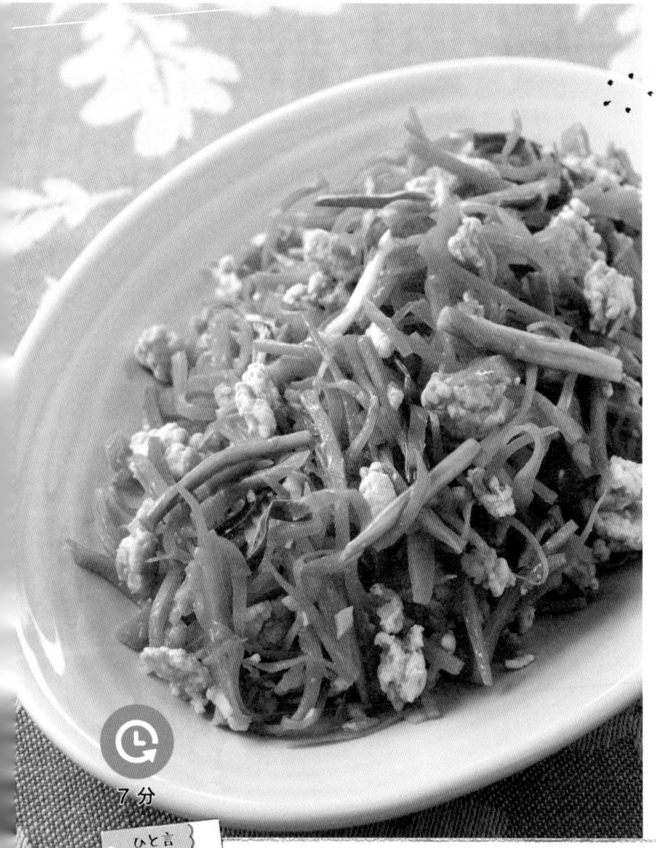

野菜嫌いな子どもでもパクパク食べられる1品

にんじんしりしり

材料（2人分）

にんじん…1本（200g）
鶏ひき肉…100g
小ねぎ…5本
しょうが（みじん切り）…1かけ
サラダ油…大さじ½
A　顆粒和風だしの素…小さじ½
　　しょうゆ…小さじ2

作り方

1. にんじんは4～5cm長さのせん切りにする。小ねぎは4cm長さに切る。
2. フライパンにサラダ油を中火で熱し、しょうが、ひき肉を炒める。肉の色が変わったら、にんじんを加えて炒め合わせる。
3. にんじんがしんなりしてきたら、小ねぎを加えて炒め合わせ、Aで調味する。

ひと言かんぽう　ドライアイ対策にはまず「まばたき」を。意識して行うと目の表面に涙がいきわたり、乾燥を防いでくれます。

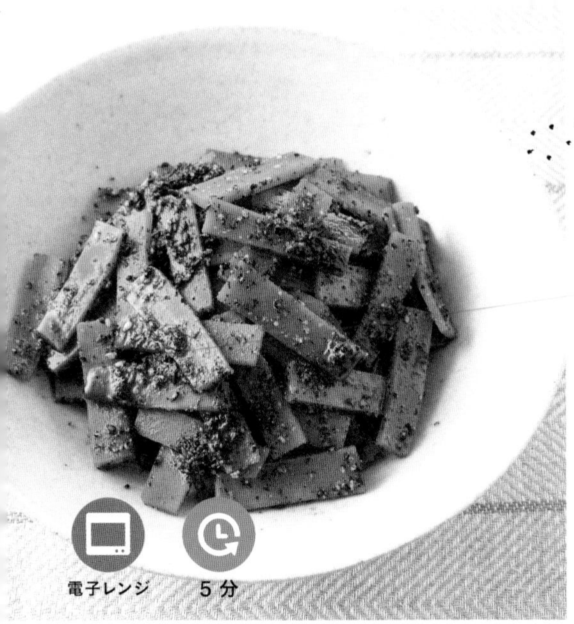

目の乾燥を防ぎ、老化予防にもなります

にんじんの黒ごまあえ

材料（2人分）

にんじん…1本（200g）

A｜すりごま（黒）… 大さじ2
　｜砂糖 … 小さじ2
　｜しょうゆ … 小さじ1

作り方

1. にんじんは1cm幅、4cm長さの短冊切りにする。
2. 耐熱皿に 1 をのせて水大さじ1（分量外）をふりかけ、ふんわりとラップをかけて電子レンジで3分加熱する。
3. 水けをきり、混ぜ合わせた A であえる。

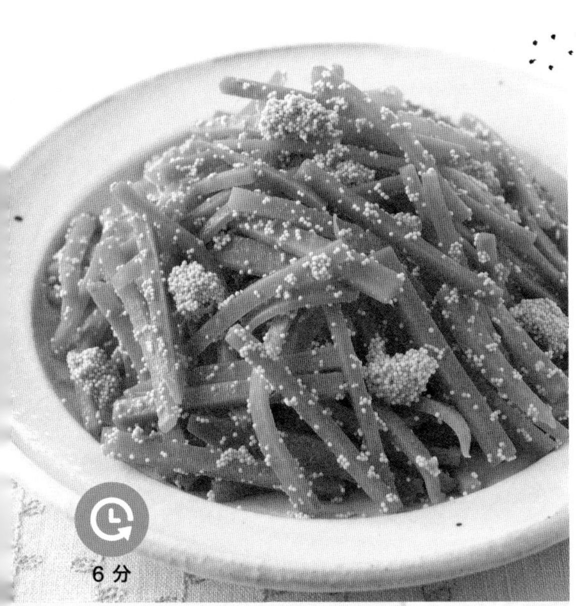

冷めてもおいしいのでお弁当のおかずにも◎

にんじんのたらこ炒め

材料（2人分）

にんじん…1本（200g）

甘塩たらこ … 小½腹（30g）
ごま油 … 大さじ½
酒 … 大さじ1

A｜しょうゆ … 小さじ1
　｜青のり粉 … 小さじ½

作り方

1. にんじんは長さ5cm、幅5mmの棒状に切る。たらこはキッチンばさみで細かく切る。
2. フライパンにごま油を中火で熱し、1 のにんじんを炒める。全体に油がまわったら、酒をふり入れ、たらこを加えて全体に火が通るまで炒め、A で調味する。

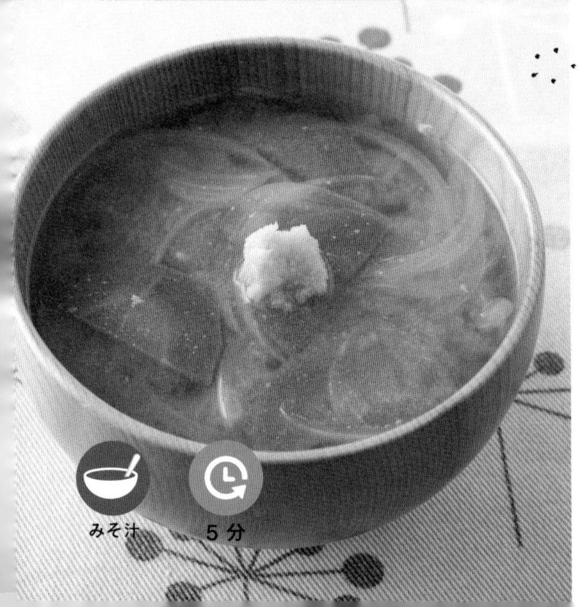

余ったにんじんで作れるお手軽さ！

にんじんと玉ねぎのみそ汁

材料（2人分）

にんじん…½本（100g）

玉ねぎ … ½個
だし汁 … 2カップ（400mℓ）
みそ … 大さじ2
しょうが（すりおろし）… 適量

作り方

1. にんじんは半月の薄切り、玉ねぎは薄切りにする。
2. 鍋にだし汁、1 を入れて中火にかける。煮立ったら3分ほど煮る。
3. みそを溶き入れ、ひと煮立ちしたら火を止める。器に盛り、しょうがを添える。

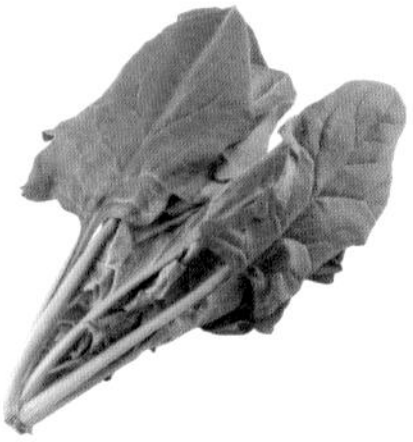

ほうれん草

貧血や目・肌の乾燥予防に！

ほうれん草は栄養学的に鉄分を多く含み、**中医学的にも「血《けつ》」を増やす働きがあります。貧血ぎみで顔色が悪い、眠りが浅いなどの悩みがあるときに、積極的に食べたい食材**です。

また、カラダの余分な熱を除いて、肌や腸に潤いを与えてくれます。**目の乾燥を防いで眼精疲労をやわらげたり、肌をつややかにしたり、慢性的な便秘の改善**にも役立ちます。月経トラブルで気持ちが落ち着かないときにもおすすめです。

ほうれん草をゆでるときは「短時間でさっと」がポイント。また、根の赤い部分にも栄養があるので、よく洗って捨てずに調理しましょう。

食材memo

五性

寒 涼 平 温 熱

五味

酸 甘 辛 鹹 苦

五臓

肝 心 脾 肺 腎

体質： 血虚・陰虚

主な効能

- □ 貧血を予防する
- □ 目の乾燥・疲れを防ぐ
- □ カラダと肌に潤いを与える

旬： 11～1月

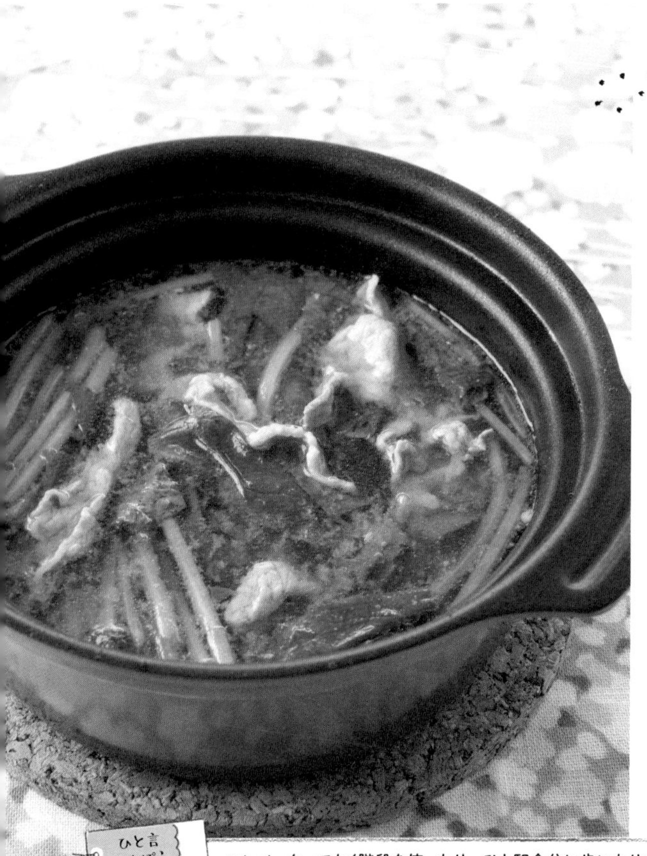

毎日食べても飽きないほっとする味

ほうれん草の常夜鍋

材料（2人分）

ほうれん草…1束（200g）
豚こま切れ肉…100g
にんにく（薄切り）…1かけ
ごま油…小さじ2
A だし汁…3カップ（600mℓ）
　 みそ…大さじ2
　 しょうゆ…小さじ1

作り方

1 ほうれん草は4cm長さに切る。
2 鍋にごま油、にんにくを中火で熱し、豚肉を炒める。肉の色が変わったら、合わせておいたAを加え、煮立ったらアクを取り除く。
3 1を加えてさっと煮る。

ひと言かんぽう　エレベーターでなく階段を使ったり、ひと駅余分に歩いたりするなど、ちょこっとした運動が貧血予防につながります。

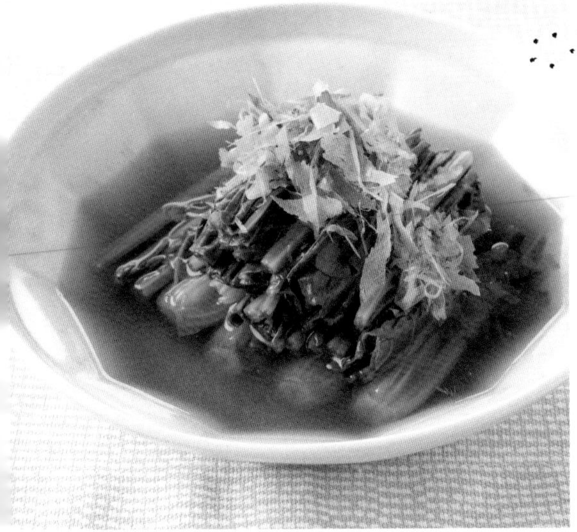

だし汁でいただく上品な味つけ！

ほうれん草のおひたし

材料（2人分）

ほうれん草
…1束（200g）

A | だし汁…1カップ（200mℓ）
　| しょうゆ、みりん
　| …各大さじ1

かつお節…適量

作り方

1 鍋にAを合わせ、煮立ったら火を止め、別の容器に移して冷ます。

2 1の鍋を洗って湯を沸かし、沸騰したら塩（分量外）を加え、ほうれん草を茎、葉の順に1分ほどゆでる。冷水にとって水けをよく絞り、4～5cm長さに切る。

3 1に2を加えて少しおく。器に盛り、かつお節をのせる。

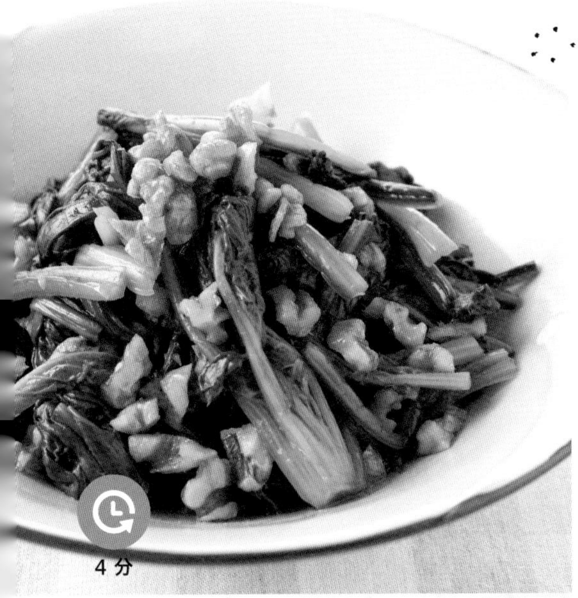

ほうれん草を春菊に替えてもおいしい！

ほうれん草のくるみあえ

材料（2人分）

ほうれん草
…1束（200g）

くるみ（無塩・素焼き）…20g

A | しょうゆ…小さじ2
　| 砂糖…大さじ½

作り方

1 鍋に湯を沸かし、沸騰したら塩（分量外）を加え、ほうれん草を茎、葉の順に1分ほどゆでる。冷水にとって水けをよく絞り、4～5cm長さに切る。

2 くるみは粗く刻み、Aと混ぜ合わせ、1を加えてあえる。

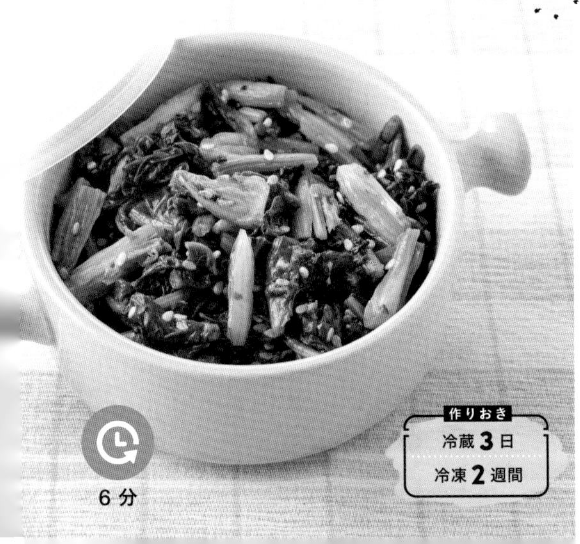

温かいごはんにのせたり卵焼きの具にどうぞ

ほうれん草のふりかけ

材料（作りやすい分量）

ほうれん草
…2束（400g）

ごま油…小さじ2
しょうゆ…大さじ1と½
いりごま（白）…大さじ2
焼きのり（全形）…½枚

作り方

1 鍋に湯を沸かし、沸騰したら塩（分量外）を加え、ほうれん草を茎、葉の順に1分ほどゆでる。冷水にとって水けをよく絞り、2cm長さに切る。

2 フライパンにごま油を中火で熱し、1を2～3分炒める。しょうゆで調味してごま、焼きのりを細かくちぎって加えて混ぜる。

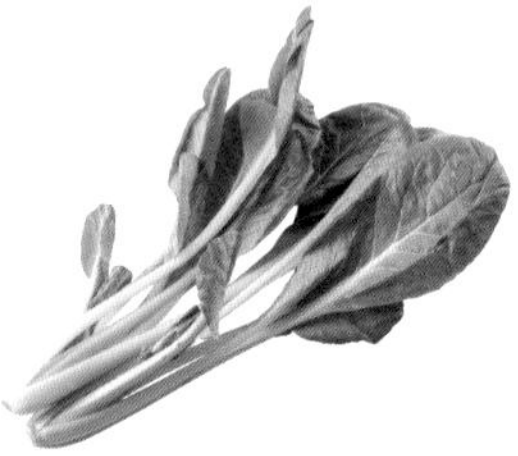

小松菜

イライラをしずめて不眠も改善

　肌がカサカサし、かゆくてイライラすることはありませんか？　そのような症状を緩和するには、**「脾《ひ》」を養う食材を食事にとり入れることが大切**です。そこでおすすめなのが小松菜です。

　小松菜は**乾燥したカラダや肌に潤いを与えたり、イライラをしずめて気持ちを安定させたりします。よく眠れない人にもおすすめです。**さらに**便通を促す、かぜや骨粗しょう症の予防、更年期障害の緩和**などとにかくいいことづくめです。

　ささみや桜えび、ちりめんじゃこなど、たんぱく質を多く含む食材と一緒にとると健康効果がより高まりますよ。

食材memo

五性

寒　平　温　熱

五味

酸　甘　辛　鹹　苦

五臓

肝　心　脾　肺　腎

体質：　陰虚

主な効能

□ カラダや肌に潤いを与える
□ イライラを緩和する
□ 不眠を改善する

旬：　12～3月

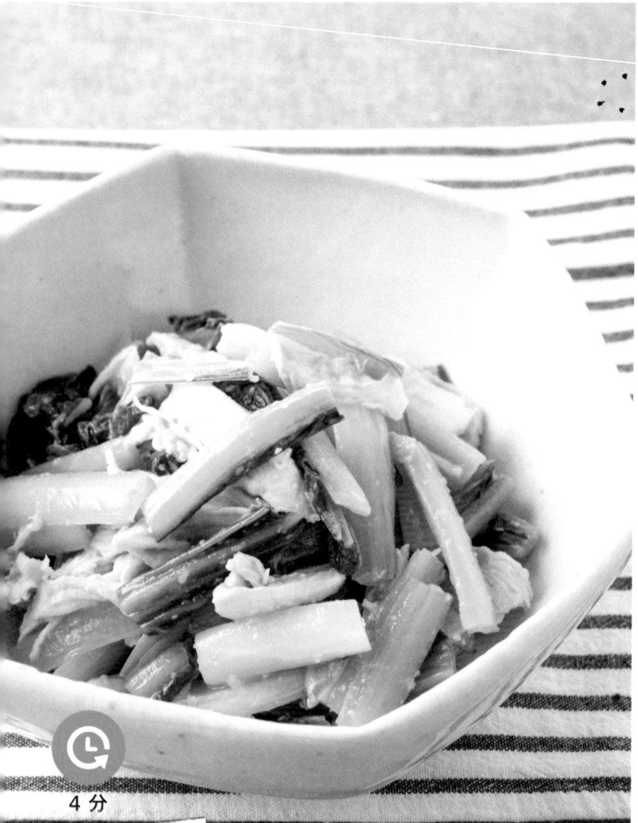

4分

低カロリーでたんぱく質もとれる！

小松菜とささみのみそ酢あえ

材料（2人分）

小松菜…2株
ささみフレーク（作り方はP.17参照）… 1/4 量
A　みそ … 大さじ1
　　砂糖、酢 … 各小さじ2

作り方

1. 鍋に湯を沸かし、沸騰したら塩（分量外）を加え、小松菜を茎、葉の順に1分ゆでる。冷水にとって水けを絞り、4cm長さに切る。
2. Aを混ぜ合わせ、ささみフレーク、1を加えてあえる。

ひと言かんぽう
肩こりを未然に防ぐには、1時間に1回くらい深呼吸をして、肩をぐるぐる回すようにしましょう。

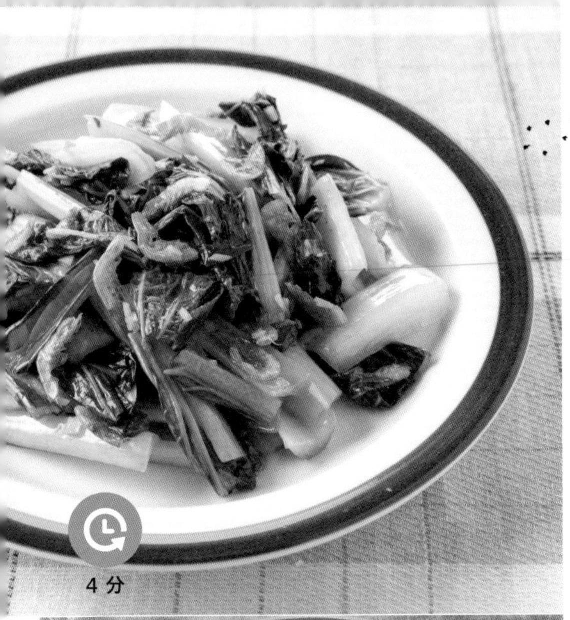

骨粗しょう症予防にもなる頼もしい組み合わせ！

小松菜と桜えびのしょうが炒め

材料（2人分）

小松菜…3株

桜えび（乾燥）…大さじ2
しょうが（みじん切り）…1かけ
ごま油…大さじ½
しょうゆ…小さじ2

作り方

1 小松菜は4cm長さに切る。
2 フライパンにごま油、しょうがを中火で熱し、香りが出たら1を加えて強めの中火で炒める。
3 全体に油がまわったら、しょうゆをまわし入れ、桜えびを加えてひと炒めする。

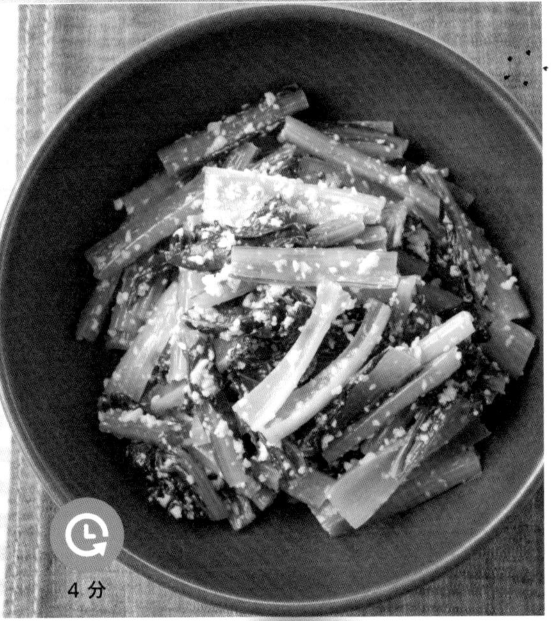

ゆでてあえるだけの超かんたんメニュー

小松菜の粉チーズあえ

材料（2人分）

小松菜…2株

A オリーブオイル、粉チーズ…各大さじ1
A しょうゆ…小さじ1

作り方

1 鍋に湯を沸かし、沸騰したら塩（分量外）を加え、小松菜を茎、葉の順に1分ゆでる。冷水にとって水けを絞り、4cm長さに切る。
2 1をAであえる。

＊ 痰湿タイプは体内に老廃物がたまりやすいのでチーズは控えめにしましょう。

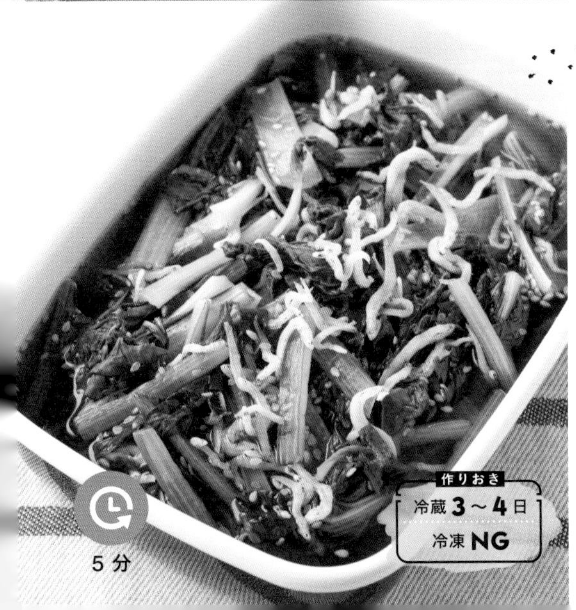

イライラする気持ちを落ち着かせる効果も

小松菜とじゃこのさっと煮

材料（作りやすい分量）

小松菜…1束（250g）

ちりめんじゃこ…大さじ3
A だし汁…1と½カップ（300mℓ）
A しょうゆ…大さじ2
いりごま（白）…大さじ1

作り方

1 小松菜は、4cm長さに切る。
2 鍋にA、ちりめんじゃこを入れて中火にかけ、煮立ったら1を加えて2～3分煮て、ごまを混ぜる。

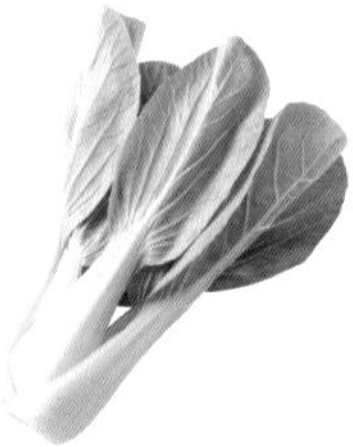

チンゲン菜

気持ちを落ち着かせて安眠を誘う

「嫌なことを思い出したり、気分が高ぶって眠れない」など、季節の変わり目である春はこういった悩みが増えるものです。そんなときはチンゲン菜を食べてください。**イライラや興奮を抑えて不安をとり除く作用があるので、 ぐっすり眠ることができます。**

ほかにも**血流を活発にしたり、胃腸の老廃物を除いて機能を回復させる働きもあります。**肩のこりがツライ人、食欲がわかない人、しみやそばかすが気になる人に効果的です。

チンゲン菜は加熱してもカサが減りにくく、食べごたえがあります。炒めものや煮もの、スープなどがおすすめです。

食材memo

五性
寒 平 温 熱

五味
酸 甘 辛 鹹 苦

五臓
肝 心 脾 肺 腎

体質： 瘀血

主な効能
□ イライラを緩和する
□ 血流をよくする
□ 胃腸の働きを整える

旬： 3～5月、10～11月

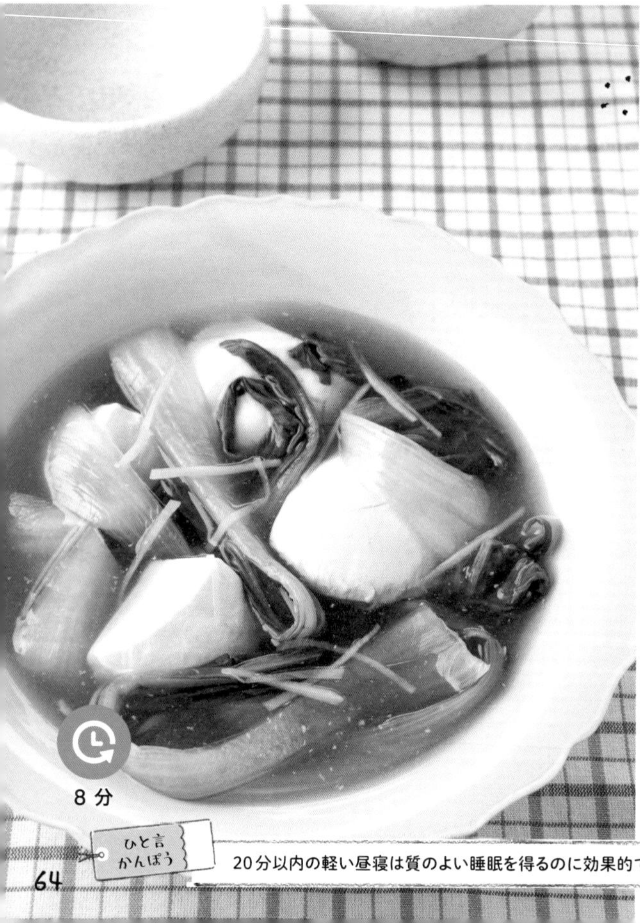

8 分

胃腸が弱い人でも安心して食べられます

チンゲン菜と豆腐のとろみ煮

材料（2人分）

チンゲン菜…2株
絹ごし豆腐…½丁（約150g）
しょうが（せん切り）…1かけ
A 水…1と½カップ（300㎖）
　しょうゆ、酒…各大さじ2
　顆粒和風スープの素…小さじ2
水溶き片栗粉
　片栗粉、水
　…各小さじ2

作り方

1. チンゲン菜は縦に2～4等分に切る。豆腐は水けをふく。
2. 鍋にA、しょうがを入れて中火にかけ、煮立ったらチンゲン菜を茎、葉の順に加えて煮る。
3. チンゲン菜がしんなりしてきたら、豆腐をスプーンですくい入れ、くずさないように少し混ぜ、1～2分煮る。水溶き片栗粉をまわし入れ、とろみをつける。

ひと言かんぽう　20分以内の軽い昼寝は質のよい睡眠を得るのに効果的です。時間帯は11～13時の間がおすすめ。

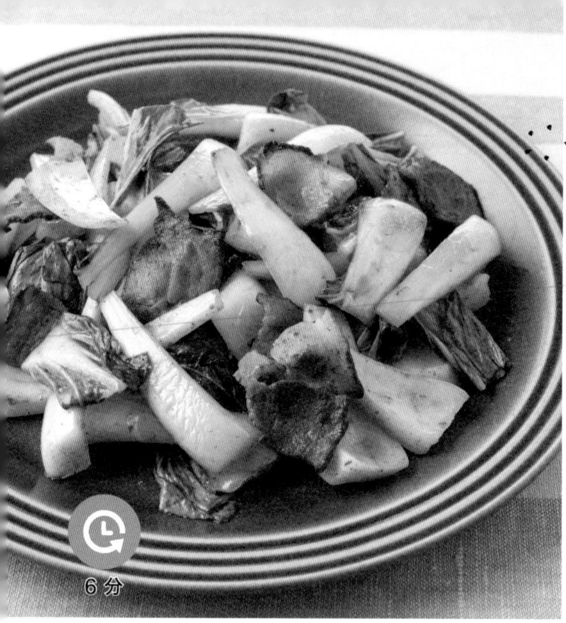

ほんのりカレー風味で食欲アップ！

チンゲン菜のベーコン炒め

材料（2人分）

チンゲン菜…2株
スライスベーコン…2枚
サラダ油…大さじ½
A 酒…大さじ1
しょうゆ…大さじ½
カレー粉…小さじ½
塩、こしょう…各少々

作り方

1 チンゲン菜は茎を縦4～6等分に切り、葉をざく切りにする。ベーコンは3cm幅に切る。
2 フライパンにサラダ油を中火で熱し、ベーコンを炒める。カリッとしてきたらチンゲン菜を茎、葉の順に加えて炒め合わせる。
3 Aを加えて全体にからめる。

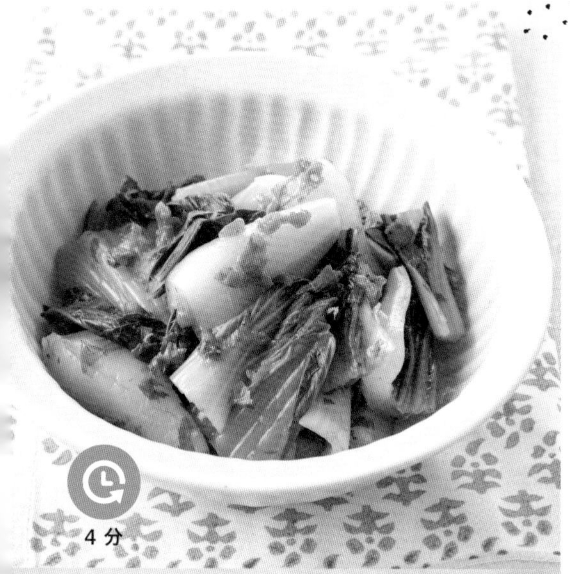

オイルゆでならうまみを逃がしません

チンゲン菜の梅おかかあえ

材料（2人分）

チンゲン菜…2株
サラダ油…小さじ1
A 梅干し（種を除いて粗くたたく）…1個
しょうゆ…小さじ1
かつお節…1パック（2.5g）

作り方

1 チンゲン菜は3～4cm長さに切る。
2 鍋に湯を沸かし、沸騰したら塩（分量外）、サラダ油を加え、1を1分～1分30秒ゆで、水けをきる。
3 混ぜ合わせたAで2をあえる。

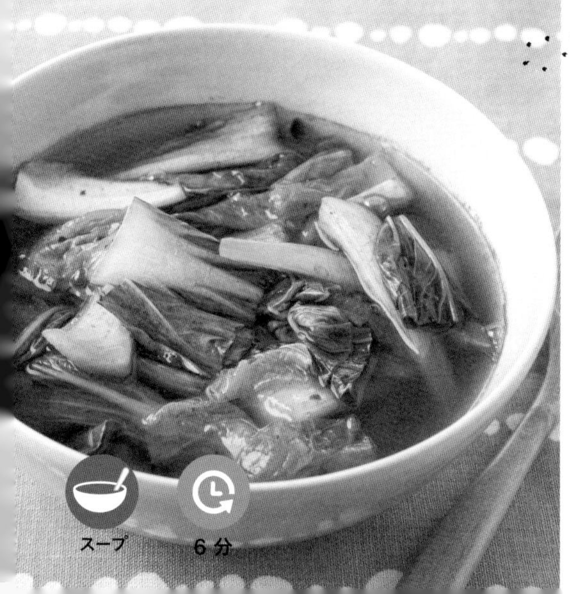

スープにすれば丸ごと野菜の栄養がとれちゃう！

チンゲン菜のキムチスープ

材料（2人分）

チンゲン菜…2株
白菜キムチ…50g
ごま油…小さじ2
A 水…2と½カップ（500mℓ）
酒…大さじ1
鶏ガラスープの素…小さじ1
しょうゆ、塩、こしょう…各少々

作り方

1 チンゲン菜は茎を縦4～6等分に切り、葉をざく切りにする。
2 鍋にごま油を中火で熱し、白菜キムチを炒める。香りが出たら、チンゲン菜の茎、葉の順に加えてさっと炒め合わせる。
3 全体に油がまわったらAを加え、煮立ったら1～2分煮て、しょうゆ、塩、こしょうで味をととのえる。

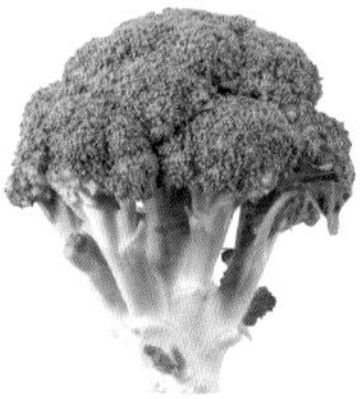

ブロッコリー

免疫力を高めて虚弱体質にサヨナラ

ブロッコリーはキャベツの仲間で、中医学では平性《へいせい》に属しています。カラダを冷やすこともほてらすこともしないので、毎日食べたい食材のひとつです。**「脾《ひ》」の機能を高めて「腎《じん》」を養う作用があり、虚弱体質を改善したり、胃腸を丈夫にしてくれます。**

五臓《ごぞう》全般の働きを正常に整えて関節を丈夫にするので、動きがスムーズになり、腰痛や腱鞘炎で困っている人にもおすすめです。記憶力低下やめまい、尿漏れや頻尿の緩和にもよいとされています。

ブロッコリーはつぼみだけでなく、茎にも栄養があります。かたい皮をそぎ落とし、おいしく調理していただきましょう。

食材memo

五性
寒　平　温　熱

五味
酸　甘　辛　鹹　苦

五臓
肝　心　脾　肺　腎

体質：気虚

主な効能
- □ カラダを元気にする
- □ 胃腸の働きを整える
- □ 脳を活性化させる

旬：11～3月

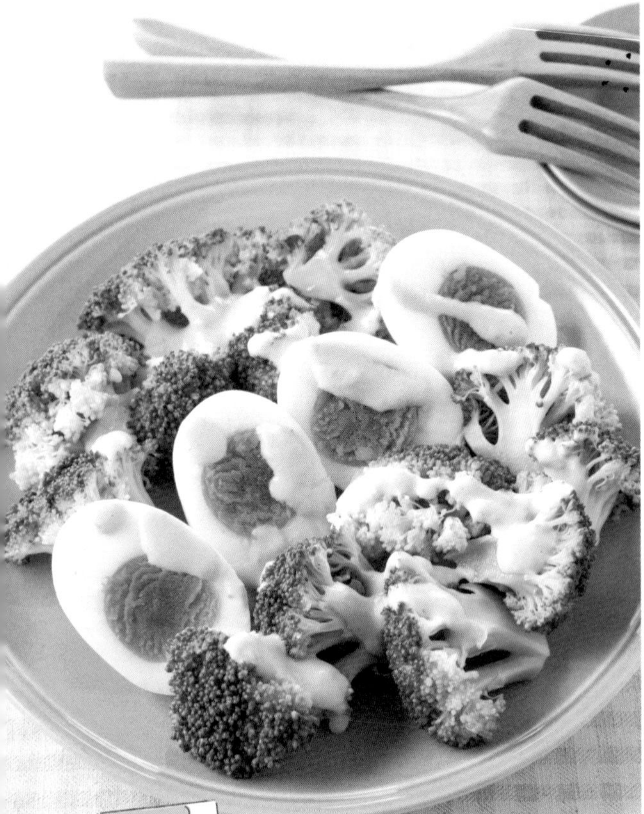

豆乳ソースでヘルシーに！

ブロッコリーのバーニャカウダ風

材料（2人分）

ブロッコリー…小1株
ゆで卵…2個
A | 無調整豆乳…½カップ（100mℓ）
　| みそ…大さじ1
　| にんにく（すりおろし）…少々

作り方

1. ブロッコリーは小房に分ける。鍋に湯を沸かし、沸騰したら塩（分量外）を加え、2分ほどゆでて水けをきる。ゆで卵は縦半分に切る。
2. 1の鍋にAを合わせてから弱めの中火にかけ、少しとろみがつくまで煮る。
3. 器に1を盛り合わせ、2をかける。

ひと言かんぽう　尿漏れや頻尿がひどい人は、甘いもの・脂っこいもの・冷たいもの・生ものを控えましょう。

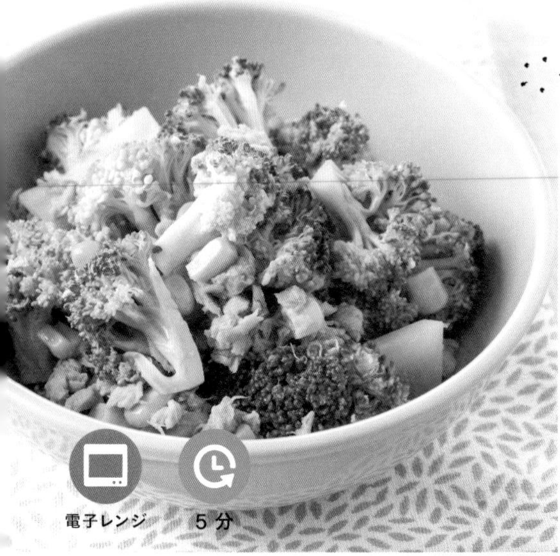

ツナとコーンで子どももパクパク！

無限ブロッコリー

材料（2人分）

ブロッコリー … 大½株
ツナ油漬け缶 … 小½缶（35g）
コーン缶 … 大さじ2
A しょうゆ … 大さじ½
　ごま油 … 小さじ2

作り方

1. ブロッコリーは小さめの小房に分け、さっと水にくぐらせる。
2. 耐熱ボウルに1、ツナ缶を缶汁ごと加え、ふんわりとラップをかけ、電子レンジで3分加熱する。
3. 缶汁をきったコーン、Aを加えてあえる。

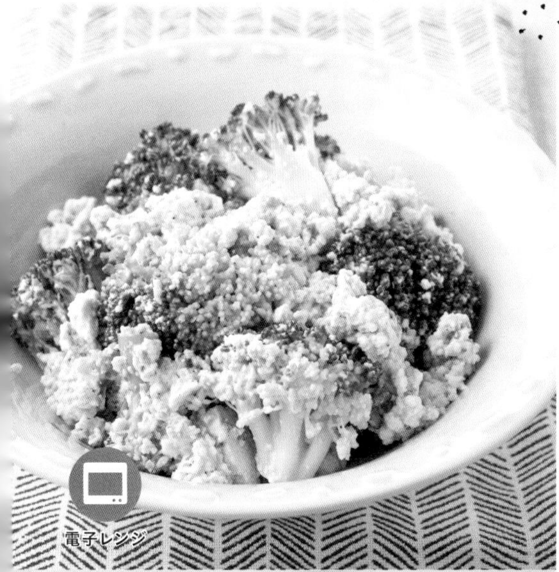

滋養効果の高いごまたっぷりの副菜！

ブロッコリーの白あえ

材料（2人分）

ブロッコリー … 大½株
絹ごし豆腐 … ½丁（150g）
A すりごま（白）… 大さじ2
　しょうゆ、粉チーズ
　　… 各大さじ½
　砂糖 … 小さじ½
　塩 … ひとつまみ

作り方

1. 豆腐は厚みを半分に切ってペーパータオルで包み、電子レンジで3分加熱して水きりをする。粗熱がとれたら、ボウルに移してAを加えて混ぜる。
2. ブロッコリーは小房に分け、さっと水にくぐらせる。耐熱容器に入れ、ふんわりとラップをかけて電子レンジで3分加熱する。
3. 1で2をあえる。

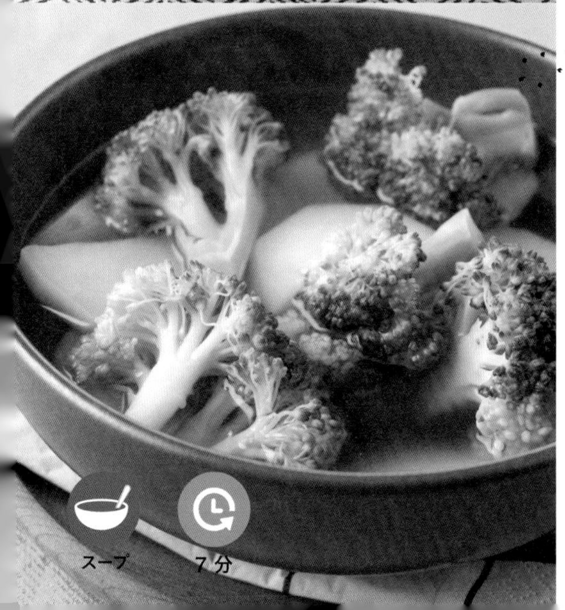

胃腸を温めるほっこりスープ！

ブロッコリーのスープ

材料（2人分）

ブロッコリー … 大½株
じゃがいも … 1個
A 水 … 2と½カップ（500mℓ）
　顆粒コンソメスープの素
　　… 小さじ2
塩、こしょう … 各少々

作り方

1. じゃがいもは半月切りにして水にさらす。ブロッコリーは小さめの小房に分ける。
2. 鍋にA、じゃがいもを入れて中火にかけ、3〜4分煮る。ブロッコリーを加えて2分ほど煮て、塩、こしょうで味をととのえる。

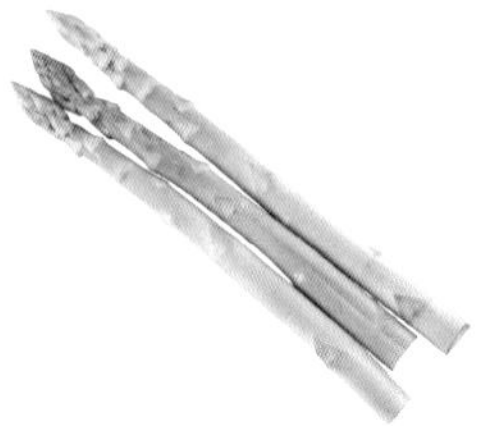

アスパラガス

エネルギー不足に効果てきめん

ジメジメして蒸し暑い初夏から梅雨にかけて、カラダがだるくて食欲がわかないと悩む人が多くなります。そんなときに頼もしい野菜がアスパラガスです。**元気と潤いをもたらすパワーがあり、余分な熱を冷まして不要な水分を排出してくれます。**

たまっていた疲れをとり除いて体力を回復させてくれるので、スポーツをよくする人にもおすすめです。さらにしつこいむくみや口・のどの渇き、不眠の改善にもよいといわれています。

アスパラガスは湿気に弱く、乾燥しやすいのでペーパータオルで包んで保存袋に入れます。冷蔵庫で立てて保存すれば5日ほど持ちます。

食材memo

五性
寒 涼 平 温 熱

五味
酸 甘 辛 鹹 苦

五臓
肝 心 脾 肺 腎

体質： 気虚・陰虚・痰湿

主な効能
□ 体力を回復させる
□ むくみを改善する
□ カラダや肌に潤いを与える

旬： 6～8月

体力回復＆美肌効果が期待できます♪

アスパラのリゾット

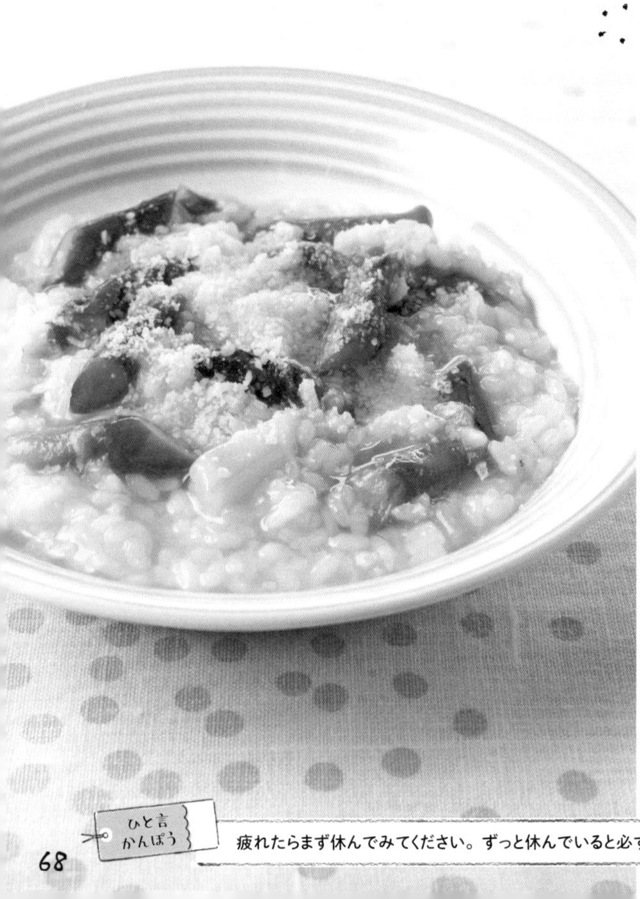

材料（2人分）

アスパラガス…4～5本
玉ねぎ（みじん切り）…¼個
にんにく（みじん切り）…½かけ
米…½カップ
オリーブオイル…大さじ1
A 白ワイン…大さじ3
A 水…2と½カップ（500mℓ）
塩…小さじ¼
こしょう…少々
粉チーズ…大さじ2

作り方

1 アスパラガスは根元を切り、かたい皮をピーラーでむいて斜め2cm長さに切る。

2 鍋にオリーブオイルを中火で熱し、にんにく、玉ねぎを炒める。玉ねぎが透き通ってきたら、米を洗わずに加えて2～3分炒める。

3 Aを加えて沸騰したらふたをして弱めの中火で7分ほど煮る。アスパラガスを加えて3分ほど煮て、米がお好みのかたさになったら、塩、こしょうで味をととのえる。器に盛り、粉チーズ、お好みでオリーブオイルをかける。

＊痰湿タイプは体内に老廃物がたまりやすいので粉チーズは控えめにしましょう。

ひと言かんぽう
疲れたらまず休んでみてください。ずっと休んでいると必ず動きたくなってきます。自分のココロとカラダは自分でいたわりましょう。

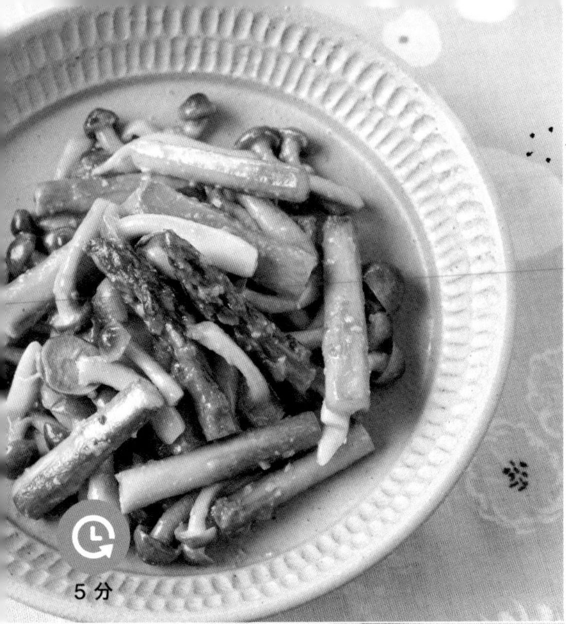

高血圧の改善によいしめじをプラス！

アスパラのみそ炒め

材料（2人分）

アスパラガス … 4 ～ 5 本
しめじ … ½ パック
サラダ油 … 大さじ ½
しょうが（みじん切り）… ½ かけ
A 酒 … 大さじ 1
　みそ … 小さじ 2
　みりん … 小さじ 1

作り方

1. アスパラガスは根元を切り、かたい皮をピーラーでむいて 4cm長さに切る。しめじは小房に分ける。
2. フライパンにサラダ油、しょうがを中火で熱し、香りが出たらアスパラガス、しめじの順に炒める。
3. 全体に火が通ったら、混ぜ合わせた A を加えてからめる。

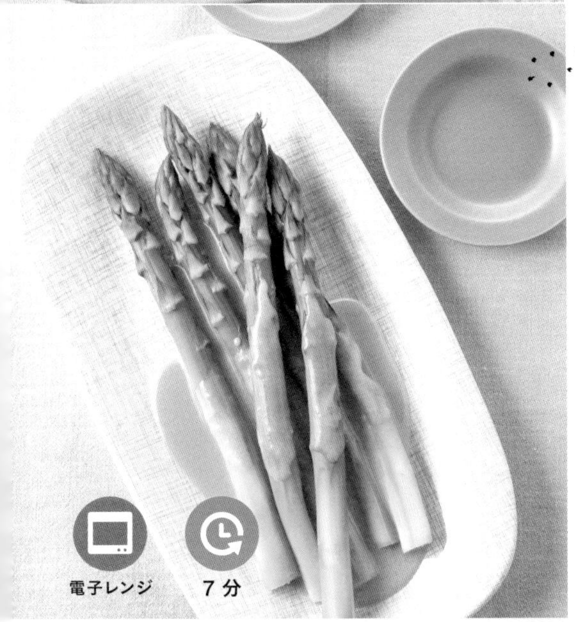

胃腸の働きを促すソースをたっぷりかけて！

アスパラのアイオリソース

材料（2人分）

アスパラガス … 5 ～ 6 本
にんにく … ½ かけ
A 卵黄 … 1 個分
　レモン汁 … 大さじ 1
　しょうゆ … 小さじ 2
　塩 … 小さじ ½
　こしょう … 少々
オリーブオイル
　… ½ カップ（100mℓ）

作り方

1. にんにくはラップに包んで電子レンジで 10 秒加熱し、すりおろす。A と混ぜ合わせ、オリーブオイルを少しずつ加えながら混ぜる。
2. アスパラガスは根元を切り、かたい皮をピーラーでむく。ふんわりとラップで包み、耐熱皿にのせて電子レンジで 2 分～ 2 分 30 秒加熱する。ラップごと冷水につけ、粗熱をとる。器に盛り、1 をかける。

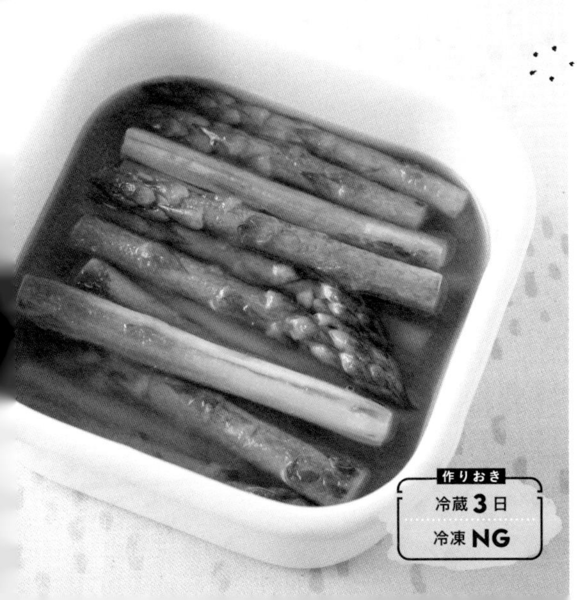

アスパラは焼くと甘みが増しておいしさアップ！

焼きアスパラのおひたし

材料（作りやすい分量）

アスパラガス
… 10 ～ 12 本
ごま油 … 大さじ ½
A だし汁 … ¾ カップ（150mℓ）
　塩、ゆずこしょう
　　… 各小さじ ¼

作り方

1. アスパラガスは根元を切り、かたい皮をピーラーでむいて 2 等分に切る。
2. A は合わせておく。
3. フライパンにごま油を中火で熱し、1 を転がしながら 3 ～ 4 分焼き、熱いうちに 2 に加えて漬ける。

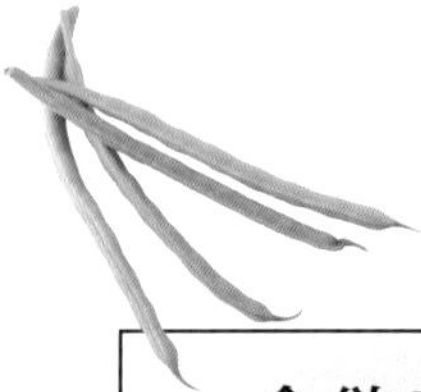

さやいんげん

食欲アップとむくみ予防に大活躍！

さやいんげんは**消化吸収や水分代謝を司る「脾《ひ》」の機能を高め、湿気や暑さなどで消耗した「気《き》」を補ってくれるので、疲労を感じやすい人に最適です。暑さによる食欲不振をはじめ、胃もたれや吐き気の改善にも役立ちます。**また、**余分な水分を排出してくれるので、ふだんからカラダが重くてむくみがちな人は積極的に食べるようにしましょう。**

食材memo

五性
寒　平　温　熱

五味
酸　甘　辛　鹹　苦

五臓
肝　心　脾　肺　腎

体質：気虚・痰湿

旬：6～9月

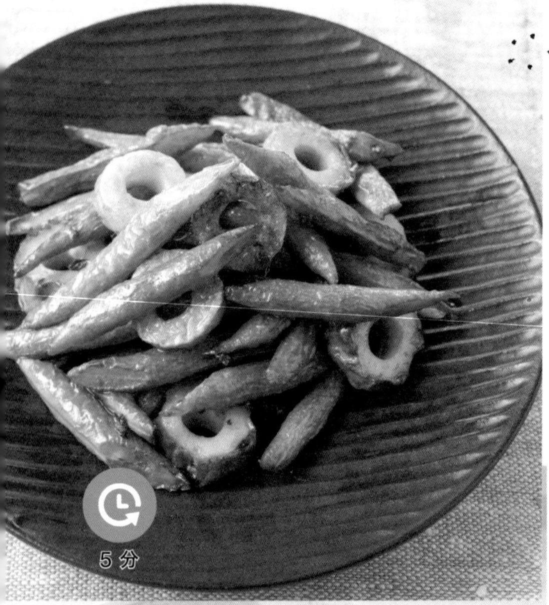

食欲をそそる味つけで体力アップ！

いんげんのマヨしょうゆ炒め

材料（2人分）

さやいんげん…10本
ちくわ…1本
サラダ油…小さじ2
しょうが（みじん切り）…½かけ
A　マヨネーズ…大さじ½
　　しょうゆ…小さじ1

作り方

1. さやいんげんは4cm長さの斜め切りにする。ちくわは輪切りにする。
2. フライパンにサラダ油、しょうがを熱し、香りが出たら、さやいんげんを加えて2～3分炒める。
3. ちくわを加えて炒め合わせ、Aで調味する。

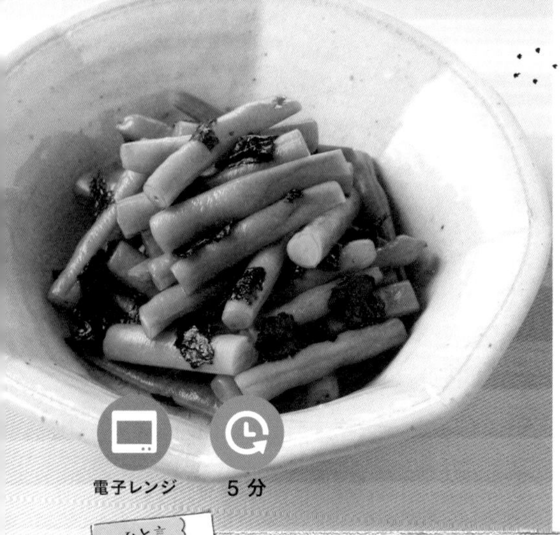

あと1品ほしいときの味方！

いんげんののりあえ

材料（2人分）

さやいんげん…7～8本
韓国のり（カットタイプ）…3枚
しょうゆ…小さじ2

作り方

1. さやいんげんはさっと水にくぐらせ、ラップで包んで耐熱皿にのせる。電子レンジで1分30秒加熱し、ラップごと冷水にとる。
2. 冷めたら水けをきって4cm長さに切り、しょうゆをまぶしてちぎった韓国のりを加えてあえる。

ひと言かんぽう
ひどいむくみのときには、水1ℓで小豆50gを極弱火で15～20分煮るだけの小豆汁を試して。1回150mℓ 1日2回飲みます。保存は冷蔵庫で。

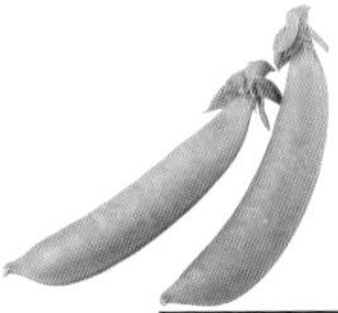

スナップえんどう

肌荒れやむくみを改善する美容野菜

スナップえんどうは絹さやや、グリーンピースと同じえんどう豆の仲間。**胃腸の働きを整えたり、食欲不振や下痢の改善に効果的です。**さらにさやいんげんと同様に体内の血流や水分の巡りをよくするので、**むくんだカラダをスッキリさせてくれます。解毒作用もあるので吹き出物やニキビなど、肌の調子がイマイチなときにもおすすめの食材**です。

食材memo

五性
寒 平 温 熱

五味
酸 甘 辛 鹹 苦

五臓
肝 心 脾 肺 腎

体質：気虚・痰湿

旬：3～6月

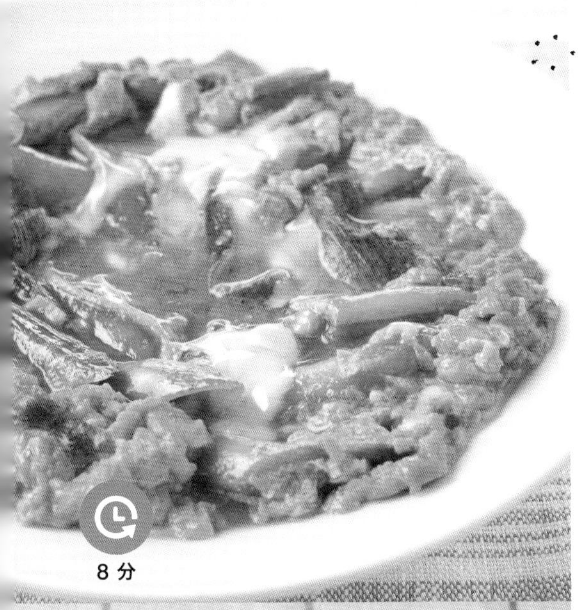

のっけ丼にすれば食べごたえも十分!!

スナップえんどうの卵とじ

材料（2人分）

スナップえんどう…10さや
卵…3個
かに風味かまぼこ…3本
A
だし汁…½カップ（100mℓ）
みりん、しょうゆ…各大さじ1
砂糖…小さじ½

作り方

1 スナップえんどうはへたと筋を除き、斜め半分に切る。卵は溶きほぐす。かに風味かまぼこは手で粗くさく。
2 鍋にAを合わせて中火にかけ、煮立ったらスナップえんどう、かに風味かまぼこを入れて4～5分煮る。溶き卵をまわし入れ、お好みのかたさになるまで煮る。

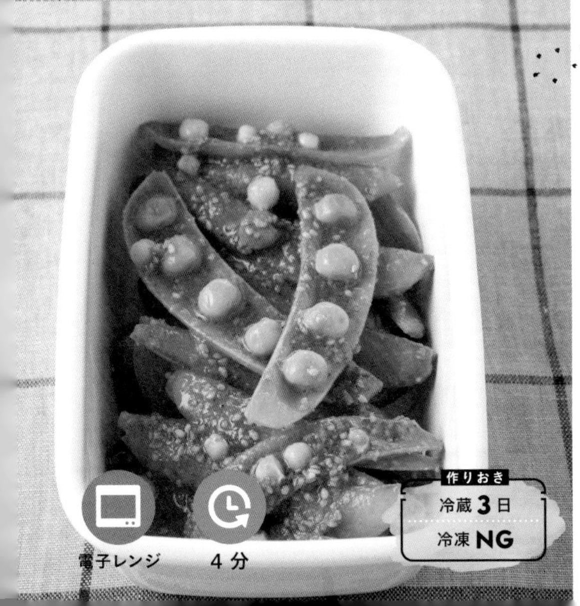

レンジ加熱でかんたん作りおき！

スナップえんどうのナムル

材料（作りやすい分量）

スナップえんどう…20さや
A
ごま油、すりごま（白）…各大さじ1
しょうゆ…小さじ1
塩…小さじ¼

作り方

1 スナップえんどうはへたと筋を除き、さっと水にくぐらせて耐熱皿に広げる。
2 ふんわりとラップをかけ、電子レンジで1分30秒～2分加熱し、水にさらして水けをふく。
3 2を半割りにして混ぜ合わせたAであえる。

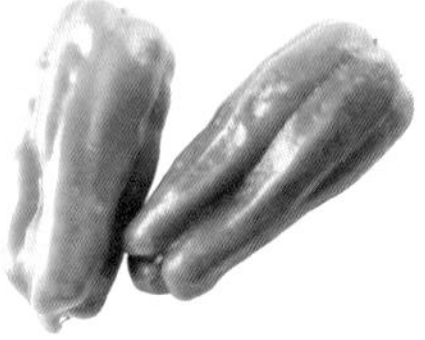

ピーマン

イライラをおさえ、胃腸もケア

ピーマンには**停滞している「気《き》」の流れをよくして、高ぶってしまった「肝《かん》」の働きを正常に戻す力があります。イライラしているときや気持ちが落ち込んでいるときにおすすめの食材**です。**ストレスで悪化した「血《けつ》」の巡りをスムーズにするので、のぼせやほてり、肩こりや頭痛の改善、月経前症候群の緩和にも効果的**です。

さらに**「脾《ひ》」にも働きかけるので、弱った胃腸をやさしくケアしてくれます。食欲不振や消化不良、おなかが張って苦しいという症状にも役立ちます。**甘みが強いパプリカにも同様の働きがあります。どちらも寒熱の偏りがないので、加熱してたっぷり食べましょう。

食材memo

五性
寒 平 温 熱

五味
酸 甘 辛 鹹 苦

五臓
肝 心 脾 肺 腎

体質： 気滞

主な効能
- □ イライラを緩和する
- □ 胃腸の働きを整える
- □ 食欲を回復させる

旬： 6～9月

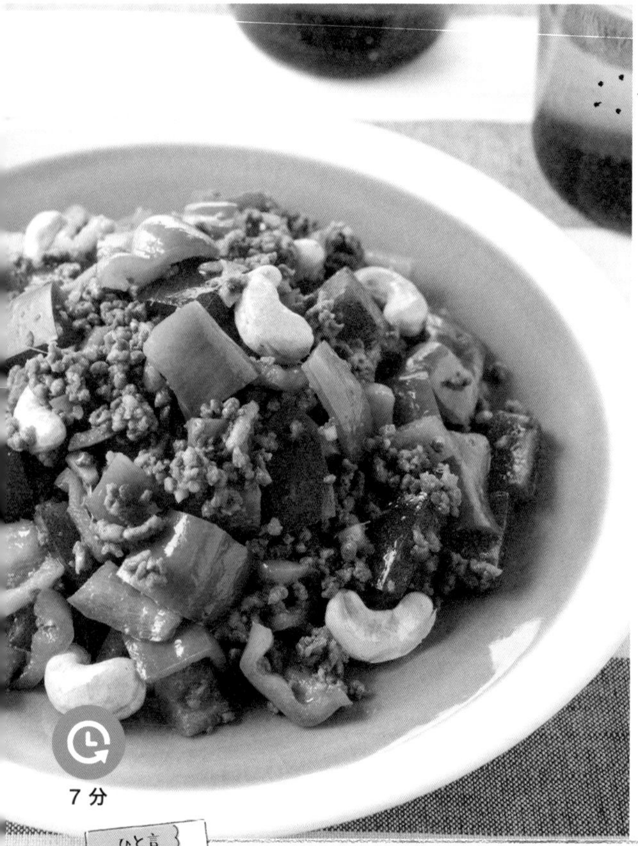

7分

補血力のあるカシューナッツで効果倍増！

ピーマンのカシューナッツ炒め

材料（2人分）

ピーマン … 2～3個
パプリカ（赤）… 1/2個
合いびき肉 … 100g
カシューナッツ … 30g
しょうが（粗みじん切り）… 1/2かけ
サラダ油 … 大さじ1/2

A
酒 … 大さじ1
ナンプラー … 小さじ2
オイスターソース … 小さじ1
砂糖 … 小さじ1/2

作り方

1. ピーマン、パプリカは2cm角に切る。
2. フライパンにサラダ油、しょうがを中火で熱し、香りが出たらひき肉を炒める。肉の色が変わったら、1、カシューナッツを加えて炒め合わせる。
3. 野菜が少ししんなりしたら、混ぜ合わせたAを加え、汁けがとぶまで炒める。

ひと言かんぽう　月経前の不快な症状を軽減するには、お酒やスマホを控え、ゆっくり呼吸を意識したストレッチやヨガなどをして過ごして。

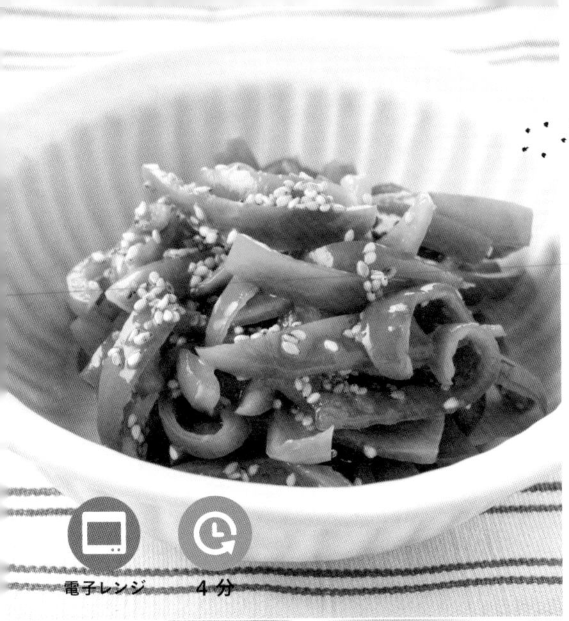

レンチンしてあえるだけ！

ピーマンのうま塩あえ

材料（2人分）

ピーマン…3～4個

酒…大さじ1

A
- いりごま（白）…大さじ2
- ごま油…大さじ1
- 鶏ガラスープの素…小さじ1
- にんにく（すりおろし）…少々

作り方

1. ピーマンは細切りにし、耐熱ボウルに入れる。酒をふり入れてふんわりとラップをかけ、電子レンジで1分30秒～2分加熱する。
2. 1の水けをしっかりときり、Aを加えてあえる。

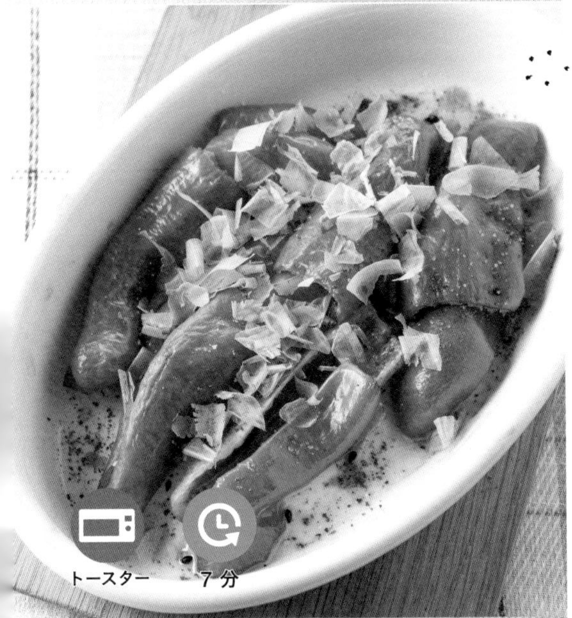

「腎」の機能を高めるかつお節がアクセント！

焼きピーマン

材料（2人分）

ピーマン…3～4個

オリーブオイル…大さじ½

塩、七味唐辛子、かつお節…各適量

作り方

1. ピーマンは縦に4等分に切る。
2. 耐熱皿に1を並べ、オリーブオイルをまわしかける。オーブントースターで6分ほど焼き、塩、七味唐辛子をふり、かつお節をかける。

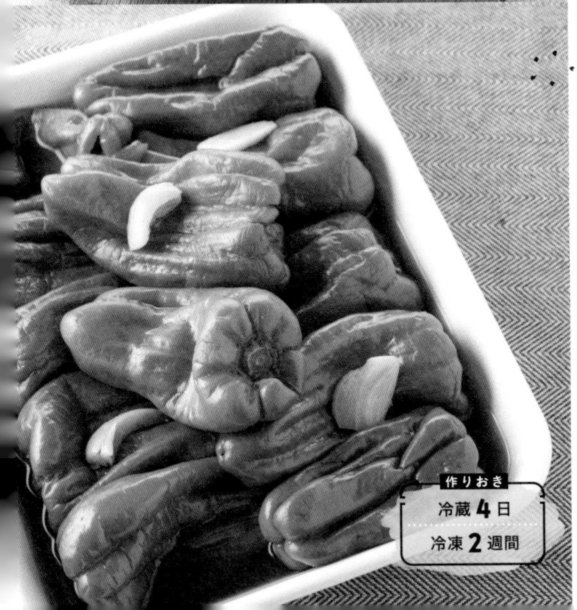

煮ると甘みが増し、わたも種もそのまま食べられます

ピーマンの丸ごと煮

材料（作りやすい分量）

ピーマン…10～12個

A
- にんにく（半割にしてつぶす）…2かけ
- だし汁…1と½カップ（300㎖）
- しょうゆ…大さじ2
- みりん…大さじ1
- 砂糖…小さじ½

作り方

1. ピーマンはへたを除かずに手でギュッと握ってつぶす。
2. 鍋にAを合わせ、1を入れて中火にかける。煮立ったら落としぶたをしてさらにふたをして、ときどき上下を返しながら弱火で10～12分煮る。

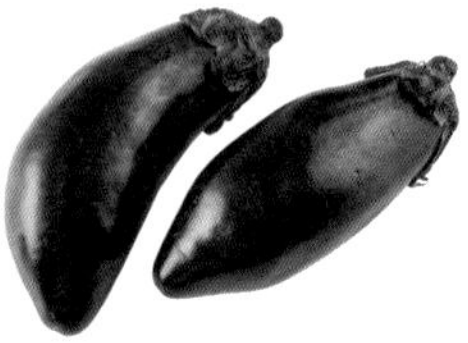

なす

むくみを改善して、夏バテを予防！

なすには**カラダにこもった熱をとり、「血《けつ》」の流れをよくする働きがあるほか、余分な水分をとり除く作用もあります。のぼせやほてり、むくみの改善、熱が引き起こすさまざまな炎症や痛み、腫れなどの緩和にもおすすめの食材**です。

また、**胃腸の働きを活発にしてくれるので、食欲不振や胃もたれの改善、夏バテの予防などにも効果があります。**

「秋なすは嫁に食わすな」ということわざがあるように、なすはカラダ冷やす力が強いのです。カラダを温めるにんにくやしょうが、冷えをとり除く青じそなどと組み合わせて食べるとよいでしょう。

食材memo

五性
寒　平　温　熱

五味
酸　甘　辛　鹹　苦

五臓
肝　心　脾　肺　腎

体質： 瘀血・痰湿

主な効能
□ むくみを改善する
□ 血流をよくする
□ 夏バテを予防する

旬： 5～10月

薬味たっぷりで元気になれる中華おかず！

麻婆なす

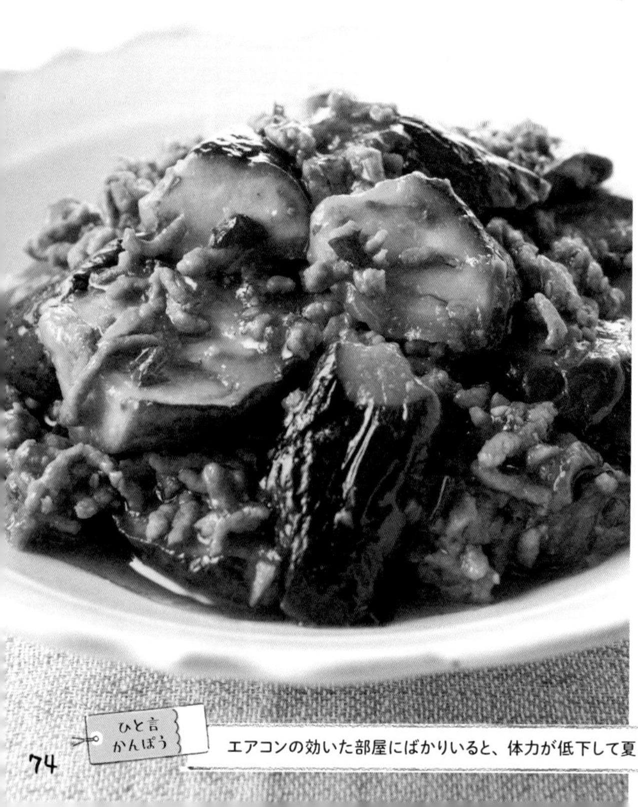

材料（2人分）

なす…3本
豚ひき肉…100g
ごま油…大さじ1
A
- にんにく（みじん切り）…½かけ
- しょうが（みじん切り）…½かけ
- 豆板醤…小さじ½

B
- 水…½カップ（100mℓ）
- 酒…大さじ1
- みそ…小さじ2
- しょうゆ、砂糖、鶏ガラスープの素…各小さじ1

水溶き片栗粉
- 片栗粉、水…各小さじ1

作り方

1. なすは乱切りにし、水にさらして水けをきる。
2. フライパンにごま油、Aを入れて中火で炒め、香りが出たらひき肉を加えて炒める。肉の色が変わったら、1を加えて炒め合わせる。
3. なすに油がまわったら、Bを加えて2～3分煮立て、水溶き片栗粉でとろみをつける。

ひと言かんぽう
エアコンの効いた部屋にばかりいると、体力が低下して夏バテに。朝夕の少し涼しい時間に散歩するなど適度に汗をかきましょう。

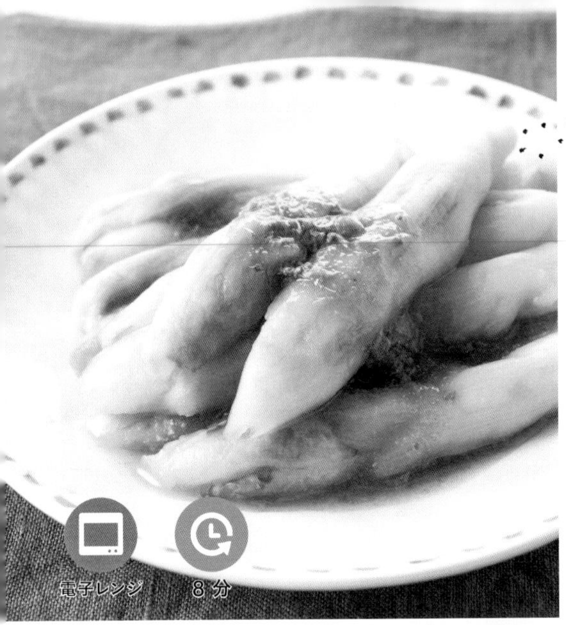

とろとろの蒸しなすはレンジにおまかせ！

皮むきなすのレンジ蒸し

材料（2人分）

なす…2〜3本

A
- アンチョビフィレ（包丁でたたく）…2切れ
- オリーブオイル…大さじ1と½
- 酢…小さじ2

作り方

1. なすはピーラーで皮をむき、1本ずつラップで包み、耐熱皿にのせる。電子レンジで4分加熱し、ラップごと冷水にとり、粗熱がとれたら手でさく。
2. 器に1を盛り、混ぜ合わせたAをかける。

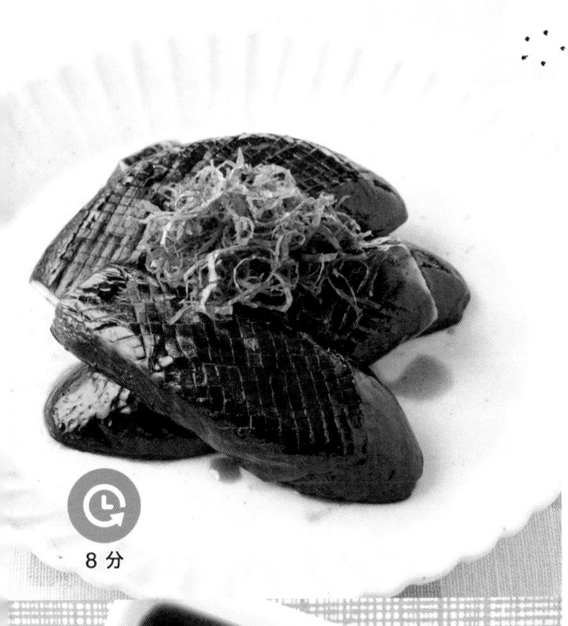

蒸し焼きにしてふっくら仕上げます

フライパン焼きなす

材料（2人分）

なす…2本

青じそ（せん切り）…5枚
サラダ油…大さじ2
しょうゆ…大さじ1

作り方

1. なすは縦半分に切ってから、皮目に格子状に切り込みを入れ、水にさらす。
2. フライパンにサラダ油を中火で熱し、水けをきった1を皮目を下にして入れ、ふたをして3分焼いて裏返して3分焼く。
3. 器に盛り、しょうゆをかけ、青じそをのせる。

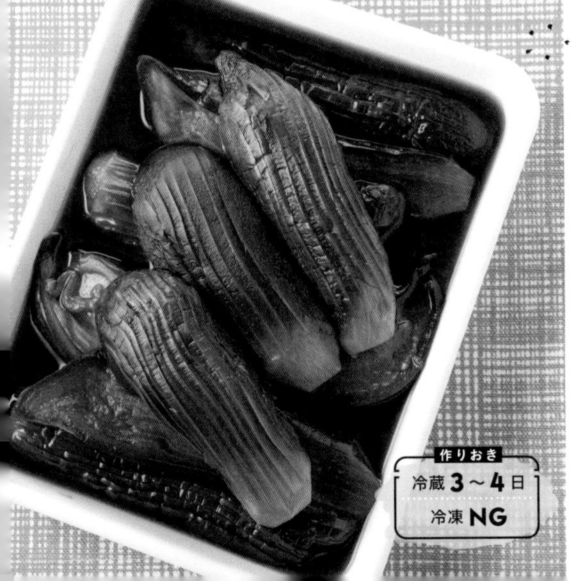

あっさりしたやさしい味で胃もたれナシ！

なすのくたくた煮

材料（作りやすい分量）

なす…5〜6本

A
- だし汁…1と½カップ（300mℓ）
- しょうゆ、みりん…各大さじ3

作り方

1. なすは縦半分に切ってから縦に切り込みを入れ、水にさらす。
2. 鍋にA、水けをきったなすを入れて中火にかける。煮立ったら落としぶたをして弱めの中火で10〜12分煮る。

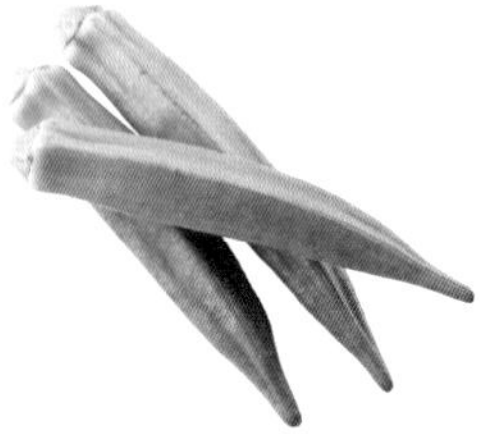

オクラ

便秘を改善し、肌の乾燥も防ぐ

オクラといえば、あのネバネバした食感がカラダによさそうなイメージですが、**中医学では弱っている「脾《ひ》」の働きを高め、カラダの水分不足によって起きる便秘の解消、消化不良や胃炎の改善などに有効とされています。**

また、**疲労回復、おなかの張りの解消、のどの渇きや肌の乾燥の改善にもよいので、気力がなくてエネルギー不足の人、冷たい飲みものを好み、汗をかきやすい人にもおすすめです。**

胃腸が弱くて下痢ぎみの人は、その症状を悪化させてしまうので、食べすぎないように注意してください。

食材memo

五性
寒 平 温 熱

五味
酸 甘 辛 鹹 苦

五臓
肝 心 脾 肺 腎

体質： 気虚・陰虚

主な効能
- □ 便秘を改善する
- □ 胃腸の働きを整える
- □ 疲れをとる

旬： 6～8月

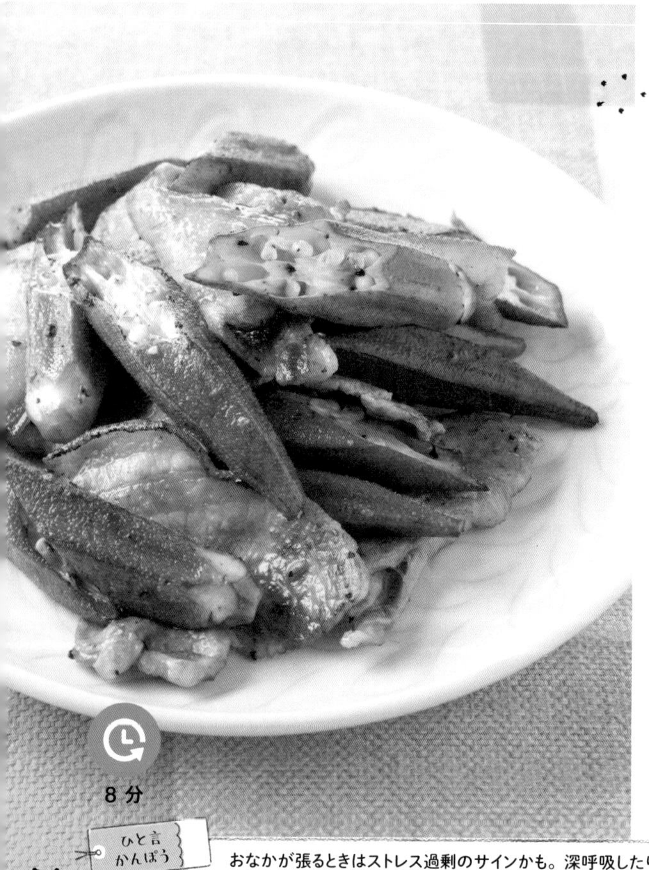

8分

さわやかな味わいが後を引きます

オクラと豚肉の塩レモン炒め

材料（2人分）

オクラ …1パック（5～6本）
豚バラ薄切り肉 … 120g
サラダ油 … 大さじ½
塩、粗びき黒こしょう … 各適量
レモン（くし形切り）… 1切れ

作り方

1. オクラはがくを除き、塩（分量外）をふって板ずりをし、さっと洗って水けをきり、斜め半分に切る。豚肉は3～4等分に切る。
2. フライパンにサラダ油を中火で熱し、豚肉を焼く。隣でオクラも焼く。肉の両面がカリッとしてきたら炒め合わせ、塩、粗びき黒こしょうをふり、レモンの果汁を絞り入れる。

ひと言かんぽう　おなかが張るときはストレス過剰のサインかも。深呼吸したり、散歩したりして気分転換をするように心がけて。

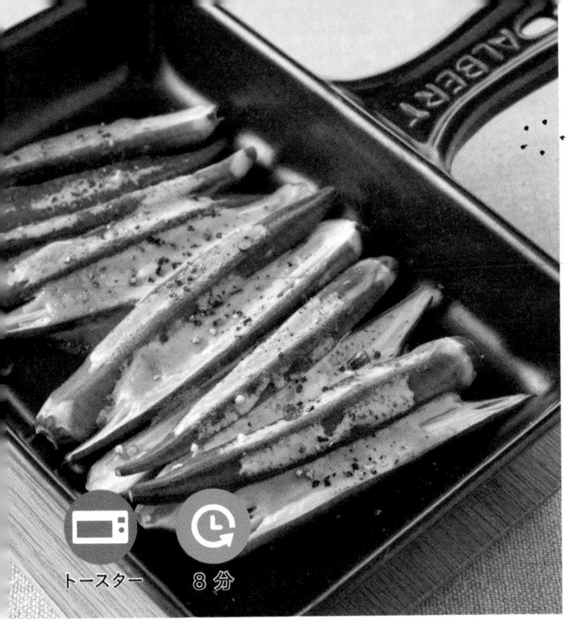

焼くだけで絶品おつまみに

オクラのマヨネーズ焼き

材料（2人分）

オクラ
…1パック（5～6本）

A
- マヨネーズ … 大さじ1
- しょうゆ … 大さじ ½

粗びき黒こしょう … 適量

作り方

1. オクラはがくを除き、塩（分量外）をふって板ずりをし、さっと洗って水けをきり、縦半分に切る。
2. 耐熱皿に 1 を並べ、混ぜ合わせた A をかける。オーブントースターで5～6分焼き、粗びき黒こしょうふる。

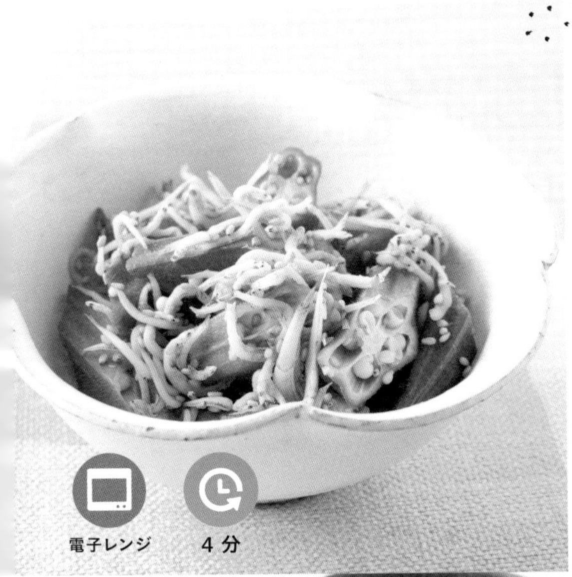

ポン酢しょうゆであえてもさっぱりおいしい！

オクラのしらすあえ

材料（2人分）

オクラ
…1パック（5～6本）

A
- しらす … 大さじ3
- いりごま（白）… 大さじ ½
- しょうゆ … 小さじ1

作り方

1. オクラはがくを除き、塩（分量外）をふって板ずりをし、さっと洗って水けをきり、斜め3等分に切る。
2. 耐熱皿に 1 を入れてふんわりとラップをかけ、電子レンジで1分加熱する。
3. 2 に A を加えてあえる。

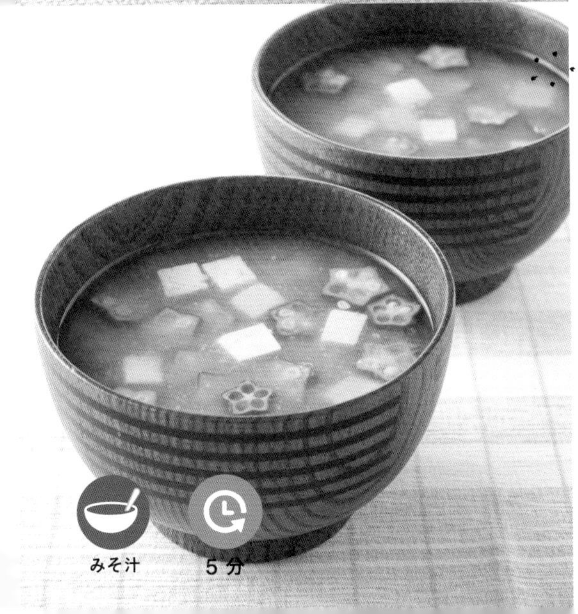

オクラはさっと煮るのがポイント！

オクラと豆腐のみそ汁

材料（2人分）

オクラ
…1パック（5～6本）

木綿豆腐 … ½丁（150g）
だし汁 … 2カップ（400mℓ）
みそ … 大さじ2

作り方

1. オクラはがくを除き、塩（分量外）をふって板ずりをし、さっと洗って水けをきり、小口切りにする。豆腐は1cm角に切る。
2. 鍋にだし汁を入れて中火にかけ、煮立ったら火を弱めて、みそを溶き入れる。豆腐、オクラを加えて1分ほど煮て火を止める。

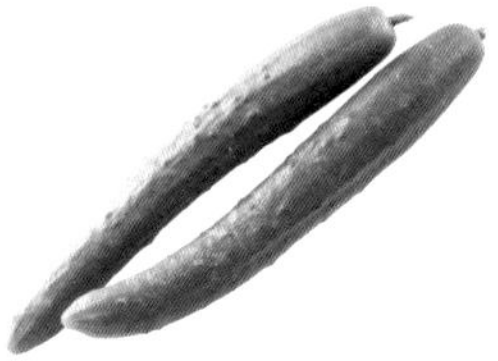

きゅうり

潤いをもたらしてむくみ知らずに！

きゅうりは**カラダにこもった熱をとり除いてほてりをしずめてくれます**。また、**90％以上が水分でできている食材なので、カラダに潤いを与えてのどの渇きを癒やしてくれる作用**もあります。大量に汗をかく盛夏には欠かせない野菜です。

水分代謝を促す働きもあるので利尿作用も見込め、足が痛くてパンパン、足首のくびれがないなどのむくみの解消に役立ちます。

サラダやマリネ、漬けものなど生で食べがちですが、カラダを冷やす食材なので漢方では加熱して食べることをおすすめします。炒めものやスープなどにすると青臭さが軽減され、おいしく食べられます。

食材memo

五性
寒 涼 平 温 熱

五味
酸 甘 辛 鹹 苦

五臓
肝 心 脾 肺 腎

体質：陰虚・痰湿

主な効能
- □ のぼせ・ほてりをしずめる
- □ むくみを改善する
- □ 夏バテを解消する

旬：6～9月

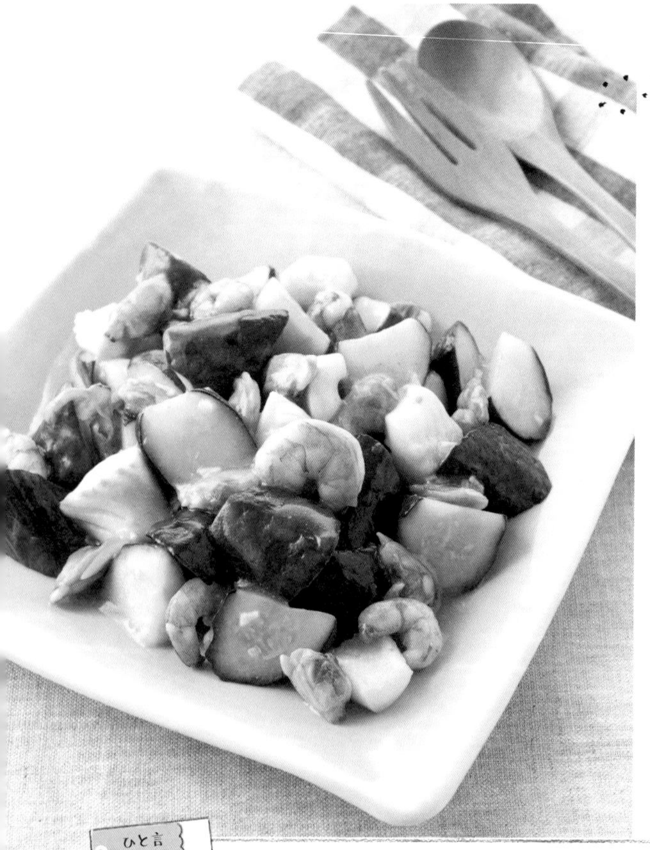

疲れをとり除く甘酢で味つけ！

きゅうりと魚介の甘酢炒め

材料（2人分）

きゅうり…2本
冷凍シーフードミックス…120g
にんにく（みじん切り）…½かけ
サラダ油…大さじ½

A
酢…大さじ2
酒、砂糖…大さじ1
鶏ガラスープの素…小さじ1

水溶き片栗粉
片栗粉…小さじ½
水…小さじ1と½

作り方

1. シーフードミックスは流水で解凍し、水けをふく。きゅうりは乱切りにする。
2. フライパンにサラダ油、にんにくを中火で熱し、シーフードミックスを炒める。火が通ってきたら、きゅうりを加えて炒め合わせる。
3. 混ぜ合わせたAを加えて全体にからめ、水溶き片栗粉でとろみつける。

ひと言かんぽう
すいか、メロン、キウイフルーツ、パイナップルなどの果物は、きゅうりと同様に熱を冷まして潤いを与えてくれます。

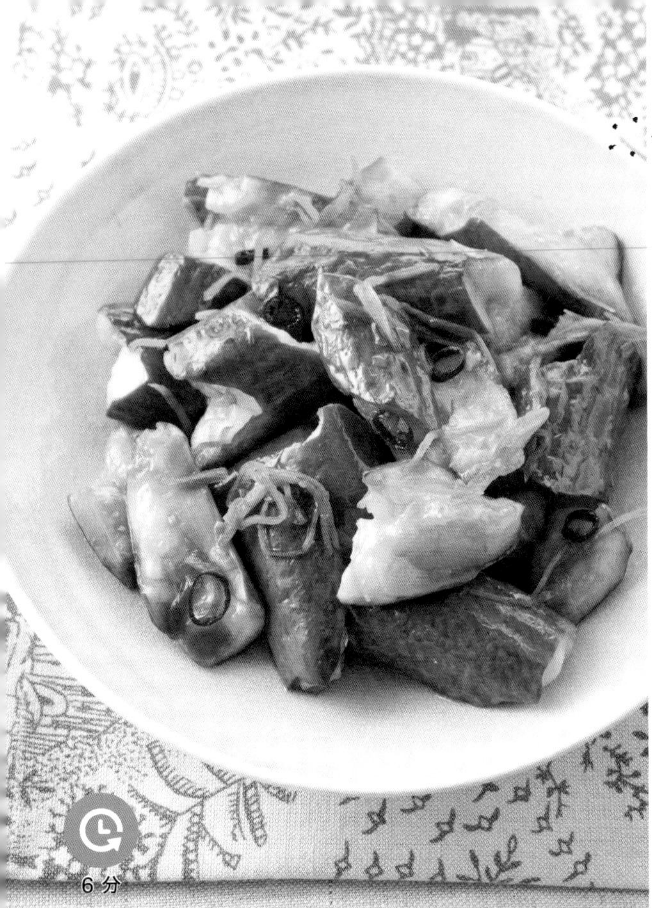

便秘解消にもおすすめのピリ辛おかず！

たたききゅうりのしょうが炒め

材料（2人分）

きゅうり…2本
しょうが（せん切り）…1かけ
ごま油…大さじ½
赤唐辛子（小口切り）…½本
A　しょうゆ…大さじ1
　　みりん…大さじ½

作り方

1. きゅうりはめん棒などでたたいてひびを入れ、食べやすい大きさに手で割る。
2. フライパンにごま油としょうが、赤唐辛子を中火で熱し、香りが出たら1を加えて炒める。
3. きゅうりが少ししんなりしたら、Aで調味して全体に炒め合わせる。

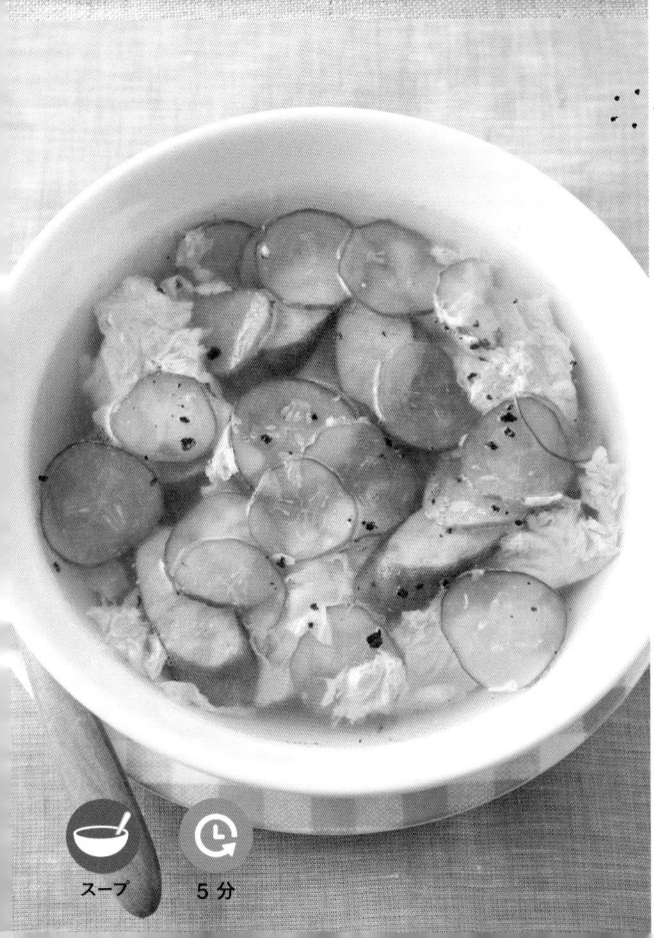

ふわふわ卵と相性抜群！

きゅうりと卵のコンソメスープ

材料（2人分）

きゅうり…1本
ウインナー…2本
卵…1個
水…2カップ（400mℓ）
顆粒コンソメスープの素…小さじ2
粗びき黒こしょう…少々

作り方

1. きゅうりは薄い輪切り、ウインナーは1cm幅の斜め切りにする。卵は溶きほぐす。
2. 鍋に水、ウインナーを入れて中火にかけ、煮立ったらきゅうりを加える。
3. アクを除き、コンソメスープの素、粗びき黒こしょうで調味して、溶き卵をまわし入れ、ひと煮立ちしたら火を止める。

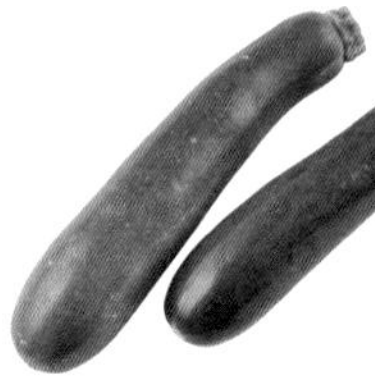

ズッキーニ

暑さによる体調不良を改善!

ズッキーニにもきゅうりと同様にカラダの余分な熱を冷まして、カラダに必要な潤いをもたらす効果があるといわれています。**のぼせやほてりをしずめるほか、のどの渇きの改善にも効果的です。夏場に寝汗をかいて体力を消耗しがちな人にもおすすめです。**

さらに**利尿作用もあるので、むくみをケアします。肌荒れ、おなかの張り、イライラの緩和にも役立ちます。**

寒性《かんせい》の食材なので食べすぎるとおなかの調子をくずしてしまうことも。温めて食べたり、温性の食材と一緒にとるように心がけましょう。いつものカレーにプラスしてもおいしい食感になりますよ。

食材memo

五性

寒　平　温　熱

五味

酸　甘　辛　鹹　苦

五臓

肝　心　脾　肺　腎

体質：　陰虚

主な効能

- □ のぼせ・ほてりをしずめる
- □ カラダや肌に潤いを与える
- □ むくみを改善する

旬：　5～8月

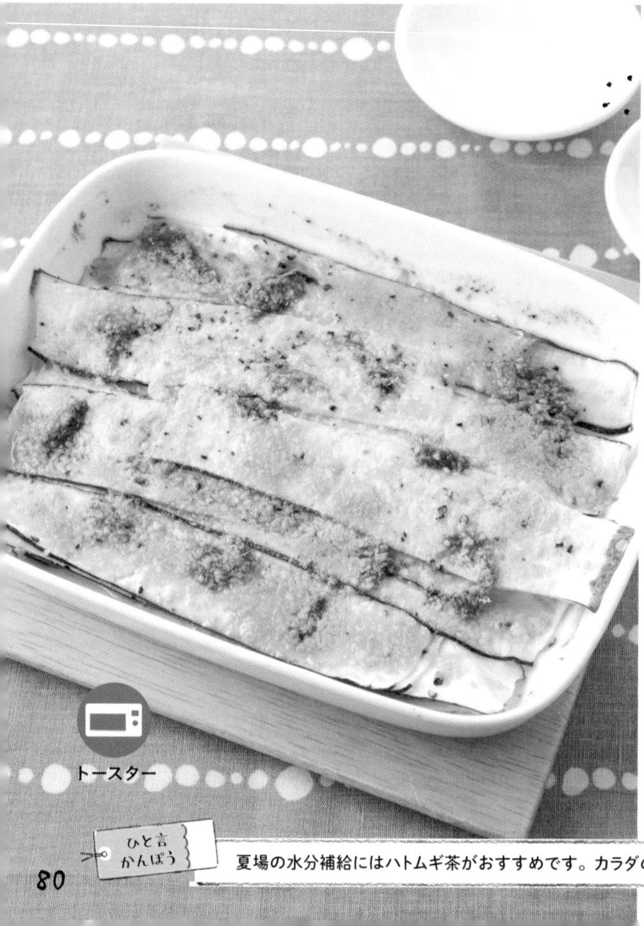

ピザ生地に見立てたヘルシーな１品！

ピーラーズッキーニのピザ風

材料（2人分）

ズッキーニ…1本
アンチョビフィレ…２切れ
塩、粗びき黒こしょう…各適量
粉チーズ…大さじ１と½
オリーブオイル…大さじ１

作り方

1. ズッキーニはピーラーで薄くそぎ、耐熱皿にそのまま少し重ねるようにして並べる。
2. 全体にアンチョビをところどころにのせ、塩、粗びき黒こしょう、粉チーズをふり、オリーブオイルをまわしかける。
3. オーブントースターで８分ほど焼く。

＊ 痰湿タイプは体内に老廃物がたまりやすいので粉チーズは控えめにしましょう。

ひと言かんぽう

夏場の水分補給にはハトムギ茶がおすすめです。カラダの湿気をとり除いてくれるのでむくみケアになります。

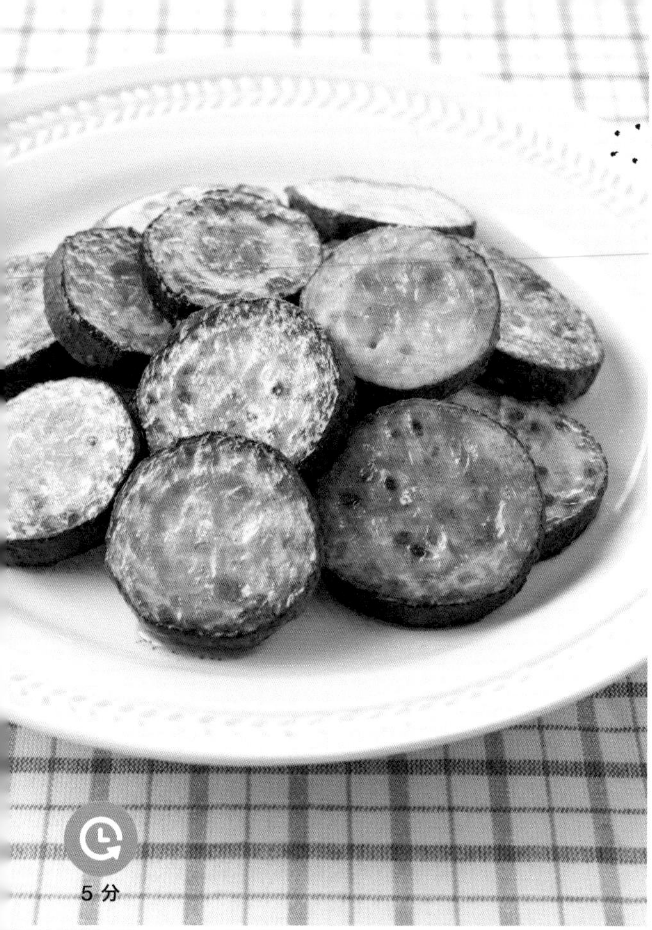

ホクホクした食感がたまらない！

ズッキーニのシンプルソテー

材料（2人分）

ズッキーニ…1本

サラダ油 … 大さじ ½ 個

A | しょうゆ … 大さじ ½
塩、こしょう … 各少々

作り方

1. ズッキーニは 8㎜厚さの輪切りにする。
2. フライパンにサラダ油を中火で熱し、1 の両面を3～4分焼き、A で味をととのえる。

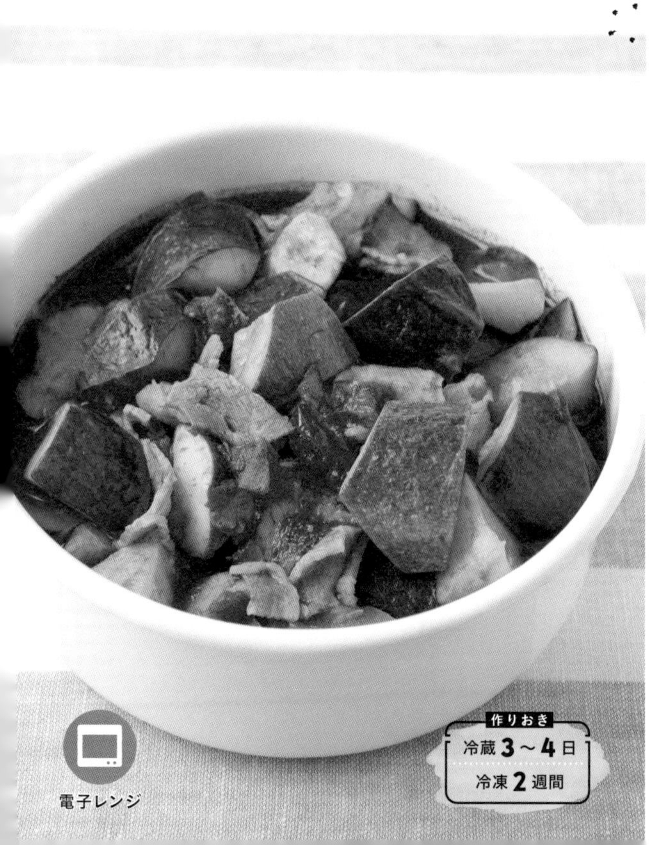

夏バテ防止・熱中症対策のパワーおかず！

ズッキーニとベーコンのトマト煮

材料（作りやすい分量）

ズッキーニ…2本

トマト … 1個

スライスベーコン … 3枚

A | トマトケチャップ … 大さじ3
酒 … 大さじ1
オリーブオイル、顆粒コンソメスープの素 … 各大さじ ½
砂糖 … 小さじ ½
塩、こしょう … 各少々

作り方

1. ズッキーニは小さめの乱切りにする。トマトは1㎝角に切る。ベーコンは3㎝幅に切る。
2. 耐熱ボウルに 1、A を入れてよく混ぜる。ふんわりとラップをかけて電子レンジで8～9分加熱し、混ぜる。

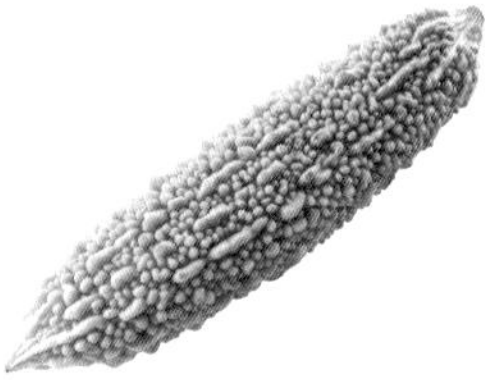

ゴーヤー

熱をとり炎症をしずめる夏の養生食

夏はたくさん汗をかくので血中の水分が失われがち。その結果、ドロドロの血液になって「心《しん》」に負担をかけてしまいます。そんなときこそ、ゴーヤーの出番です。**五性《ごせい》では寒性《かんせい》という性質で、こもった熱を冷ましてくれるため、夏バテや熱中症の予防におすすめです。**

また、**炎症をしずめる作用もあるので、赤いにきびや赤ら顔などの肌トラブルの改善、目の充血の解消などにも効果的です。**カラダがだる重い人やむくみやすい人にもぴったりな食材です。

潤いを補う豚肉と一緒に食べれば、疲労回復を助けます。ただ、ゴーヤーは食べすぎると下痢につながるので注意しましょう。

食材memo

五性
寒 温 熱

五味
苦

五臓
心 脾 肺

体質：　痰湿

主な効能
- □ こもった熱を冷ます
- □ 肌の炎症をしずめる
- □ 目の充血を回復させる

旬：　6～8月

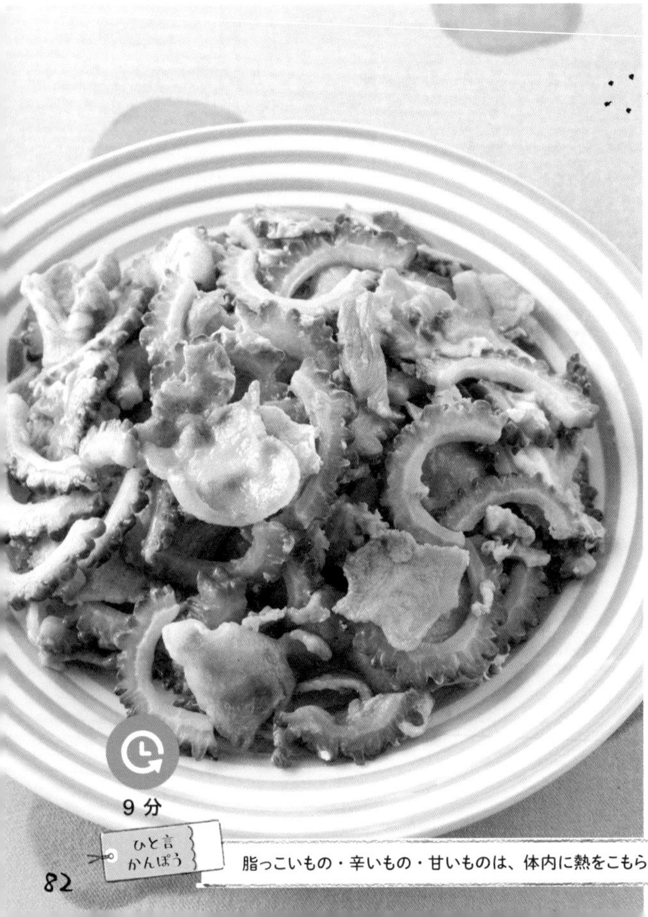

9分

お好みで豆腐を加えて炒めても OK!!

ゴーヤーチャンプルー

材料（2人分）

ゴーヤー…1本
豚バラ薄切り肉…100g
卵…2個
サラダ油…大さじ½
酒…大さじ2
A 顆粒和風だしの素、しょうゆ…各小さじ1

作り方

1. ゴーヤーは縦半分に切り、スプーンで種とわたを除く。5㎜厚さに切り、軽く塩（分量外）をふって水けが出てきたら絞り、さっと洗う。豚肉は5㎝幅に切る。卵は溶きほぐす。
2. フライパンにサラダ油を中火で熱し、豚肉を炒める。肉の色が変わったら、ゴーヤーを加えて炒め、油がまわったら酒をふり入れ、ふたをして1～2分蒸し焼きにする。
3. 2に溶き卵を加えて炒め合わせ、Aで調味する。

ひと言かんぽう　脂っこいもの・辛いもの・甘いものは、体内に熱をこもらせ、にきびを悪化させる原因になるのでできるだけ控えましょう。

苦みが苦手な人もツナマヨで食べやすく！

ゴーヤーの ツナマヨあえ

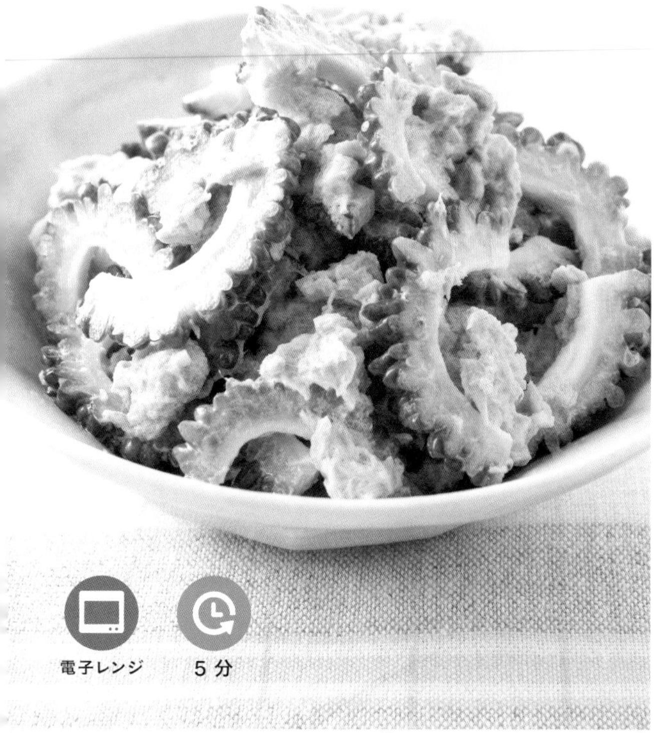

電子レンジ　5分

材料（2人分）

ゴーヤー…1本
ツナ油漬け缶…小1缶（70g）
A ｜マヨネーズ…大さじ2
　｜みそ…大さじ½

作り方

1 ゴーヤーは縦半分に切り、スプーンで種とわたを除く。5㎜厚さに切り、軽く塩（分量外）をふって水けが出てきたら絞り、さっと洗う。

2 耐熱ボウルに 1 を入れ、ふんわりとラップをかけて電子レンジで2分加熱する。

3 2 の粗熱がとれたら、缶汁をきったツナ、混ぜ合わせた A を加えてあえる。

食後の血糖値の上昇を抑える働きも

ゴーヤーのおかか煮

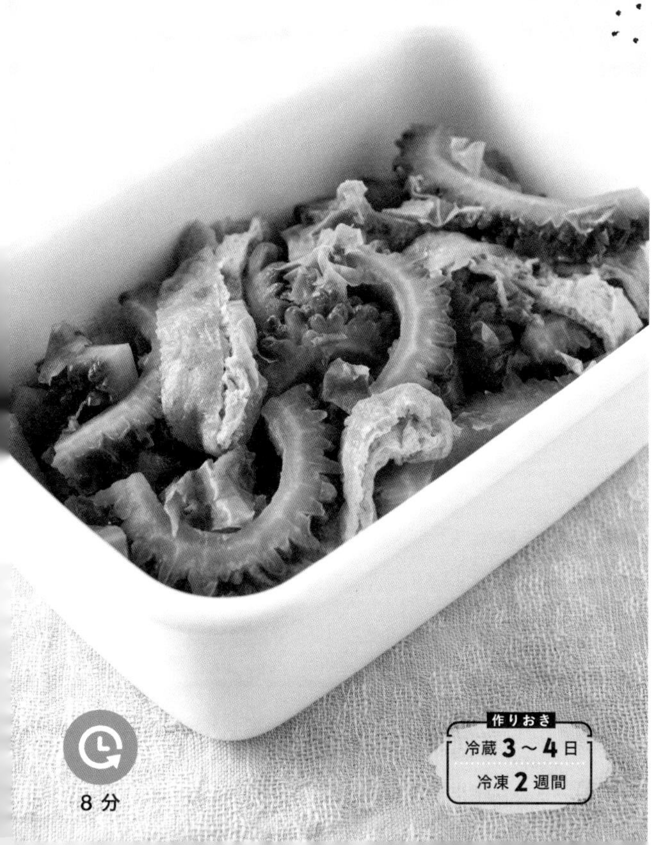

8分

作りおき
冷蔵 3～4日
冷凍 2週間

材料（作りやすい分量）

ゴーヤー…1本
油揚げ…1枚
A ｜だし汁…¾カップ（150㎖）
　｜しょうゆ、みりん…各大さじ1
　｜かつお節…1パック（2.5g）

作り方

1 ゴーヤーは縦半分に切り、スプーンで種とわたを除く。8㎜厚さに切り、軽く塩（分量外）をふって水けが出てきたら絞り、さっと洗う。

2 油揚げはペーパータオルで表面の油を押さえてとり、短冊切りにする。

3 フライパンに A、1 を入れて中火にかけ、煮立ったら 2、かつお節を加えて落としぶたをして弱めの中火で4～5分煮る。

薬味レシピ

しょうが、にんにく、みょうが、青じそといった香味野菜は、**カラダを温める、胃腸の働きを整える、食欲を回復させる**など薬膳効果が期待できるものばかりです。

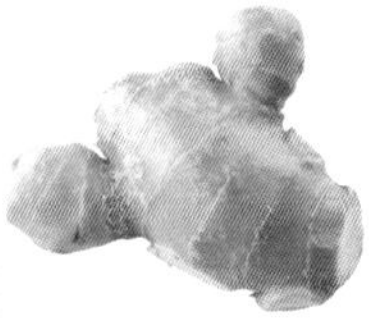

しょうが

食材memo

五性 温　五味 辛　五臓 脾 肺

体質： 気滞・痰湿　旬：11～12月

主な効能： 寒気をとり除く／胃腸の働きを整える／吐き気を止める

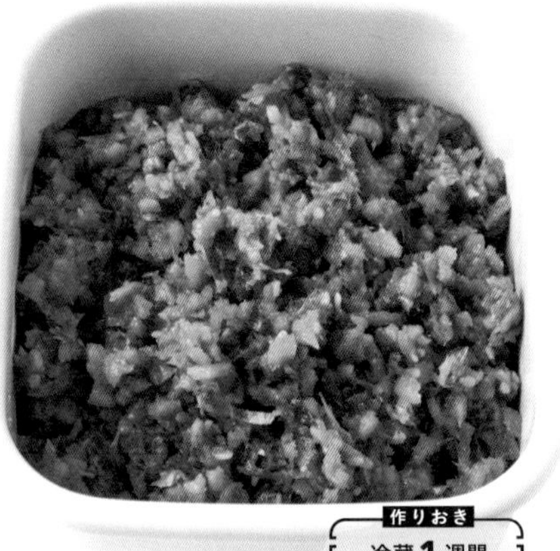

作りおき
冷蔵**1**週間
冷凍**3**週間

しょうがのふりかけ

材料（作りやすい分量）

しょうが…250g

A｜みりん、しょうゆ … 各大さじ3
｜酒、砂糖 … 各大さじ1

すりごま（白）… 大さじ2

かつお節 … 2パック（5g）

作り方

1. しょうがは粗みじん切りにする。
2. 鍋にA、1を入れて中火で煮る。汁けが少なくなってきたら火を止め、ごま、かつお節を混ぜる。

★使い方アイデア
ごはんのお供、卵焼きの具、あえもの、炒めもの

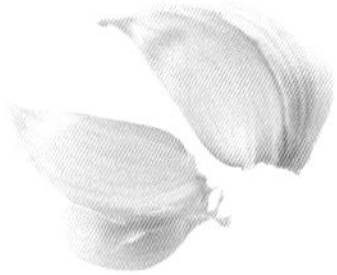

にんにく

食材memo

五性 熱　五味 辛　五臓 脾 肺

体質： 気虚・気滞・瘀血　旬：6～8月

主な効能： カラダを温める／疲れをとる／食欲を回復させる

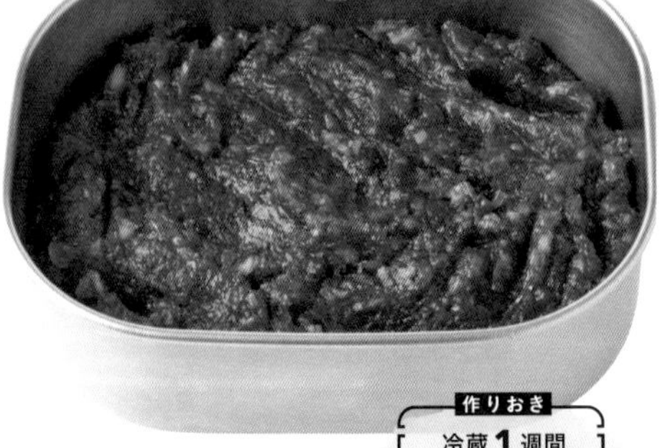

作りおき
冷蔵**1**週間
冷凍**3**週間

にんにくみそ

材料（作りやすい分量）

にんにく…大1個

サラダ油 … 大さじ1

A｜みそ … 大さじ4
｜みりん … 大さじ3
｜砂糖 … 大さじ1

作り方

1. にんにくは粗みじん切りにする。
2. フライパンにサラダ油を中火で熱し、1を焦がさないように炒める。にんにくに火が通ったら、混ぜ合わせたAを加え、ぽってりするまで弱火で焦がさないように炒める。

★使い方アイデア
ごはんのお供、炒めもの、焼いた肉や魚、蒸したじゃがいもや里いもにつける

ひと言かんぽう　ゾクゾクする寒気におすすめなのが「しょうが湯」。生のしょうがをすってお湯に入れるだけなのでかんたんです。

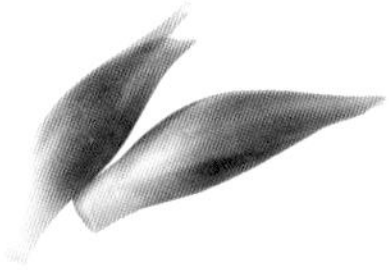

みょうが

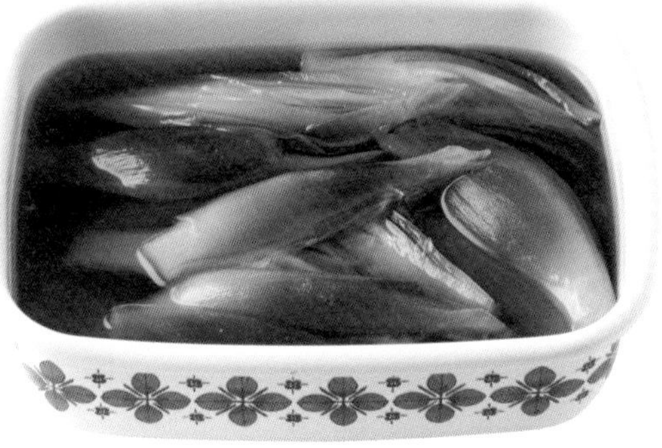

作りおき
冷蔵 **3～4**日
冷凍 **NG**

食材memo

五性 温　五味 辛　五臓 肺 腎

体質： 気滞・瘀血　旬：6～9月

主な効能： カラダを温める／血流をよくする／咳・痰を抑える

みょうがのだし煮

材料（作りやすい分量）

みょうが…12個

A
- だし汁 … 1カップ（200mℓ）
- みりん … 大さじ2
- しょうゆ … 大さじ1

作り方

1. みょうがは縦半分に切る。
2. 鍋にAを合わせて中火にかけ、煮立ったら1を加えて6～8分煮る。

★使い方アイデア
刻んで卵焼きの具、温やっこにのせる

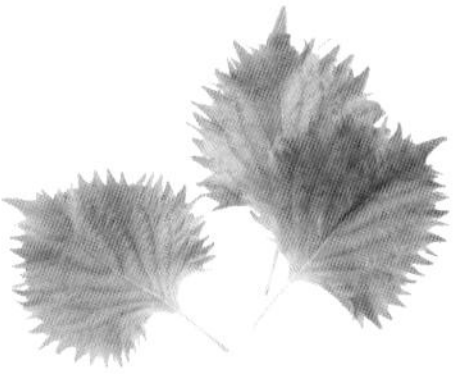

青じそ

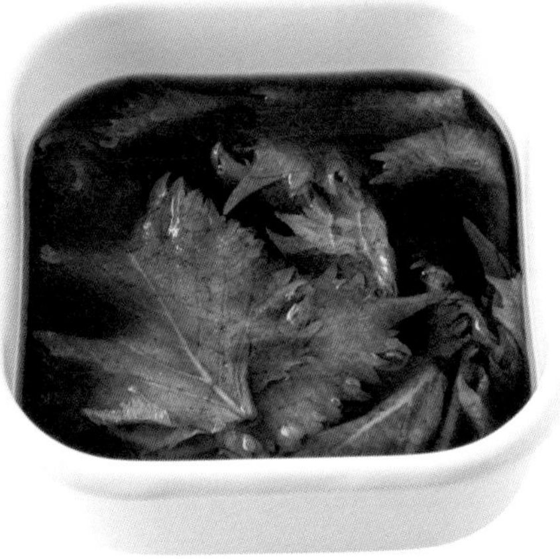

作りおき
冷蔵 **4～5**日
冷凍 **NG**

食材memo

五性 温　五味 辛　五臓 脾 肺

体質： 瘀血・痰湿　旬：6～9月

主な効能： 気持ちを落ち着かせる／胃腸の働きを整える／カラダを温める

青じそのめんつゆ漬け

材料（作りやすい分量）

青じそ…20枚

みりん … 大さじ4

A
- 水 … 1と½カップ（300mℓ）
- しょうゆ … 大さじ5
- 砂糖 … 大さじ1
- かつお節 … 3パック（7.5g）

作り方

1. 青じそは軸を切り、さっと熱湯をまわしかけて水けをふく。
2. 鍋にみりんを入れて中火にかける。アルコールがとんだら、Aを加えて2～3分煮て火を止め、ざるでこす。
3. 2が冷めたら1を加えて漬ける。

★使い方アイデア
ごはんのお供、卵焼きの具、めんつゆは調味料として活用

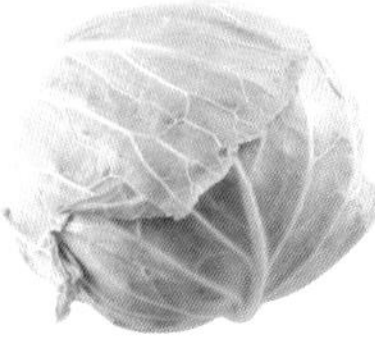

キャベツ

胃腸の働きを整える救世主！

暴飲暴食、ストレス、過労、睡眠不足などで起こる胃痛や胃もたれ、胸焼け。そのツライ症状を改善するのにおすすめなのがキャベツです。

キャベツは五臓《ごぞう》全体の働きを助けます。特に「肝《かん》」「脾《ひ》」「腎《じん》」の機能を高める力が大きいので、胃の働きをスムーズにして消化不良を改善します。同時に「気《き》」や「血《けつ》」を作る働きも高まり、体力アップにもつながります。

ただ、サラダなど生の状態で食べると胃に負担をかけてしまうので逆効果です。特に食欲がないときは、さっとゆでる、もしくは蒸すなどの調理のあと、あっさりとした味つけで食べるのが正解です。

食材memo

五性

寒　平　温　熱

五味

甘

五臓

肝　脾　腎

体質： 気虚・痰湿

主な効能

- □ 胃腸の働きを整える
- □ 胃痛をやわらげる
- □ 体力をアップさせる

旬： 11～3月、4～5月

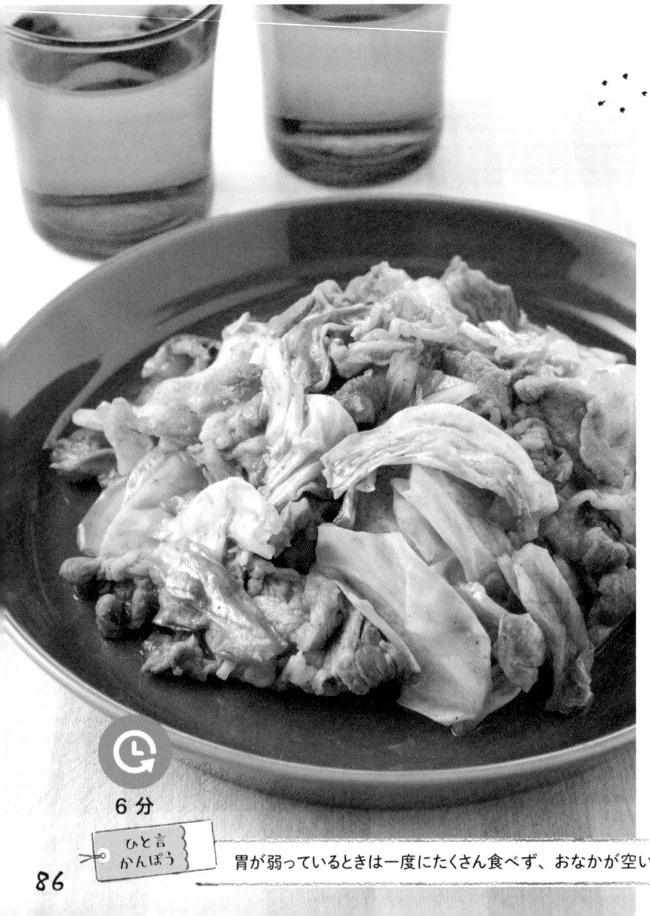

なんでもない野菜炒めこそ元気の素！

キャベツの豚肉炒め

材料（2人分）

キャベツ … 1/4個
豚切り落とし肉 … 120ｇ
ごま油 … 大さじ1/2
にんにく（みじん切り）… 1かけ

A
酒 … 大さじ1
しょうゆ … 大さじ1/2
コチュジャン … 小さじ1
砂糖 … 小さじ1/2

作り方

1. キャベツは4cm四方に切る。
2. フライパンにごま油、にんにくを中火で熱し、香りが出たら豚肉を炒める。肉の色が変わったら、1を加えて炒め合わせる。
3. 混ぜ合わせたAを加えて全体にからめる。

6分

ひと言かんぽう　胃が弱っているときは一度にたくさん食べず、おなかが空いてから少量ずつ食べるように心がけましょう。

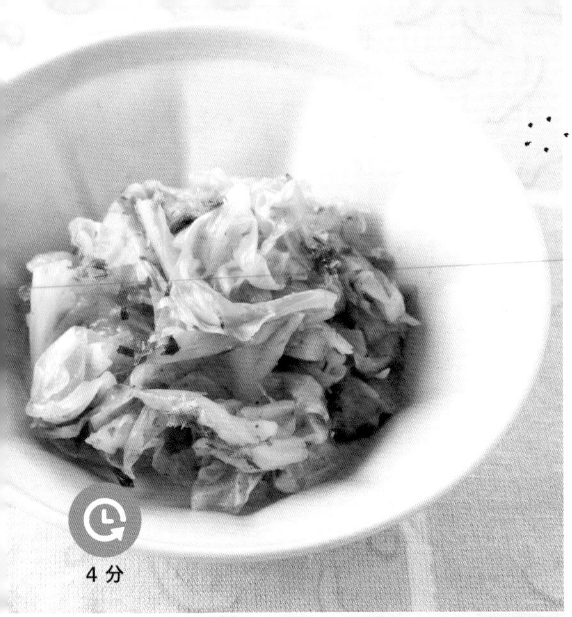

食べすぎにはゆでキャベツで胃腸をリセット！

ゆでキャベツのおかかあえ

材料（2人分）

キャベツ … 1/4個

A
- しょうゆ、サラダ油 … 各大さじ½
- かつお節 … 小1パック（2.5g）

作り方

1. キャベツはざく切りにする。鍋に湯を沸かし、沸騰したら塩（分量外）を加え、キャベツを1～2分ゆで、水けをよくきる。
2. Aで1をあえる。

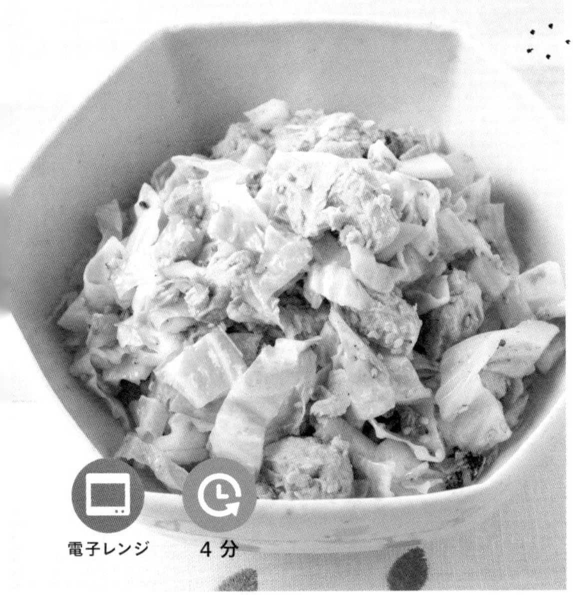

手軽な鮭缶でおなかを温めるやさしい1品！

鮭缶で無限キャベツ

材料（2人分）

キャベツ … 1/4個

鮭水煮缶 … 小1缶（70g）

A
- 鶏ガラスープの素 … 小さじ1
- ごま油 … 大さじ½

いりごま（白）… 大さじ1

作り方

1. キャベツは太めのせん切りにして耐熱ボウルに入れる。
2. 鮭缶は缶汁をきって1に加え、Aも加えて混ぜる。ふんわりとラップをかけ、電子レンジで2分加熱してごまを混ぜる。

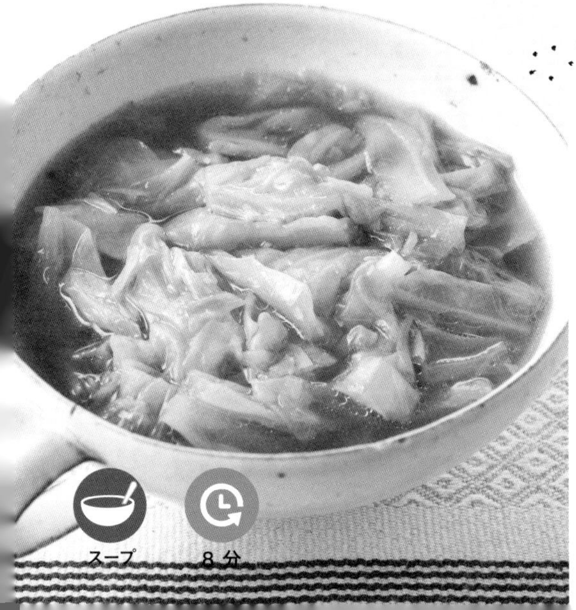

よく炒めてキャベツの甘みを引き出して

キャベツのくったりスープ

材料（2人分）

キャベツ … 1/4個

にんにく（みじん切り）… ½かけ

オリーブオイル … 大さじ2

A
- 水 … 2カップ（400mℓ）
- 顆粒コンソメスープの素 … 小さじ2
- 塩、こしょう … 各適量

作り方

1. キャベツはざく切りにする。
2. 鍋にオリーブオイル、にんにくを中火で熱し、香りが出たら1を加えてしんなりするまで2～3分炒める。
3. Aを加えてふたをして弱めの中火で3～4分煮る。

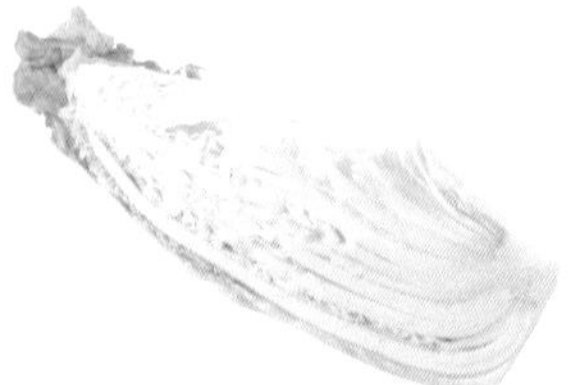

白菜

花粉症や便秘の改善を後押し！

春の不快な症状といえば、花粉症。中医学的にみると、鼻づまり、肌の赤み、目のかゆみなどの症状は、粘膜が熱を持ち、炎症を引き起こしている状態です。このような熱タイプの花粉症には白菜がおすすめです。**五性《ごせい》では平性《へいせい》になりますが、こもった熱を冷まして潤いを与え、粘膜の炎症を抑える力があります。**

さらに**消化吸収を促して胃腸の働きや排泄をスムーズにする作用もあるので便秘解消にも役立ちます。**

サラダや漬けものではなく、炒めもの、鍋やスープなど加熱してカサを減らし、たっぷり食べられる調理法にするといいですね。

食材memo

五性
寒　平　温　熱

五味
酸　甘　辛　鹹　苦

五臓
肝　心　脾　肺　腎

体質： 陰虚・痰湿

主な効能
- □ 粘膜の炎症を抑える
- □ 胃腸の働きを整える
- □ 便秘を改善する

旬： 10～2月

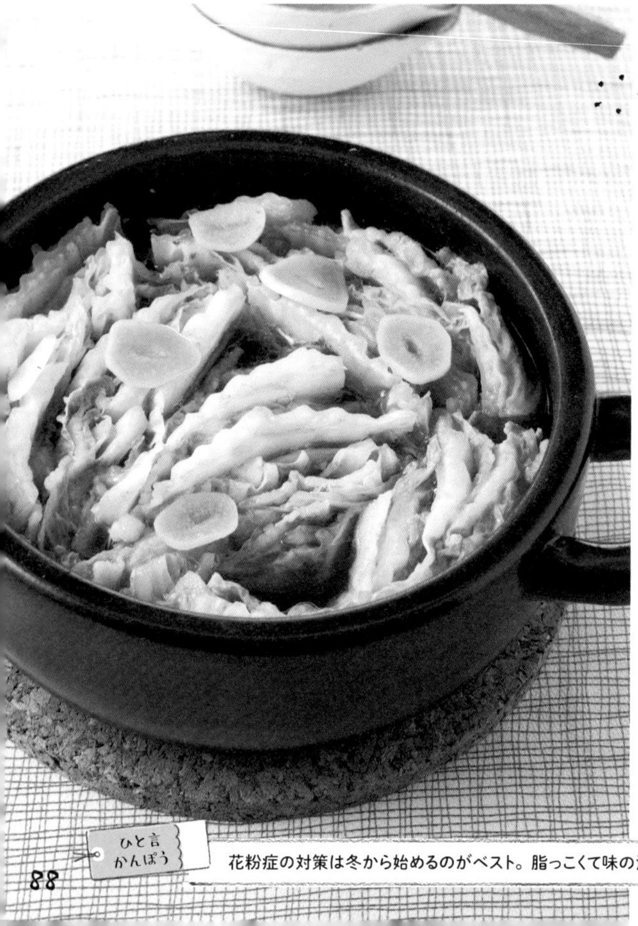

豚肉をプラスで潤いの相乗効果がアップ！

白菜のミルフィーユ鍋

材料（2人分）

白菜…1/4株
豚バラ薄切り肉…200g
にんにく（薄切り）…1/2かけ

A
酒、水
…各1/4カップ（50mℓ）
顆粒和風スープの素
…小さじ2
しょうゆ…大さじ2

作り方

1. 白菜は1枚ずつはがし、豚肉と交互に重ねる。4～5回重ねたら、5～6cm幅に切る。残りも同様に重ねて切る。
2. 断面を上にして鍋にすきまなく並べ入れ、にんにくをちらす。混ぜ合わせたAをまわしかけ、強めの中火にかける。
3. ふつふつとしてきたらふたをして弱めの中火で8～10分蒸し煮にする。

ひと言かんぽう
花粉症の対策は冬から始めるのがベスト。脂っこくて味の濃いもの、甘いもの、体温より冷たいものは控えてカラダをケアしましょう。

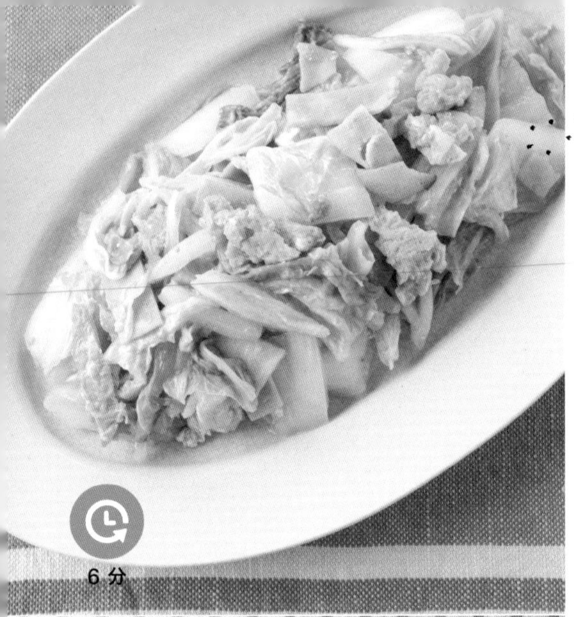

朝食にもおすすめのかんたんおかず！

白菜とハムの卵炒め

材料（2人分）

白菜 … 大2枚（200g）
卵 … 2個
ハム … 1枚
オリーブオイル … 大さじ1と½
A｜しょうゆ … 小さじ2
｜塩、こしょう … 各適量

作り方

1. 白菜はざく切りにする。卵は溶きほぐす。ハムは1cm幅に切る。
2. フライパンにオリーブオイル大さじ1を中火で熱し、溶き卵を加えて半熟状になったら一度取り出す。
3. 残りのオリーブオイルを足して白菜を炒める。しんなりしてきたら、ハムを加えて炒め、2 の卵を戻し入れる。A を加えてさっと炒め合わせる。

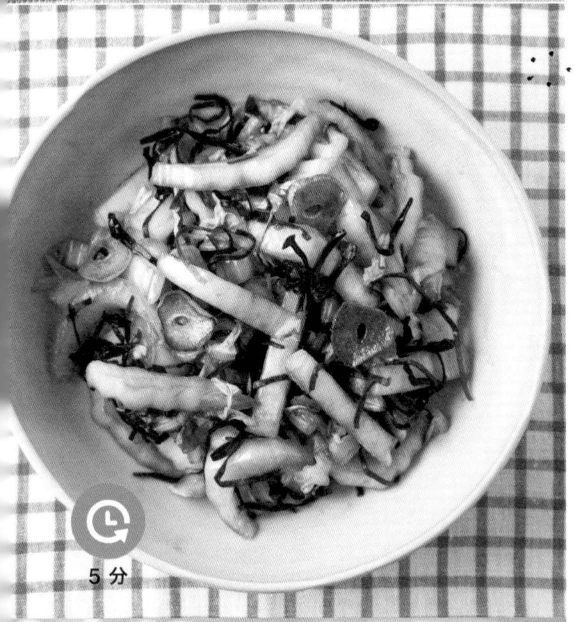

お弁当のおかずにもおつまみにもぴったり

白菜の塩昆布炒め

材料（2人分）

白菜 … 大2枚（200g）
にんにく（薄切り）… ½かけ
塩昆布 … 20g
ごま油 … 小さじ2
しょうゆ … 小さじ1

作り方

1. 白菜は細切りにする。
2. フライパンにごま油を熱し、にんにくを炒める。香りが出てきたら、1 を加えて炒める。
3. しんなりしてきたら、塩昆布、しょうゆを加えてさっと炒め合わせる。

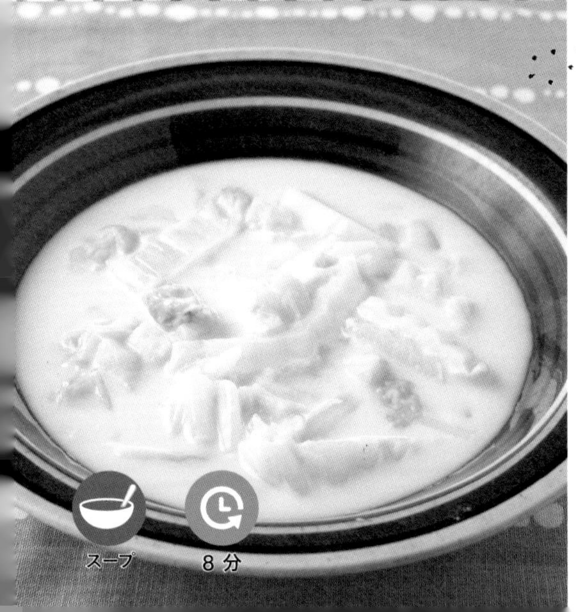

かゆみを伴う乾燥肌を改善！

白菜の豆乳スープ

材料（2人分）

白菜 … 大2枚（200g）
ほたて水煮缶 … 小1缶（70g）
A｜しょうが（みじん切り）
｜　… 1かけ
｜水 … 1と½カップ（300mℓ）
｜鶏ガラスープの素
｜　… 小さじ1
無調整豆乳
　… 1と½カップ（300mℓ）
塩、こしょう … 各少々

作り方

1. 白菜は細切りにする。
2. 鍋に A、ほたて缶を缶汁ごと入れ、中火にかける。煮立ったら、白菜を芯、葉の順に加え、しんなりしてきたら、豆乳を加える。ひと煮立ちしたら、塩、こしょうで味をととのえる。

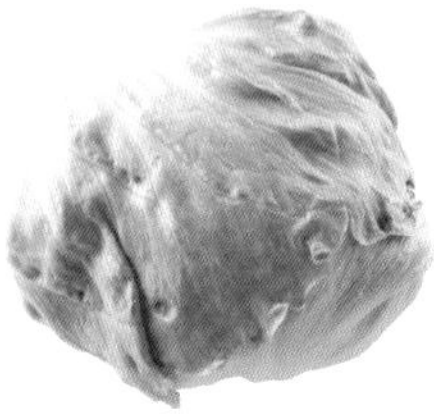

レタス

たっぷり食べてストレスを緩和

レタスは五味《ごみ》において苦味《くみ》と甘味《かんみ》の両方に分類されます。**苦味には「心《しん》」を養い、カラダの余分な熱をとり、老廃物を排出するほか、ストレスによるイライラや不安感、不眠などを緩和する働きがあります。甘味には「脾《ひ》」を補い、胃腸の働きを助けて、痛みや緊張をやわらげる作用があります。**ほかにも**便通を促す、むくみや肌荒れを改善する、母乳を出やすくする**など、うれしい効果もいっぱいです。

「レタスといえばサラダ！」と思いがちですが、生食はカラダを冷やすうえ、たくさんの量は食べられません。ゆでる、蒸す、煮る、炒めるなど加熱していただきましょう。

食材memo

五性
寒 涼 平 温 熱

五味
酸 甘 辛 鹹 苦

五臓
肝 心 脾 肺 腎

体質：瘀血・痰湿

主な効能
□ ストレスを緩和する
□ 胃腸の働きを整える
□ 便秘を改善する

旬：4～8月、11～12月

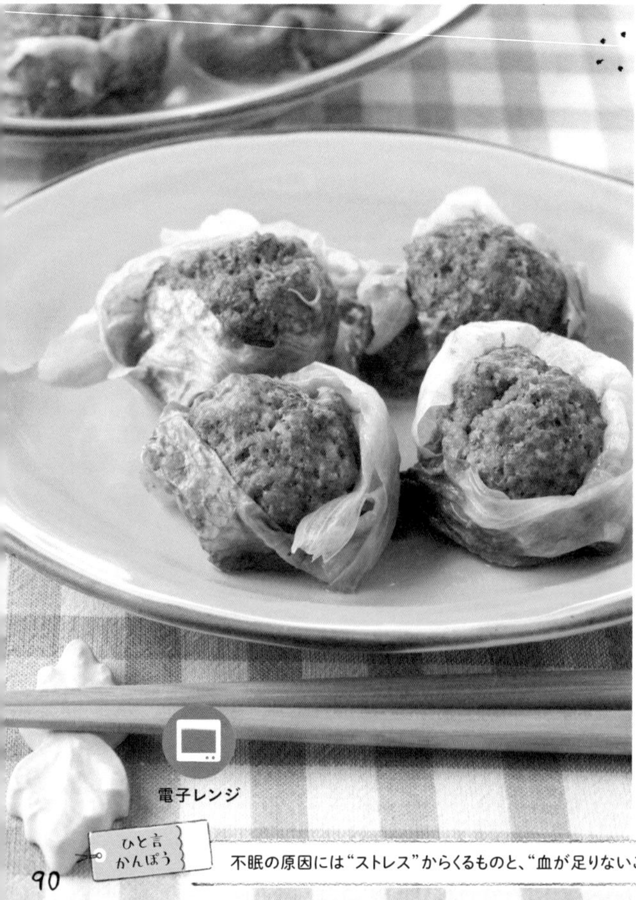

電子レンジ

レタスでぐるりと包むように巻いて！

レタスシュウマイ

材料（2人分）

レタス…大2枚
合いびき肉…150g
A | しょうが（すりおろし）…½かけ
酒、鶏ガラスープの素、片栗粉…各大さじ½
ごま油…小さじ1
こしょう…少々

作り方

1 レタスは耐熱皿にのせ、ふんわりとラップをかけ、電子レンジで1分30秒ほど加熱する。すぐに水にとり、水けをふいて縦4等分に切る。

2 ひき肉にAを加えて練り混ぜ、8等分にして丸める。1のレタスに薄く薄力粉（分量外）をふり、肉だねに巻きつける。全部で8個作る。

3 1の耐熱皿に2をのせ、ふんわりとラップをかける。電子レンジで6分加熱する。器に盛り、お好みでしょうゆをかける。

ひと言かんぽう
不眠の原因には“ストレス”からくるものと、“血が足りないこと”によるものがあります。レタスはどちらの原因にもおすすめです。

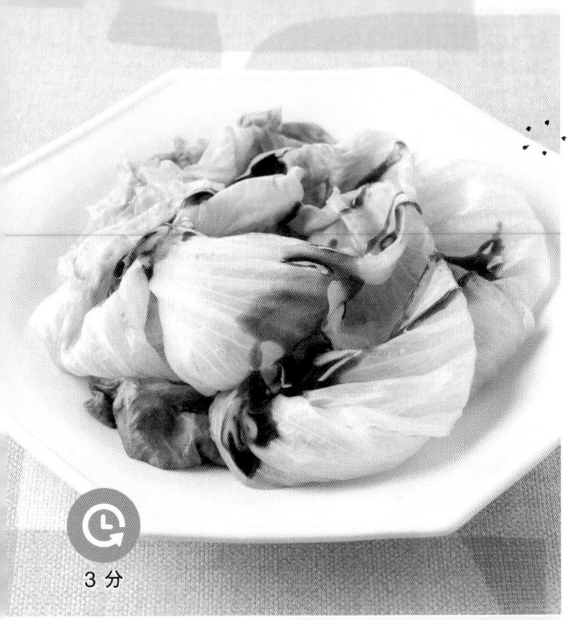

かつお節としょうゆをかけても◎

ゆでレタスのオイスターソースがけ

材料（2人分）

レタス…6～8枚
オイスターソース…適量

作り方

1. 鍋に湯を沸かし、沸騰したらサラダ油小さじ1（分量外）を加え、レタスをさっとゆでる。水けをよくきり、器に盛る。
2. オイスターソースをかける。

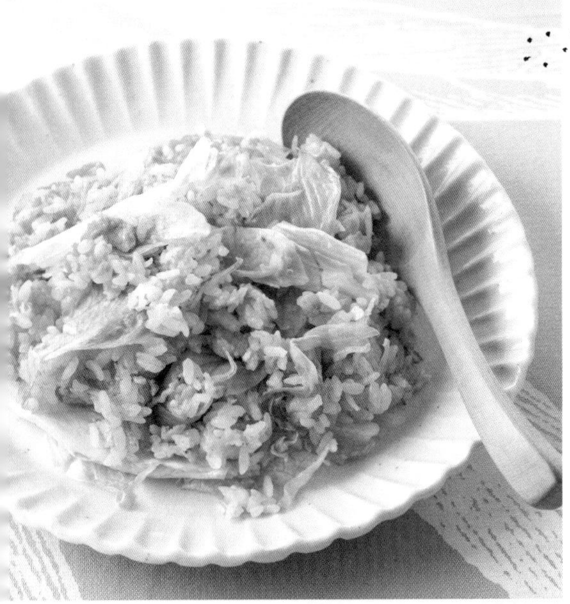

レタスはさっと炒めるのがコツ！

レタスチャーハン

材料（2人分）

レタス…¼個
卵…2個
ちりめんじゃこ…大さじ3
温かいごはん…400g
ごま油…大さじ1と½
A 鶏ガラスープの素…小さじ1
しょうゆ…大さじ1と½
こしょう…少々

作り方

1. レタスはざく切りにする。卵は溶きほぐす。
2. フライパンにごま油を中火で熱し、ちりめんじゃこを炒める。カリッとしてきたら、溶き卵を加えて半熟状になるまで炒める。
3. ごはんを加えて炒め合わせ、パラパラになってきたら、Aで調味して、レタスを加えて手早く炒める。

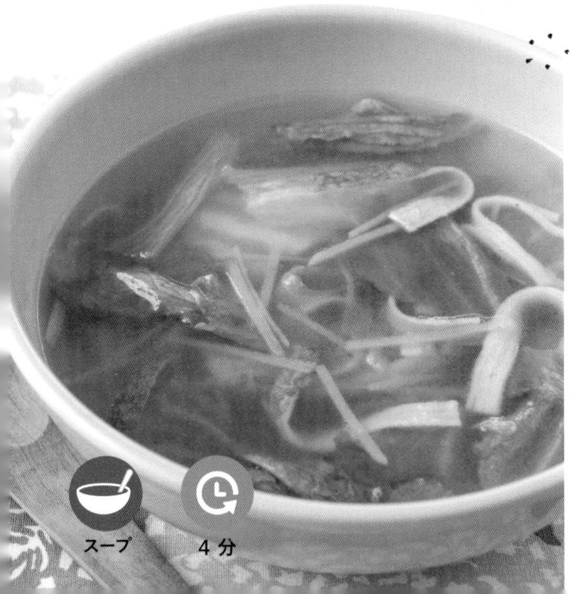

あと1品足りないときにすぐできる！

レタスのしょうがスープ

材料（2人分）

レタス…2～3枚
かに風味かまぼこ…2本
しょうが（せん切り）…1かけ
ごま油…大さじ½
A 水…2カップ（400mℓ）
鶏ガラスープの素…小さじ2
しょうゆ…適量

作り方

1. かに風味かまぼこは手でさく。
2. 鍋にごま油、しょうがを中火で熱し、香りが出たらAを加える。
3. 煮立ったら1、レタスをひと口大にちぎって加え、さっと煮てしょうゆで味をととのえる。

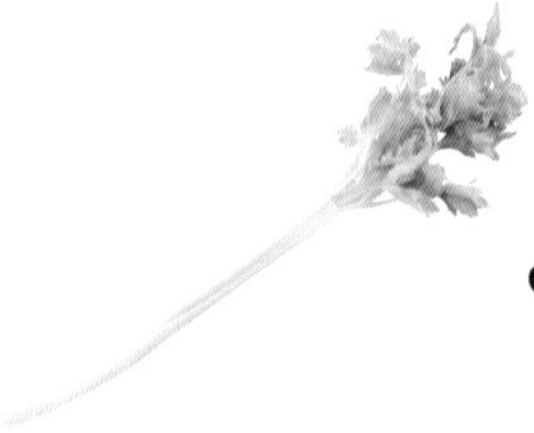

セロリ

リラックス効果抜群でのぼせも改善

セロリは**「気《き》」の流れをスムーズにしてくれ、「肝《かん》」にたまった余分な熱を冷まし、不安やイライラ・緊張感をしずめて、自律神経の乱れを整えてくれる作用があります。**ストレスで暴飲暴食をしやすい人にはぜひ試してもらいたい食材です。

また、**利尿作用もあるので、体内に滞った水分を排出してむくみを改善するほか、頭痛やのぼせ、高血圧の改善にも効果的です。**

セロリの独特の香りが苦手な人もいますが、炒めものやスープにすると軽減します。特に葉にも薬効があるので、できるだけ捨てずに活用してほしいですね。

食材memo

五性
寒 涼 平 温 熱

五味
酸 甘 辛 鹹 苦

五臓
肝 心 脾 肺 腎

体質：気滞

主な効能
□ ストレスを緩和する
□ むくみを改善する
□ のぼせ・ほてりをしずめる

旬：11〜5月

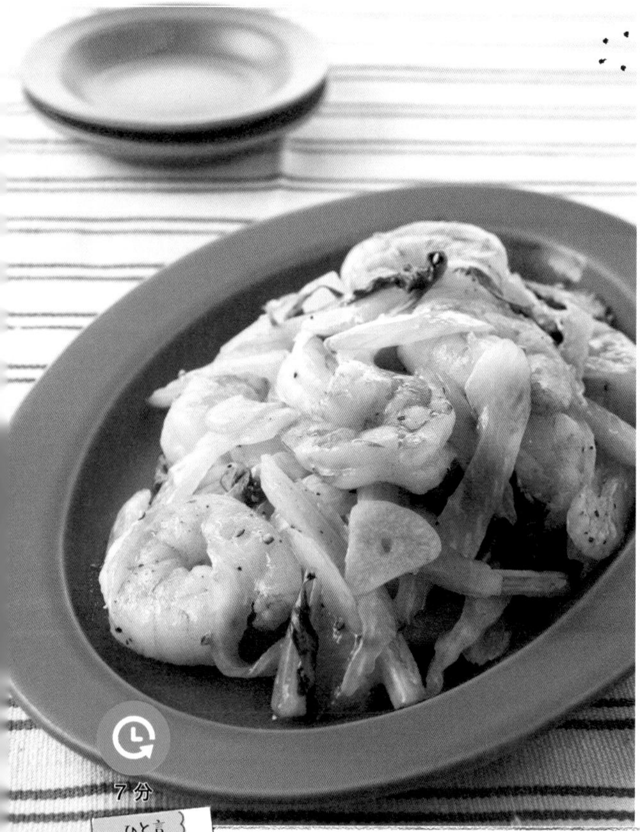

新陳代謝を活発にする組み合わせ！

セロリとえびの塩炒め

材料（2人分）

セロリ…1本
むきえび…120g
にんにく（薄切り）…½かけ
サラダ油…大さじ½
A 酒…大さじ1
　塩…小さじ¼
　砂糖…ひとつまみ
水溶き片栗粉
　片栗粉…小さじ½
　水…小さじ1
粗びき黒こしょう…適量

作り方

1. セロリは筋を除き、斜め薄切りにする。葉はざく切りにする。えびは背わたがあれば除き、塩もみ（分量外）して洗い、水けをふく。
2. フライパンにサラダ油、にんにくを中火で熱し、香りが出たらえび、セロリの順に炒める。
3. えびの色が変わったら、Aを加えて炒め合わせ、水溶き片栗粉でとろみをつける。器に盛り、粗びき黒こしょうをふる。

ひと言かんぽう　セロリは夏バテによるのぼせをほどよくしずめる効果があります。冷たいものを口にする前にセロリを食べるのが◎。

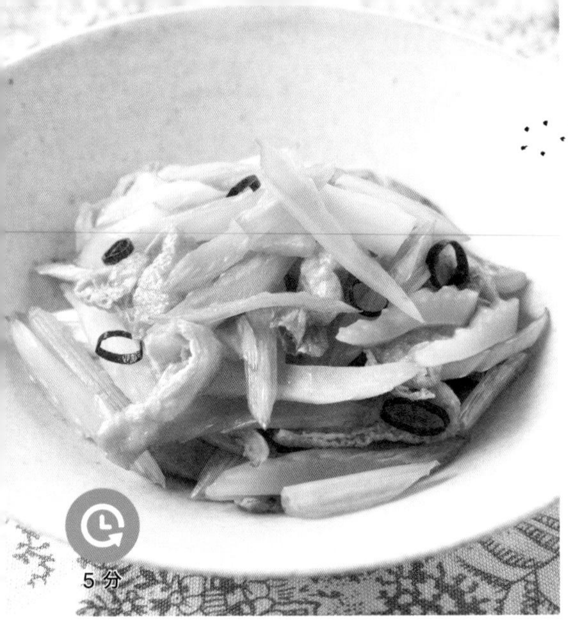

シャキシャキの歯ごたえが楽しい!!

セロリのきんぴら

材料（2人分）

セロリ…1本
油揚げ…1枚
赤唐辛子（小口切り）…⅓本
ごま油…大さじ½
A 酒…大さじ1
しょうゆ…小さじ2
砂糖…小さじ½

作り方

1. セロリは筋を除き、斜め薄切りにする。油揚げはペーパータオルで油を押さえてとり、1cm幅に切る。
2. フライパンにごま油、赤唐辛子を中火で熱し、油揚げを炒める。
3. 油揚げがカリッとしてきたら、セロリを加えて2～3分炒め、Aを加えて全体に炒め合わせる。

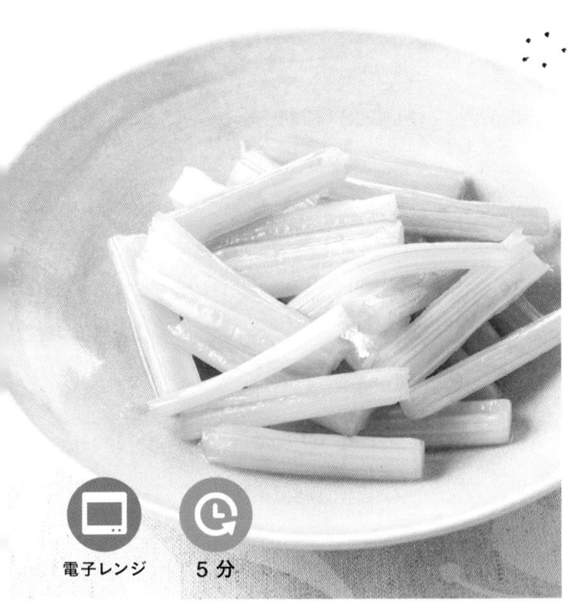

肉や魚のソテーのつけ合わせとしても相性抜群！

セロリのコンソメ煮

材料（2人分）

セロリ…1本
A 酒、オリーブオイル
…各大さじ1
顆粒コンソメスープの素
…小さじ1

作り方

1. セロリは筋を除き、5cm長さの棒状に切る。
2. 耐熱容器に1を入れ、Aを加えてざっと混ぜる。ふんわりとラップをかけ、電子レンジで3分加熱する。

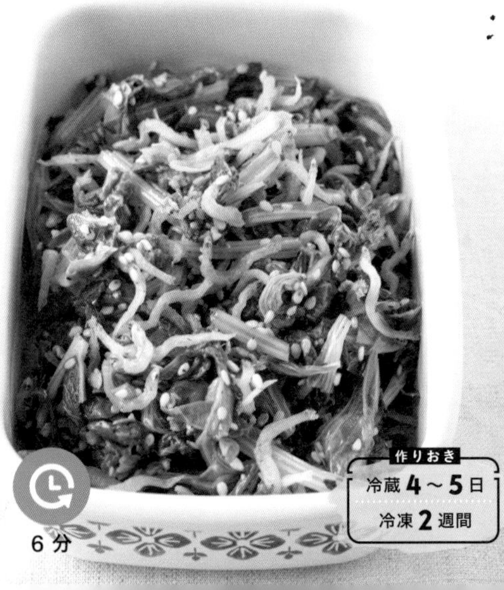

香りがよく、栄養たっぷりの葉を活用！

セロリの葉のふりかけ

材料（作りやすい分量）

セロリの葉…3本分
しらす…大さじ3
サラダ油…小さじ2
酒…大さじ1
A しょうゆ…大さじ1
いりごま（白）…大さじ2

作り方

1. セロリの葉はざく切りにする。
2. フライパンにサラダ油を中火で熱し、1、しらすを炒める。セロリの葉がしんなりしたら、酒をふり入れ、Aも加えて汁けがとぶまで炒め合わせる。

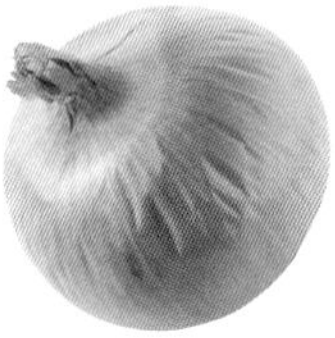

玉ねぎ

滋養強壮・疲労回復に効果絶大!

玉ねぎは血液サラサラでおなじみですが、中医学では、甘味《かんみ》と辛味《しんみ》の2つの性質を持ち合わせた食材です。**「甘味」は「脾《ひ》」を養うので滋養強壮に効果的で、胃腸の働きを助け、痛みや緊張をやわらげます。「辛味」は疲れた「肺《はい》」を養うので、のどにからむ粘りのある痰をとり除き、咳をしずめるのに効果があります。「気《き》」や「血《けつ》」の滞りを改善してカラダを温めるので、頭痛や肩こりがツライ人や、冷え症の人、イライラしがちな人にもおすすめです。**

冷蔵庫に野菜が玉ねぎしかないときはさっと炒めて食べましょう。味つけは塩、こしょう、しょうゆ、カレー粉などお好みでOKです。

食材memo

五性
寒　平　温　熱

五味
甘　辛

五臓
脾　肺

体質：　気滞・瘀血・痰湿

主な効能
□ 胃腸の働きを整える
□ 咳・痰を抑える
□ 血流をよくする

旬：　11～5月

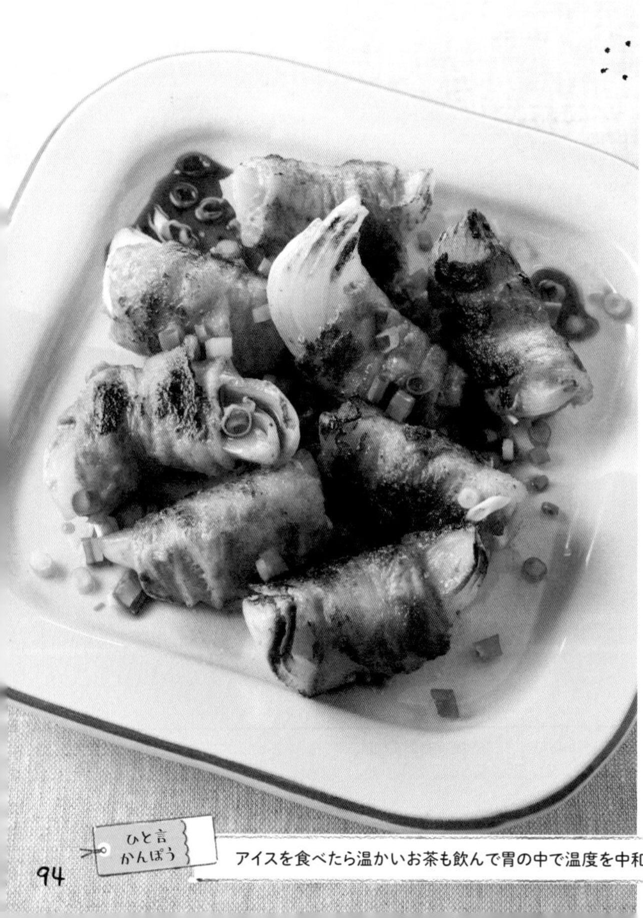

疲れをとりたいときにぜひ食べて!

玉ねぎの肉巻き焼き

材料（2人分）

玉ねぎ…1個
豚ロース薄切り肉…6～8枚
小ねぎ（小口切り）…2本
塩、こしょう、薄力粉…各適量
サラダ油…大さじ½
ポン酢しょうゆ…大さじ2

作り方

1. 玉ねぎは6～8等分のくし形切りにし、豚肉1枚でそれぞれ巻き、塩、こしょう、薄力粉をまぶす。
2. フライパンにサラダ油を中火で熱し、1の巻き終わりを下にして焼く。全体に焼き色がついたら、ふたをして弱火で8～10分蒸し焼きにする。
3. 器に2を盛り、ポン酢しょうゆをかけて小ねぎをちらす。

ひと言かんぽう　アイスを食べたら温かいお茶も飲んで胃の中で温度を中和させてください。冷えからカラダを守ってくれます。

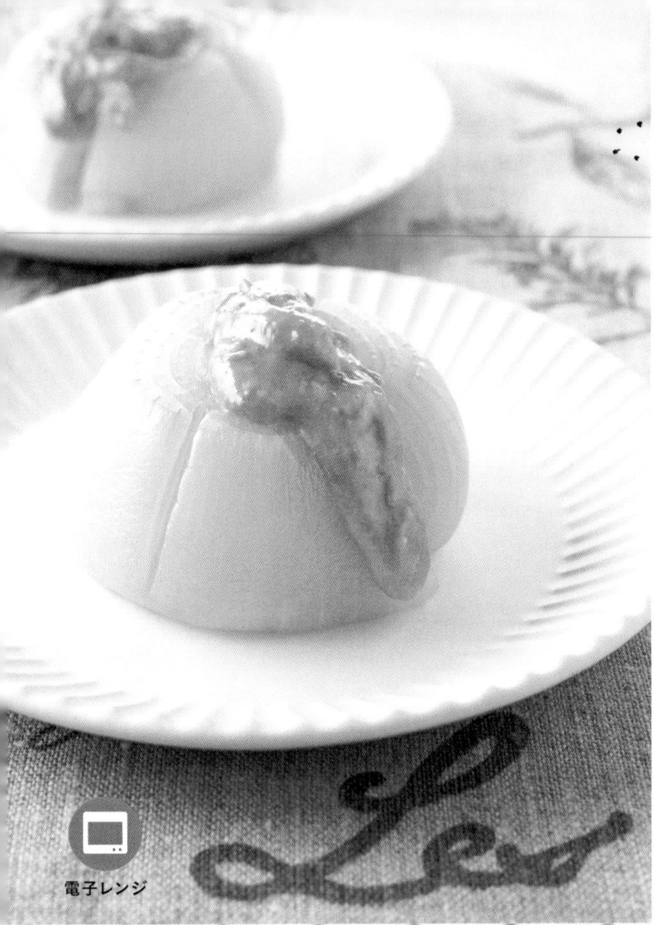

玉ねぎ丸ごと１個を使ってボリューム満点

丸ごと玉ねぎのレンジ蒸し

材料（2人分）

玉ねぎ…２個
酒…大さじ１
A｜マヨネーズ…大さじ２
　｜みそ…大さじ１

作り方

1. 玉ねぎは上下を切り落とし、上部の½くらいまで十字の切り込みを入れる。
2. 耐熱容器に１を入れて酒をふり、ふんわりとラップをかけて電子レンジで10分加熱する。
3. 器に２を盛り、混ぜ合わせたAをかける。

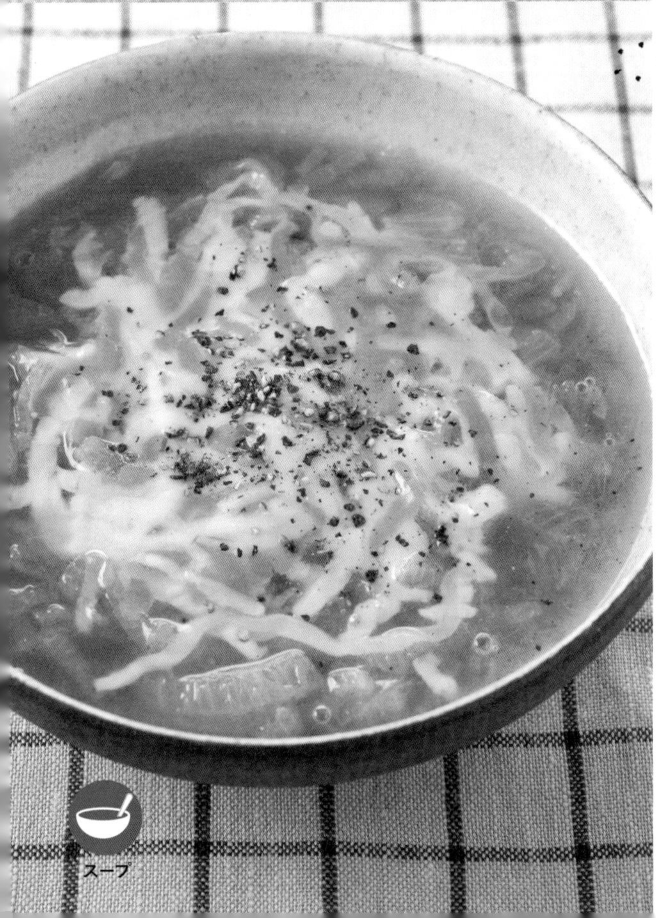

玉ねぎの甘味がたまらない！

オニグラ風スープ

材料（2人分）

玉ねぎ…１個
にんにく（みじん切り）…½かけ
オリーブオイル…大さじ１
A｜水…２カップ（400mℓ）
　｜顆粒コンソメスープの素
　｜　…大さじ½
　｜しょうゆ…小さじ１
溶けるチーズ（生食用）
　…30g
粗びき黒こしょう
　…適量

作り方

1. 玉ねぎは繊維を断ち切るようにして薄切りにする。
2. 鍋にオリーブオイル、にんにくを中火で熱し、香りが出たら１を加えて少し色づくまで５分ほど炒める。
3. Aを加えて煮立ったら、２～３分煮てチーズを加えてすぐに火を止める。器に盛り、粗びき黒こしょうをふる。

＊痰湿タイプは体内に老廃物がたまりやすいのでチーズは控えめにしましょう。

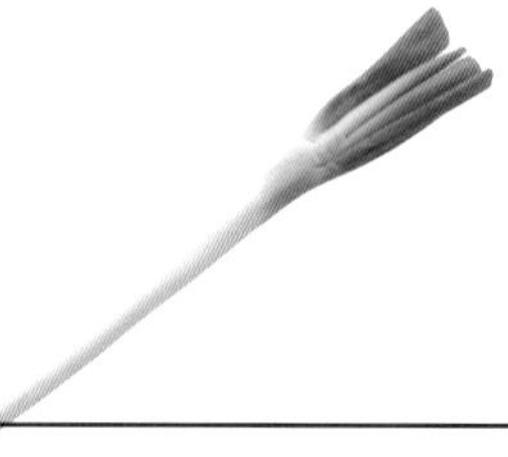

長ねぎ

寒気・悪寒を伴う初期のかぜに

寒い季節になると冷えや乾燥から体調をくずしたり、かぜを引きやすくなったりします。そんなときは玉ねぎと同様に「気《き》」や「血《けつ》」の流れをよくして抵抗力を高めてくれる長ねぎがおすすめです。

カラダをポカポカに温め、発汗も促すので、かぜの引き始めによる寒気や悪寒、のどの炎症、鼻づまり、関節の痛みを改善し、熱を下げて頭痛を緩和してくれます。解毒作用もあるので冷えによる腹痛や下痢で困っている人にも効果的です。

あると便利なのが長ねぎの冷凍ストック。刻んで水けをふき、保存袋で冷凍すれば2週間持ち、汁ものなどに使えて便利です。

食材memo

五性
寒　平　温　熱

五味
酸　甘　辛　鹹　苦

五臓
肝　心　脾　肺　腎

体質：気虚

主な効能
- □ 寒気・悪寒を改善する
- □ 鼻づまりをやわらげる
- □ 頭痛を緩和する

旬：11～2月

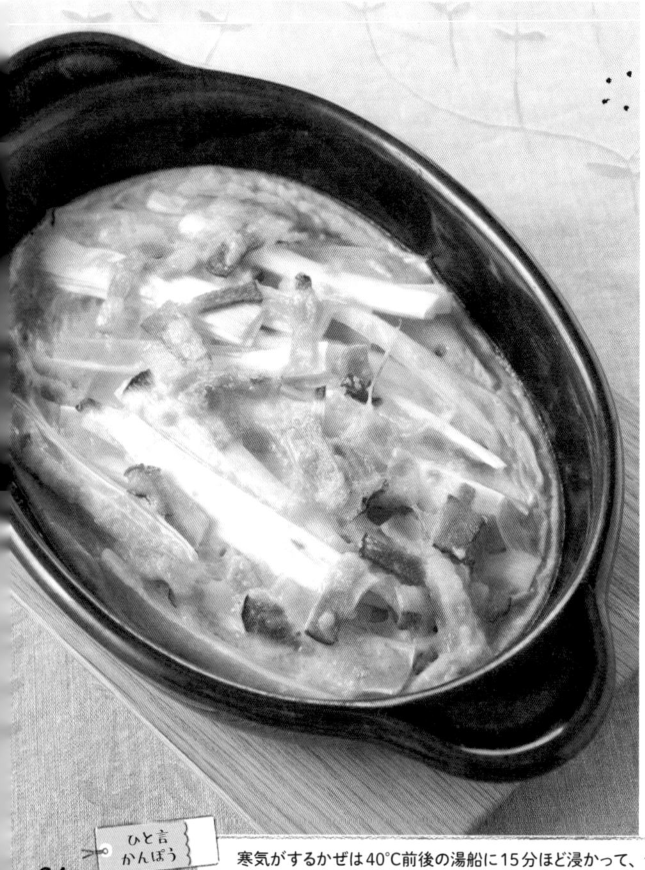

家族みんなが大好きな味つけ

長ねぎとベーコンのグラタン

材料（2人分）

長ねぎ…½本
スライスベーコン…1枚
卵…1個
A 無調整豆乳…½カップ（100㎖）
　粉チーズ…大さじ2
　塩、こしょう…各適量

作り方

1. 長ねぎは6㎝長さに切り、縦に6等分に切る。ベーコンは横半分に切って8㎜幅に切る。
2. 卵は溶きほぐし、Aを加えてよく混ぜ、1も加えて混ぜる。耐熱皿に流し入れ、オーブントースターで8～10分焼く。

ひと言かんぽう
寒気がするかぜは40°C前後の湯船に15分ほど浸かって、うっすら汗をかく程度にカラダを温めてください。のどが痛いときはシャワーですませて。

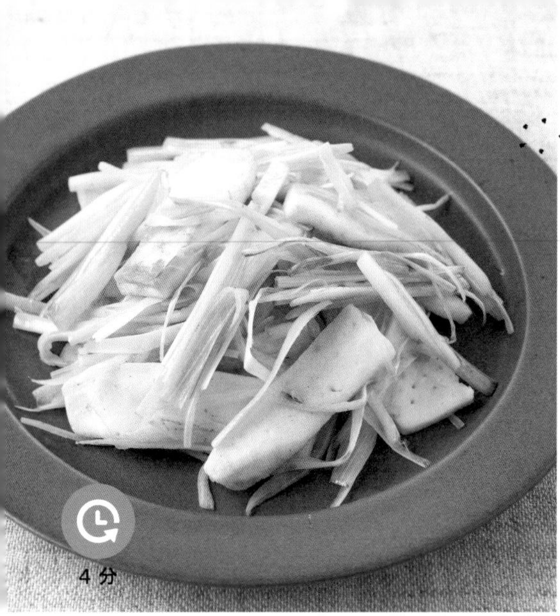

ハンパに余った長ねぎですぐ作れる！

長ねぎのはんぺん炒め

材料（2人分）

長ねぎ … ½本
はんぺん … ½枚
サラダ油 … 大さじ½
しょうゆ … 小さじ2

作り方

1. 長ねぎは4cm長さの細切りにする。はんぺんは半分に切ってから薄切りにする。
2. フライパンにサラダ油を中火で熱し、長ねぎを炒める。少ししんなりしてきたら、はんぺんを加えて炒め合わせ、しょうゆで調味する。

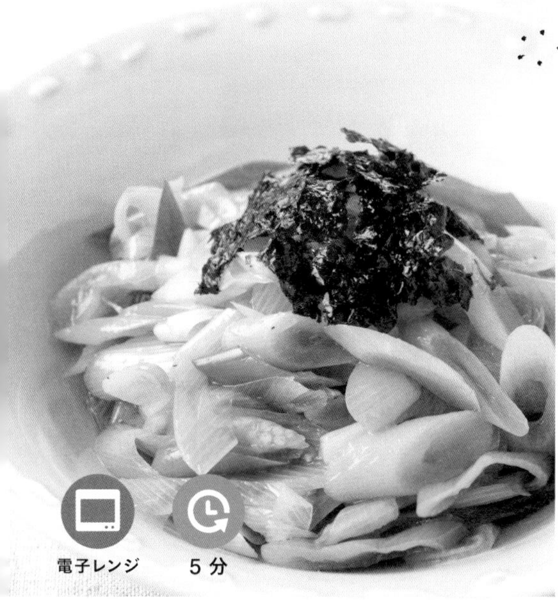

ゆでた薄切り肉で巻いても食べても絶品！

長ねぎのナムル

材料（2人分）

長ねぎ … 1本
A | ごま油 … 大さじ1
　| しょうゆ … 大さじ½
　| ラー油、塩 … 各少々
韓国のり … 2枚

作り方

1. 長ねぎは5mm幅の斜め薄切りにする。
2. 耐熱ボウルに 1 を入れ、ふんわりとラップをかけて電子レンジで3分加熱し、そのまま1分蒸らす。
3. 2 に A を加えてあえて器に盛り、ちぎった韓国のりをのせる。

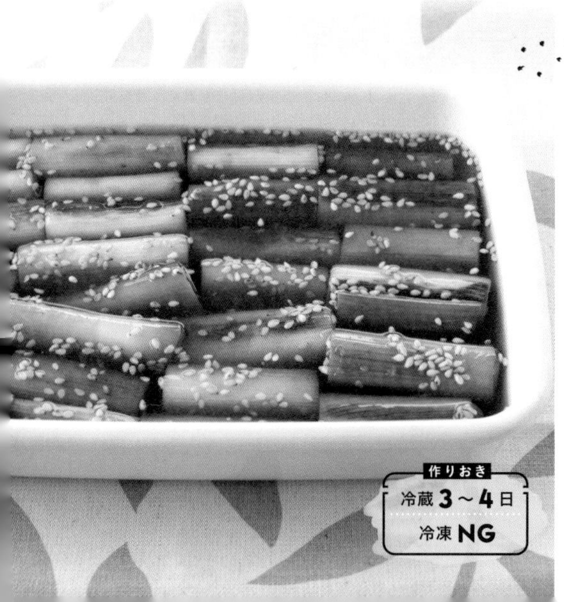

かぜの引き始めに食べたい常備菜

長ねぎの焼きびたし

材料（作りやすい分量）

長ねぎ … 2本
A | しょうが（すりおろし）
　| … ½かけ
　| だし汁 … 1カップ（200mℓ）
　| しょうゆ … 大さじ1
　| みりん … 大さじ½
サラダ油 … 大さじ½
いりごま（白）… 大さじ1

作り方

1. 長ねぎは4cm長さにぶつ切りにし、竹串で穴を空ける。
2. フライパンに A を入れて2分ほど煮て、保存容器に移し、ごまを混ぜる。
3. フライパンにサラダ油を中火で熱し、1 を入れて転がしながら3～4分焼き、熱いうちに 2 に漬ける。

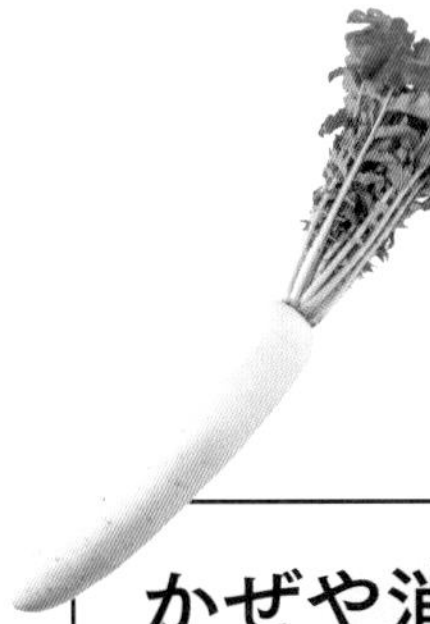

大根

かぜや消化不良を治癒する万能食材

誰もが、かぜを引くと「咳止めには大根のはちみつ漬け」といわれたことがあるのではないでしょうか。大根には**こもった熱を冷まして「肺《はい》」をととのえ、呼吸をしやすくする力があります。頭痛やのどの痛みをしずめ、咳や痰をとり除くなど、かぜのあらゆる炎症を抑えてくれる困ったときに頼れる食材です。**

また、**「気を降ろす」という力があり、弱っている消化を促して胸焼け、吐き気、げっぷ、おなかの張り、二日酔いなどにも効果的です。** 大根は涼性《りょうせい》の食材なので煮る、焼く、炒めるなど加熱して食べます。ただ、大根おろしは少量であればそのまま使っても問題ナシ！

食材memo

五性
寒 涼 平 温 熱

五味
酸 甘 辛 鹹 苦

五臓
肝 心 脾 肺 腎

体質： 気滞・痰湿

主な効能
- □ 炎症をしずめる
- □ 咳・痰を抑える
- □ 消化を助ける

旬： 11～2月

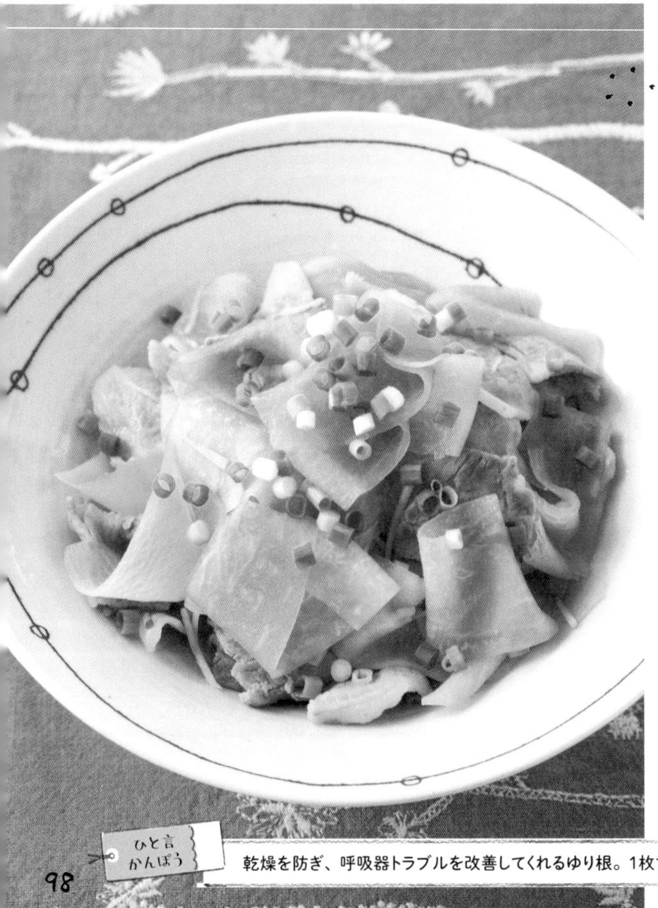

ピーラー大根なら短時間で味がしみしみ！

あっさり豚バラ大根

材料（2人分）

大根 … 1/4 本（300g）
豚バラ薄切り肉 … 160g
ごま油…大さじ 1/2
A
しょうが（せん切り）… 1かけ
だし汁 … 1と 1/2 カップ（300mℓ）
しょうゆ … 大さじ2と 1/2
酒、みりん … 各大さじ1と 1/2
砂糖 … 大さじ1

作り方

1. 大根は皮をむいてピーラーで薄く切る。豚肉は4cm長さに切る。
2. フライパンにごま油を中火で熱し、豚肉を焼く。肉の色が変わったら、大根も加えてさっと炒める。
3. 余分な脂をふき、Aを合わせて加え、煮立ったらふたをして弱めの中火で7～8分煮る。器に盛り、お好みで小ねぎの小口切りをちらす。

ひと言かんぽう
乾燥を防ぎ、呼吸器トラブルを改善してくれるゆり根。1枚ずつはがしてスープやみそ汁に加えてさっと煮て食べて。

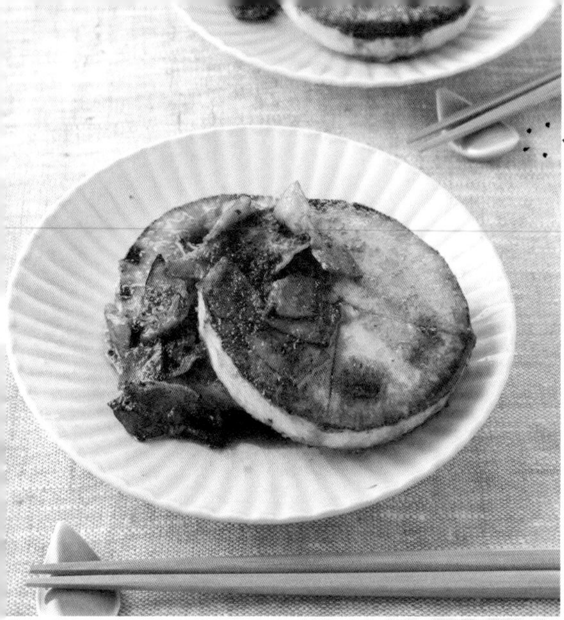

のどの不調に最適！食べごたえもバッチリ！

大根ステーキ

材料（2人分）

大根 … 6cm
スライスベーコン … 2 枚
薄力粉 … 適量
サラダ油 … 小さじ 2
油 … 大さじ 1 と ½
バター … 10g
A | にんにく（すりおろし） … ½ かけ
 | 酒、みりん、しょうゆ … 各大さじ 1 と ½

作り方

1 大根は皮を厚めにむいて 1cm厚さの輪切りにし、両面に十字の切り込みを入れる。ベーコンは 2cm幅に切る。

2 フライパンにサラダ油を中火で熱し、1 の大根に薄く薄力粉をまぶし、両面を 3 分焼く。酒をふり、ふたをして弱めの中火でときどき返しながら、8 分ほど蒸し焼きにして器に盛る。

3 フライパンをさっとふき、バターを熱してベーコンを炒める。カリッとしてきたら、混ぜ合わせた A を加えて煮立て、2 にかける。

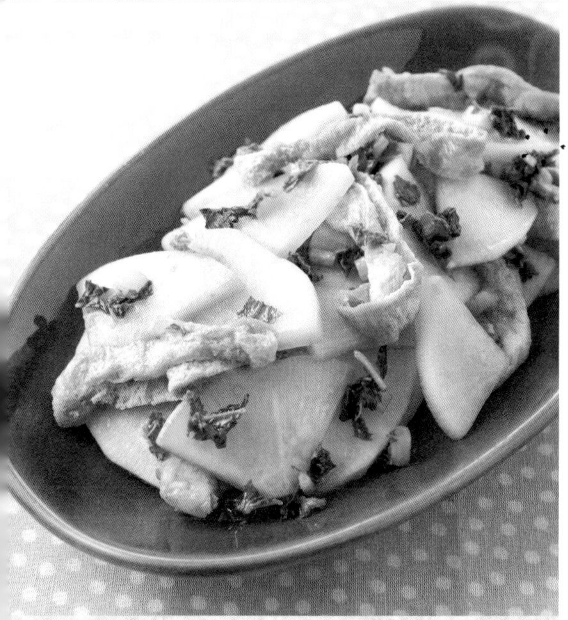

ゾクゾクする寒気のあるかぜ症状に！

塩もみ大根のしょうが炒め

材料（2人分）

大根 … ¼ 本（300g）
大根の葉 … 20g
油揚げ … 1 枚
しょうが（みじん切り） … ½ かけ
サラダ油 … 大さじ ½
A | 酒 … 大さじ 1
 | オイスターソース … 小さじ 2
 | しょうゆ … 小さじ 1

作り方

1 大根は 5mm厚さのいちょう切りにする。塩小さじ ½（分量外）ふって軽くもみ、5 分おいて水けを絞る。大根の葉と油揚げは 1cm幅に切る。

2 フライパンにサラダ油、しょうがを中火にかけ、香りが出たら 1 の大根を炒める。油がまわったら、大根の葉、油揚げを加えて炒め合わせ、A で味をととのえる。

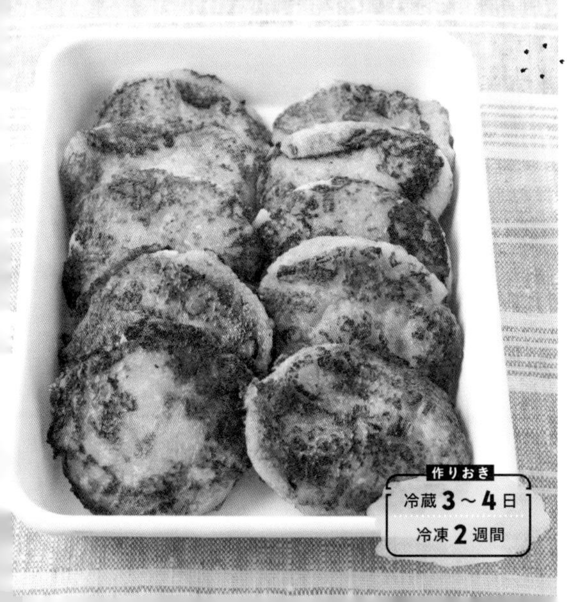

モチモチした食感が最高！おやつにも◎

大根もち

材料（作りやすい分量）

大根 … ½ 本（600g）
かに風味かまぼこ … 4 本
A | 片栗粉 … 大さじ 4
 | 薄力粉 … 大さじ 2
 | 溶けるチーズ … 50g
 | 鶏ガラスープの素、塩 … 各小さじ ½
ごま油 … 大さじ 1

作り方

1 大根は皮をむいて粗くすりおろし、軽く水けをきる。かに風味かまぼこは手でさき、A とともに大根と混ぜ合わせる。

2 フライパンにごま油を中火で熱し、1 を 10 等分にしてスプーンで丸く広げ入れる。焼き色がついたら裏返し、ふたをして弱めの中火で 3 ～ 4 分焼く。

＊痰湿タイプは体内に老廃物がたまりやすいので控えめにしましょう。

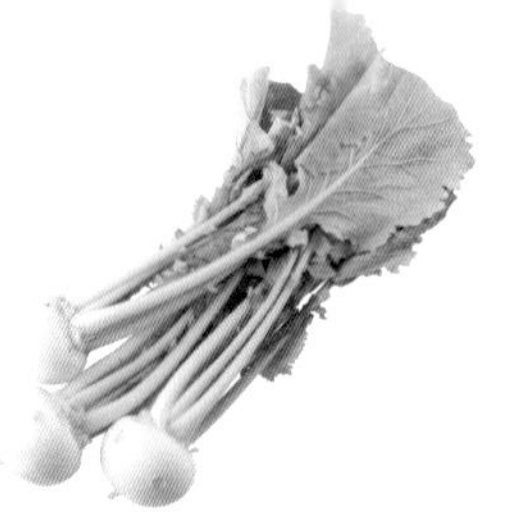

かぶ

冷えた胃腸を温め、炎症を抑える

かぶは五性《ごせい》では温性《おんせい》の食材で、**「脾《ひ》」に働きかけておなかを温めてくれます。 その結果、食欲不振や消化不良の緩和、 おなかの張りなど冷えによる胃腸トラブルの改善につながります。** また、**冬場など手足の冷えが気になる人にもおすすめです。**

さらに**大根と同様に咳や吐き気を止め、熱を持った吹き出物や腫れ物などの炎症をしずめるのにも効果的です。**同時にのぼせやほてり、高血圧やイライラの改善にも役立ちます。

基本は加熱して食べることをおすすめしていますが、生食にも、しもやけやあかぎれ、声がれなどを緩和する作用があります。

食材memo

五性

寒　平　温　熱

五味

酸　甘　辛　鹹　苦

五臓

肝　心　脾　肺　腎

体質： 気虚・気滞

主な効能

- □ カラダを温める
- □ 手足の冷えを改善する
- □ 胃腸の働きを整える

旬： 3～5月、10～12月

えびもカラダを温める食材！Wで冷えを撃退！

かぶとえびのとろみ煮

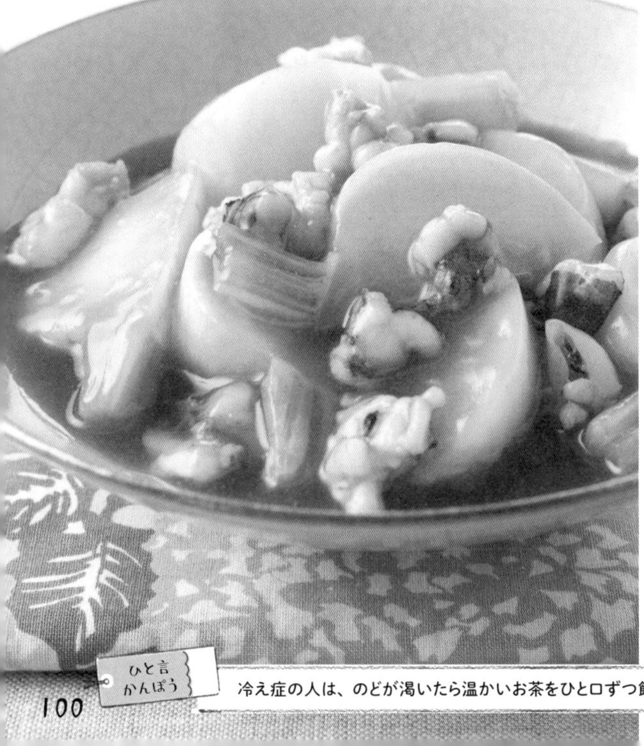

材料（2人分）

かぶ…3個
むきえび…6尾
塩、酒、片栗粉…各適量
A | 水…1カップ（200㎖）
| 顆粒和風スープの素…小さじ½
| 酒、みりん、しょうゆ…各大さじ1
| 砂糖…小さじ½
水溶き片栗粉
| 片栗粉、水…各小さじ1

作り方

1. かぶは茎を2㎝残して皮をむき、4～6等分に切る。えびは背わたがあれば除き、粗く刻んで塩、酒、片栗粉をまぶす。
2. 鍋にA、かぶを入れて中火にかけ、煮立ったら弱火にして4～5分煮る。
3. えびを加えて3分煮て、水溶き片栗粉でとろみをつける。

ひと言かんぽう　冷え症の人は、のどが渇いたら温かいお茶をひと口ずつ飲みましょう。水をとりすぎると冷えが悪化してしまいます。

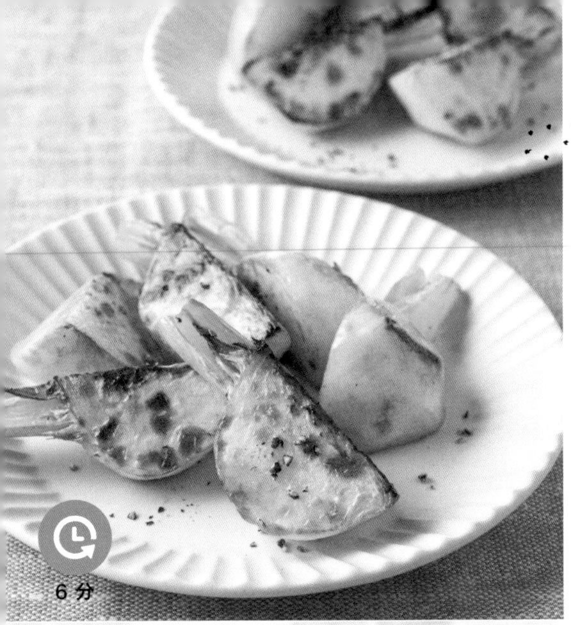

ほっくりした食感と甘みがやみつきです！

かぶのソテー

材料（2人分）

かぶ…2個
オリーブオイル…大さじ½
塩、粗びき黒こしょう
…各適量

作り方

1 かぶは茎を2㎝残して皮をむき、4等分に切る。
2 フライパンにオリーブ油を中火で熱し、かぶを並べ入れる。上下を返しながら全体に焼き色がつくまで3～4分焼き、塩をふる。
3 器に1を盛り、粗びき黒こしょうをふる。

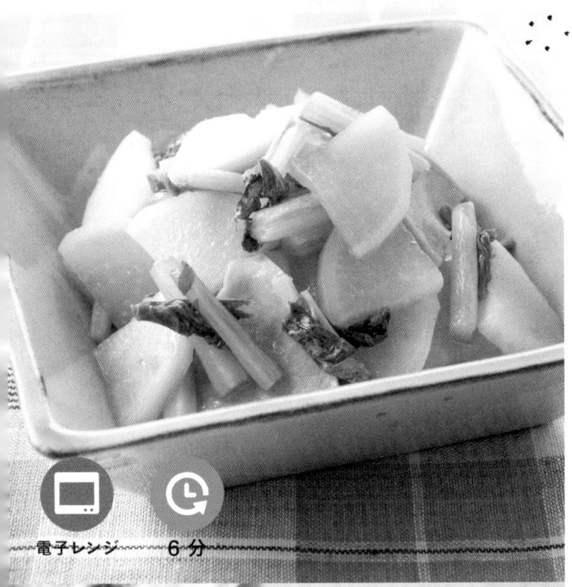

思い立ったらすぐできちゃう！

かぶのホットサラダ

材料（2人分）

かぶ…2～3個
ハム…2枚
A オリーブオイル…小さじ2
　塩…少々
しょうゆ…小さじ2
ゆずこしょう…小さじ¼

作り方

1 かぶは皮をむき、5㎜厚さのいちょう切りにする。かぶの葉は2㎝長さに切る。ハムは6等分の放射状に切る。
2 耐熱ボウルに1を入れてAを加えて混ぜ、ふんわりとラップをかけて電子レンジで4分加熱する。
3 2にしょうゆ、ゆずこしょうを加えてあえる。

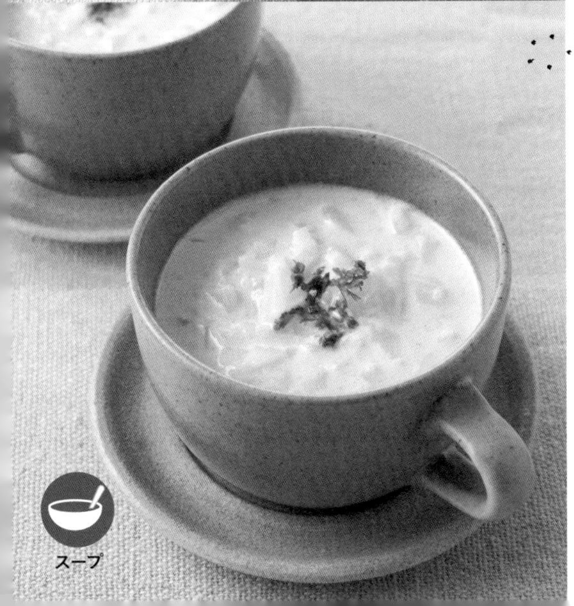

ミキサーなしなのにとろっとおいしい！

かぶの豆乳ポタージュ

材料（2人分）

かぶ…3個
玉ねぎ…¼個
バター…10g
水…1カップ(200㎖)
A 無調整豆乳
　…1と½カップ(300㎖)
　顆粒コンソメスープの素
　…小さじ2
塩、こしょう…各適量

作り方

1 かぶは皮をむいて8㎜厚さの半月切りにする。玉ねぎはみじん切りにする。
2 鍋にバターを中火で熱し、玉ねぎを炒める。しんなりしてきたらかぶを加えて炒め、全体に油がまわったら、水を加えてやわらかくなるまで5～6分煮る。
3 木べらなどでかぶをつぶし、Aを加えて2～3分煮て、塩、こしょうで味をととのえる。器に盛り、お好みでパセリを飾る。

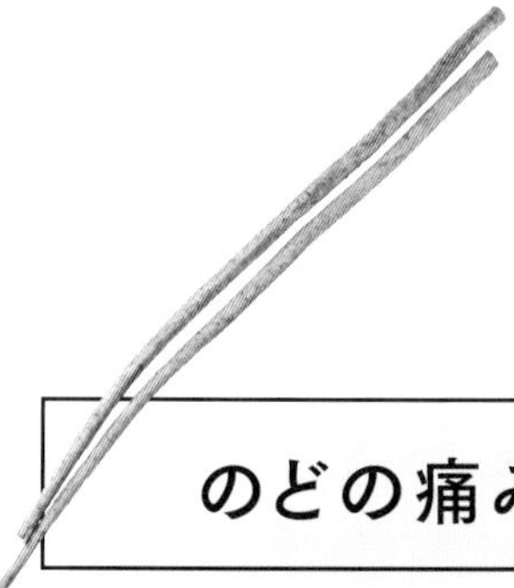

ごぼう

のどの痛みや便秘の改善に！

ごぼうは中国では古くから生薬としても用いられてきた野菜のひとつです。**解毒作用があるので、カラダにこもった熱を冷まし、のどの痛み、熱をもった腫れ物、吹き出物などを改善する働きがあります。**また、「肺《はい》」の機能を高めるので、**かぜや花粉症を予防したり、しつこい痰を抑える働きもあります。**

野菜の中でもっとも**食物繊維が豊富ともいわれ、大腸に働きかけて便通をスムーズにしてくれます。**根菜のごぼうはカラダを温めるイメージがあるかもしれませんが、五性《ごせい》で分類すると涼性《りょうせい》。冷えやすい人や、胃腸が弱い人は食べすぎに注意しましょう。

食材memo

五性
寒 涼 平 温 熱

五味
酸 甘 辛 鹹 苦

五臓
肝 心 脾 肺 腎

体質：痰湿

主な効能
- □ こもった熱を冷ます
- □ のどの痛みをやわらげる
- □ 便秘を改善する

旬：11～2月、4～5月

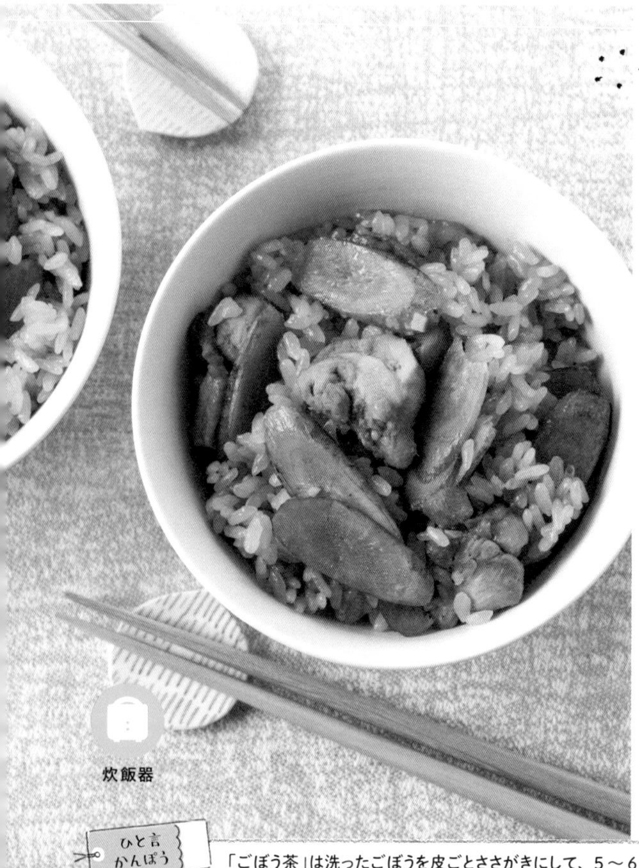

炊飯器

体力が落ちているときにぴったり！

鶏ごぼうの炊き込みごはん

材料（作りやすい分量）

ごぼう…1本
米…2合
もち米…1合
鶏もも肉…1枚（300g）
しょうが（みじん切り）…1かけ
サラダ油…大さじ½
A しょうゆ…大さじ4
みりん…大さじ3
酒…大さじ2
砂糖…小さじ1

作り方

1 米ともち米はといで30分吸水させ、水けをきる。

2 ごぼうは皮をこそげて斜め薄切りにし、水にさらして水けをきる。鶏肉は2cm角に切る。フライパンにサラダ油を中火で熱し、鶏肉を炒め、色が変わったらごぼうを加えて1分ほど炒める。Aを加えてふたをして2分ほど煮て、具材と汁に分けておく。

3 1に2の冷めた煮汁を加えて混ぜ、3合の日盛りより4mmほど少ない水加減にする。2の具材、しょうがをのせて混ぜずに炊飯する。

ひと言かんぽう
「ごぼう茶」は洗ったごぼうを皮ごとささがきにして、5～6時間天日干しにし、フライパンでから煎りしたら完成！煮出して飲んでください。

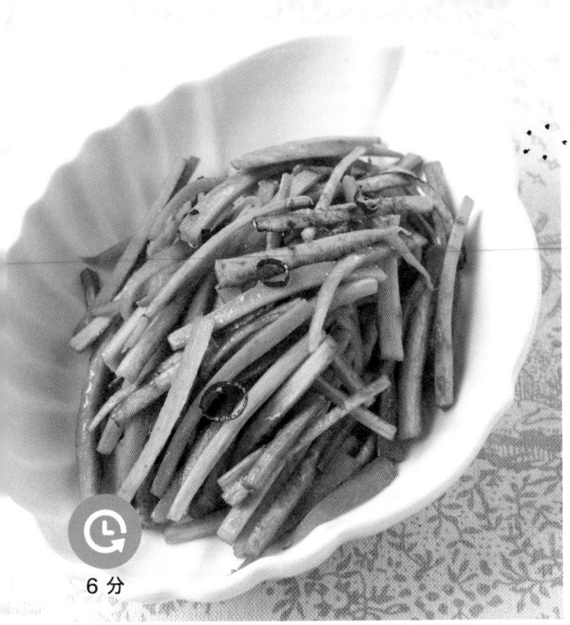

定番のお惣菜は花粉症予防にも◎

きんぴらごぼう

材料（2人分）

ごぼう…1本
にんじん…5cm
ごま油…大さじ½
赤唐辛子（輪切り）…½本
酒…大さじ1
A しょうゆ、みりん…各大さじ1

作り方

1 ごぼうは皮をこそげ、繊維に沿って5cm長さの細切りにし、水にさらして水けをきる。にんじんも細切りにする。
2 フライパンにごま油、赤唐辛子を中火で熱し、1を炒める。少ししんなりしてきたら、酒をふってふたをし、1分ほど蒸し焼きにする。Aを加えて汁けがなくなるまで全体にからめる。

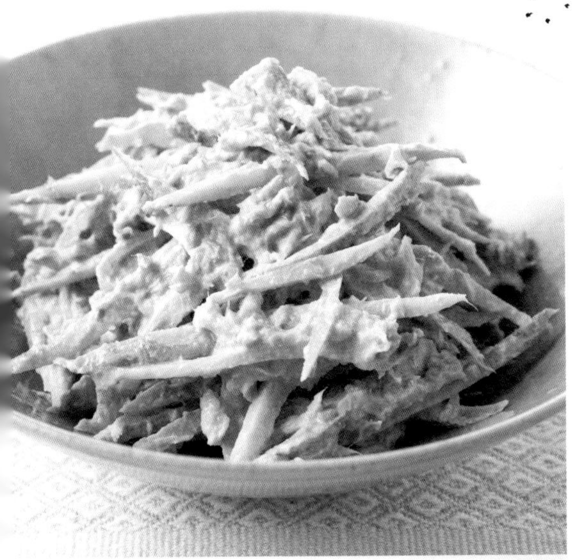

食物繊維が豊富なのでよく噛んで消化の吸収を助けて

ごぼうのみそマヨあえ

材料（2人分）

ごぼう…1本
A ツナ油漬け缶（缶汁をきる）…小1缶（70g）
マヨネーズ…大さじ2
みそ…小さじ2
青のり粉…小さじ1

作り方

1 ごぼうは皮をこそげ、繊維を断つように5cm長さの細切りにし、水にさらす。
2 鍋に湯を沸かし、沸騰したら1を入れて5分ほどゆでて、水けをきり、粗熱をとる。
3 混ぜ合わせたAで2をあえる。

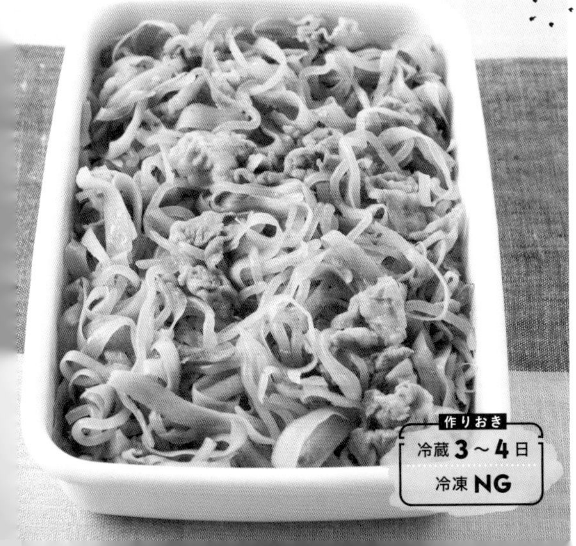

作りおき
冷蔵3～4日
冷凍NG

しらたきを足せばしつこい便秘も解消！

ごぼうとしらたきの甘辛煮

材料（作りやすい分量）

ごぼう…1本
豚切り落とし肉…100g
しらたき（アク抜き済み）…½袋（150g）
サラダ油…大さじ½
A だし汁…½カップ（100mℓ）
酒、みりん、しょうゆ、オイスターソース…各大さじ1

作り方

1 ごぼうは皮をこそげてささがきにし、水にさらして水けをきる。しらたきは食べやすい長さに切る。
2 フライパンにサラダ油を中火で熱し、豚肉を炒める。肉の色が変わったら、ごぼうを加え、しんなりしてきたらしらたきを加えて炒め合わせる。
3 Aを加えて煮立ったら、ふたをして弱めの中火で10分ほど煮る。

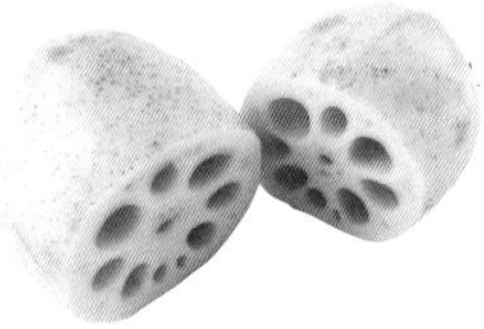

れんこん

乾燥による不調からカラダを守る

秋は急激に空気が乾燥してくるので、「肺《はい》」がしっかり働くように栄養を与えてあげることが秋の養生の基本とされています。そんなときに食べてほしいのがれんこんです。

れんこんには**「肺」の働きを整える力があり、カラダ全体に潤いをもたらします。のどの痛み、止まらない咳、しつこい痰などを改善します。**また、**こもった熱を冷ましながら、血流をよくして足腰の弱りを改善し、鼻血や不正出血などにも効果的です。**

すりおろしたれんこんを絞った汁100㎖を、熱湯で薄めて少量のはちみつを加える「れんこん湯」は、かぜを引いたときにおすすめです。

食材memo

五性

寒　平　温　熱

五味

酸　甘　辛　鹹　苦

五臓

肝　心　脾　肺　腎

体質： 血虚・瘀血・陰虚

主な効能

- □ 咳・痰を抑える
- □ のどの痛みをやわらげる
- □ 血流をよくする

旬： 11～5月

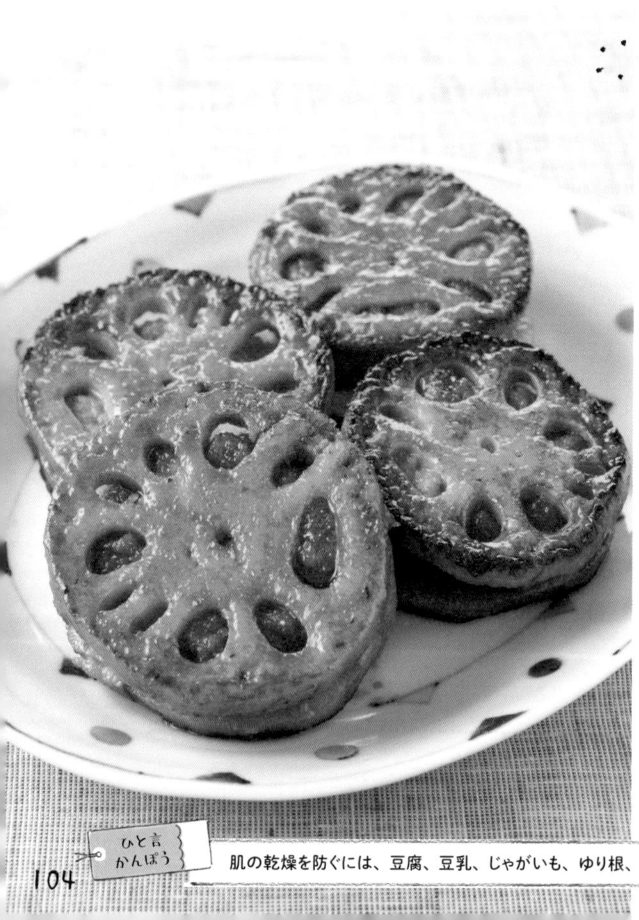

潤いをチャージできるコクうまおかず！

れんこんのひき肉サンド焼き

材料（2人分）

れんこん … 小1節（200g）

A
- 豚ひき肉 … 100g
- 酒 … 大さじ1
- 塩 … 小さじ¼
- 粗びき黒こしょう … 少々
- 片栗粉 … 大さじ1

薄力粉 … 適量
サラダ油 … 大さじ1

B
- しょうゆ … 大さじ1と½
- みりん、砂糖 … 大さじ½

作り方

1. れんこんは5㎜厚さの輪切りにし、酢水（分量外）にさらして水けをふく。Aはよく練り混ぜて4等分にし、2枚のれんこんではさみ、全体に薄力粉をまぶす。全部で4個作る。
2. フライパンにサラダ油を中火で熱し、1を焼く。両面に焼き色がついたら、ふたをして弱めの中火で5～6分蒸し焼きにする。
3. 余分な脂をふき、混ぜ合わせたBを加えて全体にからめる。

ひと言かんぽう
肌の乾燥を防ぐには、豆腐、豆乳、じゃがいも、ゆり根、りんご、梨、白ごまなど、白い食べものがおすすめです。

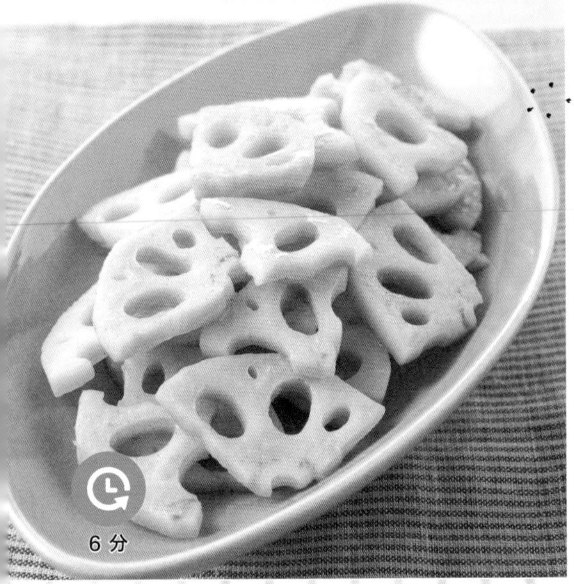

ナンプラーでエスニック風に！

れんこんの変わりきんぴら

材料（2人分）

れんこん
…小1節（200g）
サラダ油…大さじ½
酒…大さじ1
A ナンプラー…小さじ2
　砂糖…ふたつまみ
　こしょう…少々

作り方

1 れんこんは5mm厚さのいちょう切りにし、酢水（分量外）にさらして水けをきる。

2 フライパンにサラダ油を中火で熱し、1を炒める。れんこんが透き通ってきたら酒をふり入れ、Aを加えて全体にからめる。

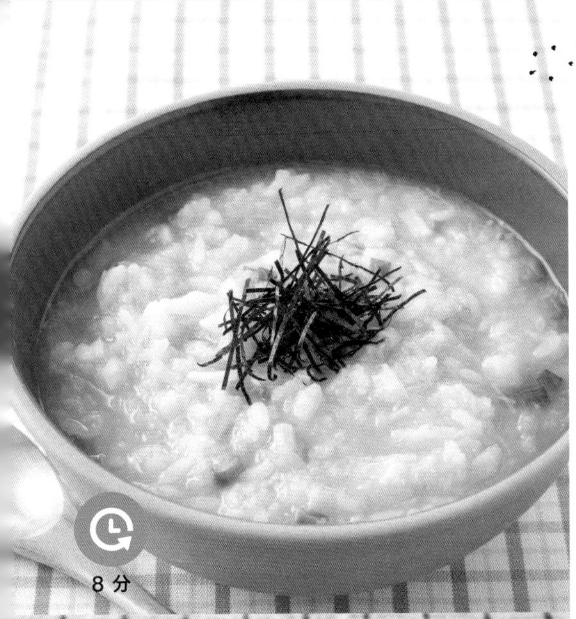

夏バテや下痢ぎみのときにはこれ！

れんこんぞうすい

材料（2人分）

れんこん
…小1節（200g）
冷たいごはん…200g
A ほたて水煮缶…1缶（80g）
　水…1と½カップ（300㎖）
　しょうが（すりおろし）
　　…1かけ
　小ねぎ（小口切り）…2本
塩…小さじ¼
刻みのり…適量

作り方

1 ごはんはさっと洗い、水けをきる。れんこんは皮をむいてすりおろす。

2 鍋に1、Aを入れて弱火にかけ、ごはんがやわらかくなるまで5～6分煮る。塩で味をととのえて小ねぎを混ぜて火を止める。器に盛り、刻みのりをのせる。

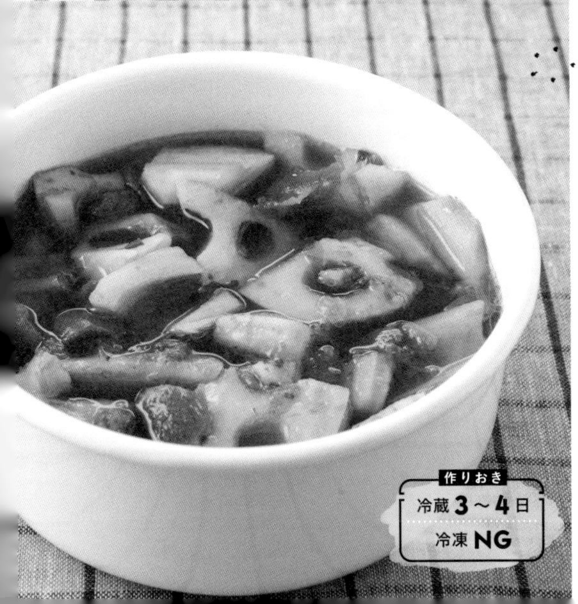

梅干しの酸味には食欲増進作用！

れんこんの梅おかか煮

材料（作りやすい分量）

れんこん…1節（300g）
梅干し…2個
サラダ油…小さじ2
A だし汁
　　…1カップ（200㎖）
　しょうゆ…大さじ1と½
　酒、みりん…各大さじ1
　砂糖…大さじ½
かつお節…1パック（2.5g）

作り方

1 れんこんは小さめの乱切りにし、酢水（分量外）にさらして水けをきる。

2 フライパンにサラダ油を中火で熱し、1を炒める。油がまわったらAを加え、煮立ったら梅干しをちぎり入れ、落としぶたをして弱めの中火で10～12分煮る。かつお節を加えてさっと煮る。

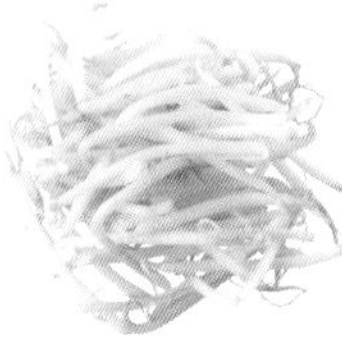

緑豆もやし

食べすぎを防いで、むくみをケア

緑豆もやしは緑豆を発芽させた新芽のこと。**中医学では緑豆と効能は変わらず、「心《しん》」にこもった熱を冷まし、カラダの潤いを守る作用があります。 余分な水分を排出させるデトックス効果も期待でき、むくみ、 二日酔い、 尿が出にくいときにもおすすめです。**

胃熱《いねつ》がこもった状態を「胃熱」といいます。その状態が続くとたくさん食べても満足できなく感じたり、唇が乾燥して荒れてしまうことも。そんなときに緑豆もやしはもってこいの食材なのです。

カラダを冷やす属性なので、にんにくやしょうが、にらなど、カラダを温める食材と組み合わせていただきましょう。

食材memo

五性

寒　平　温　熱

五味

酸　甘　辛　鹹　苦

五臓

肝　心　脾　肺　腎

体質： 痰湿

主な効能

□ のぼせ・ほてりをしずめる
□ むくみを改善する
□ 食べすぎを防ぐ

旬： 通年

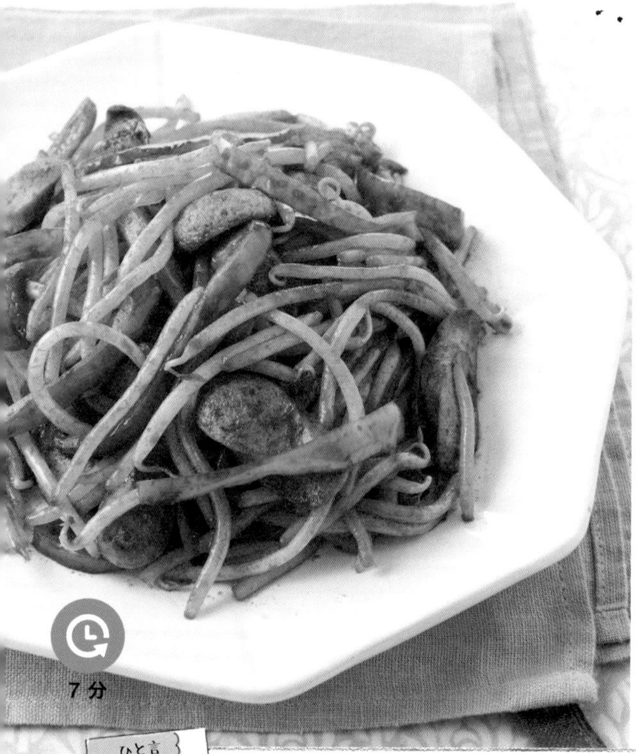

7分

ヘルシーなのに食べごたえバッチリ！

もやしナポリタン

材料（2人分）

緑豆もやし…1袋（200g）
ピーマン…2個
ウインナー… 3本
サラダ油…大さじ½
A | トマトケチャップ…大さじ2
　| しょうゆ…大さじ½
　| 塩、こしょう…各少々

作り方

1. もやしはひげ根を除く。ピーマンは細切りにする。ウインナーは斜め切りにする。
2. フライパンにサラダ油を中火で熱し、ウインナーを炒める。カリッとしてきたら、ピーマン、もやしを加えて炒め合わせる。
3. 全体に油がまわったら、Aを加えて全体にからめる。

ひと言かんぽう
こもった熱をそのままにしておくと、めまいや動悸、そして不眠やイライラにつながります。特に夏場に起こりやすいのでご注意を。

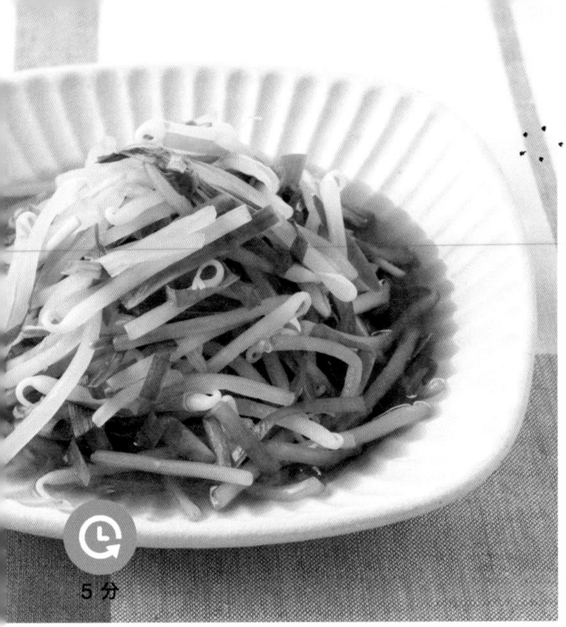

火が通りやすいので短時間で仕上げて

もやしとにらの煮びたし

材料（2人分）

緑豆もやし…1袋（200g）
にら…½束

A
- だし汁…1カップ（200mℓ）
- みりん、しょうゆ…各大さじ1
- 砂糖…小さじ1

作り方

1. もやしはひげ根を除く。にらは4cm長さに切る。
2. フライパンにAを入れて中火にかけ、煮立ったらもやしを加えて上下を返しながらしんなりするまで2～3分煮る。にらを加えて1～2分煮て火を止める。

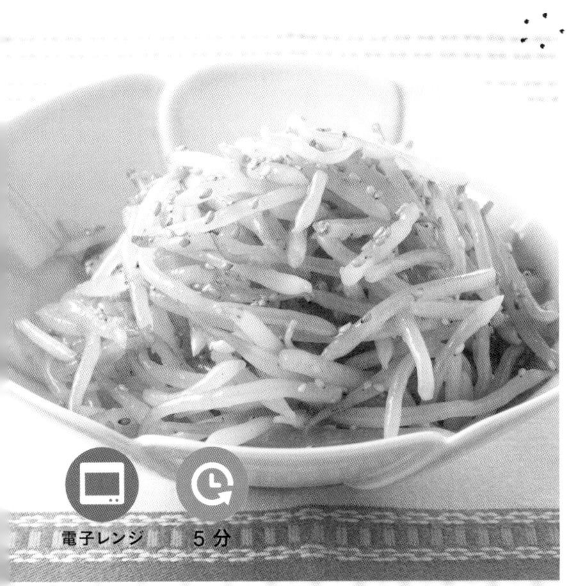

飽きのこない味でカラダも喜ぶ！

もやしナムル

材料（2人分）

緑豆もやし…1袋（200g）
塩…少々

A
- 鶏ガラスープの素…小さじ1
- ごま油、いりごま（白）…各大さじ1
- しょうが（すりおろし）、こしょう…各少々

作り方

1. もやしはひげ根を除く。耐熱ボウルに入れて塩をふり、混ぜる。
2. ふんわりとラップをかけ、電子レンジで2分加熱し、粗熱をとる。
3. 2の水けを絞り、Aであえる。

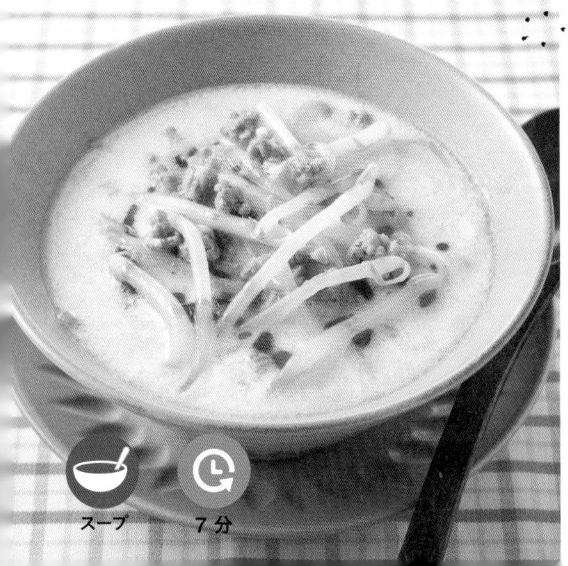

もやし×豆乳のデトックスレシピ

もやしの豆乳スープ

材料（2人分）

緑豆もやし…1袋（200g）
豚ひき肉…80g
にんにく（みじん切り）…½かけ
ごま油…大さじ½

A
- 水…1と½カップ（300mℓ）
- 鶏ガラスープの素…小さじ2

無調整豆乳…1カップ（200mℓ）
ラー油…少々

作り方

1. もやしはひげ根を除く。
2. 鍋にごま油、にんにくを中火で熱し、香りが出たらひき肉を炒める。肉の色が変わったら1を加えて炒め合わせる。
3. もやしに油がまわったら、Aを加えて3分ほど煮て、豆乳も加えて1分ほど煮て火を止める。器に盛り、ラー油をたらす。

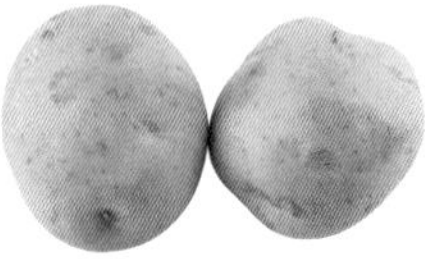

じゃがいも

胃腸を強くするやさしい相棒

じゃがいもは「脾《ひ》」の働きを整えて「気《き》」を補う食材です。**胃腸に負担をかけにくいので、虚弱体質で栄養補給をしたい人や、高齢の方に向いています。**また、**胃腸を元気にして消化吸収を促し、便秘を改善します。**子どもも大人も好きなフライドポテトですが、油で揚げているので中医学的には体調をくずしやすくなります。できるだけ控えたいところです。

食材memo

五性
寒　平　温　熱

五味
酸　甘　辛　鹹　苦

五臓
肝　心　脾　肺　腎

体質：気虚

旬：5～6月、9～12月

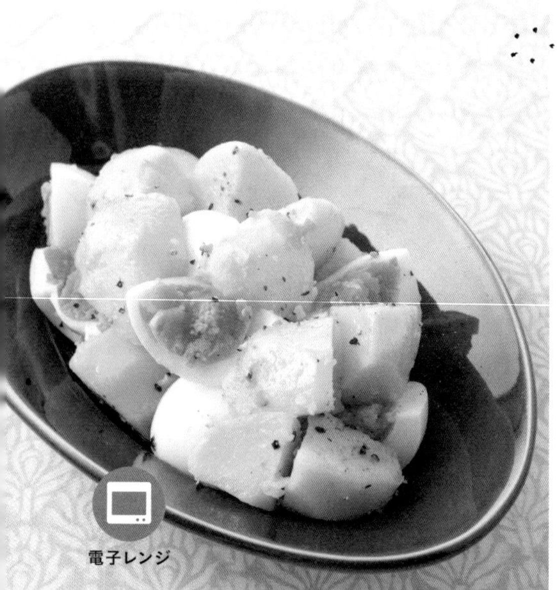

塩、こしょうでシンプルに味わって

じゃがいものオイルあえ

材料（2人分）

じゃがいも…2個
ゆで卵…2個
A オリーブオイル…大さじ1
　塩、粗びき黒こしょう…各適量

作り方

1 じゃがいもは皮をむいて6等分に切り、水にさらして水けをきる。耐熱ボウルに入れてふんわりとラップをかけ、電子レンジで4分加熱する。
2 ゆで卵は4つ割りにする。
3 1をAであえてから2を加えてあえる。

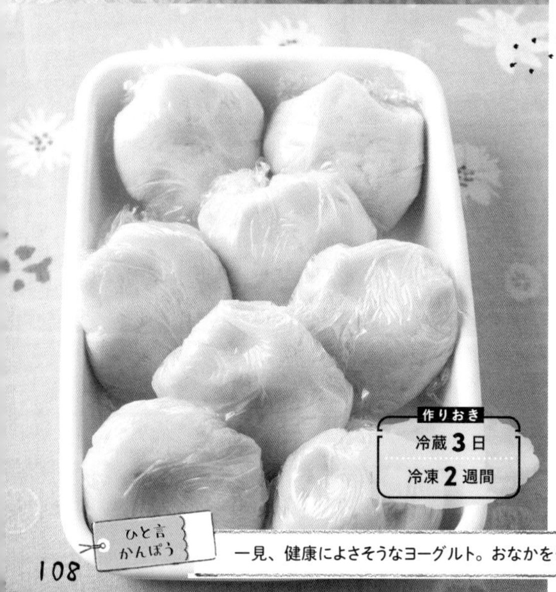

乳製品を使わないからさっぱりした仕上がりに

和風マッシュポテト

材料（作りやすい分量）

じゃがいも…4個
オリーブオイル…大さじ½
A 無調整豆乳…½カップ（100mℓ）
　みそ…大さじ½
塩、こしょう…各適量

＊冷凍するときは、冷めたら1回分ずつ薄く平らに広げてラップでぴっちりと包み、保存袋に入れる。

作り方

1 じゃがいもは皮をむき、ひと口大に切って水にさらす。
2 鍋に1とかぶるくらいの水を入れて中火にかけ、やわらかくなるまでゆでる。水分をとばして粉ふきいも状態になったら、火を止めて熱いうちにつぶす。
3 オリーブオイルを加えて混ぜ、混ぜ合わせたAも混ぜる。再び弱火にかけ、少しぽってりするまで練り、塩、こしょうで味をととのえる。

ひと言かんぽう　一見、健康によさそうなヨーグルト。おなかをくだしがちな人はかえって消化不良を起こしやすいので控えましょう。

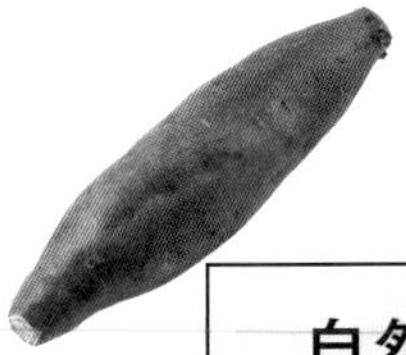

さつまいも

自然な甘味で食欲と体力を取り戻す

さつまいもには**胃腸の働きを整えて疲れをとり、落ちてしまった食欲を回復させるパワーがあります。**また、さつまいもの甘味は**「脾《ひ》」を整えてカラダにたまった水分を排出する働きもあるので、便秘やむくみの改善にも役立ちます。**特にジメジメした蒸し暑い季節にも、積極的にとりたい食材です。皮にも栄養があるのでよく洗ってできるだけ皮ごと使いましょう。

食材memo

五性
寒　平　温　熱

五味
酸　甘　辛　鹹　苦

五臓
肝　心　脾　肺　腎

体質： 気虚・血虚・陰虚

旬： 10～1月

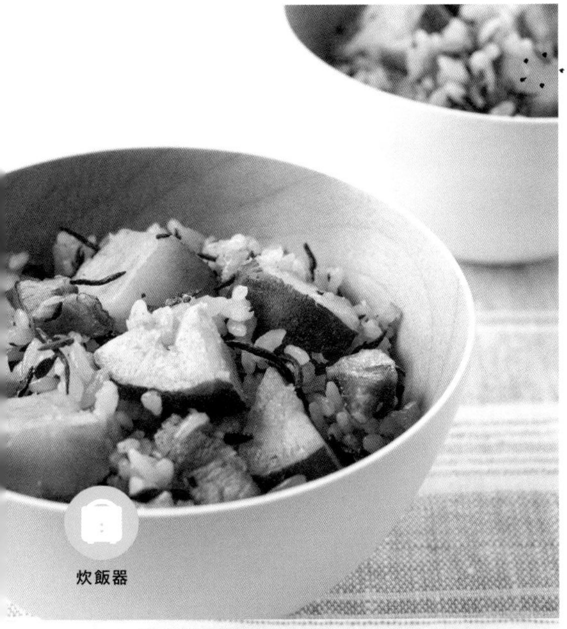

むくみの改善にうれしい組み合わせ！

さつまいもとひじきの炊き込みごはん

材料（作りやすい分量）

さつまいも …大1本（250g）
芽ひじき（さっと洗う）… 大さじ2
ブロックベーコン … 50g
白米 … 2合
A | 顆粒コンソメスープの素、しょうゆ … 各小さじ2
　| 塩 … ふたつまみ

作り方

1 米はといで30分吸水させ、水けをきる。
2 さつまいもはよく洗い、皮つきのまま2cm角に切り、水にさらして水けをきる。芽ひじきはさっと洗って水けをきる。ベーコンは5mm角に切る。
3 1にAを入れてよく混ぜてから水（分量外）を2合の目盛りまで入れる。2をのせ、普通に炊飯する。炊けたら5分ほど蒸らして混ぜる。

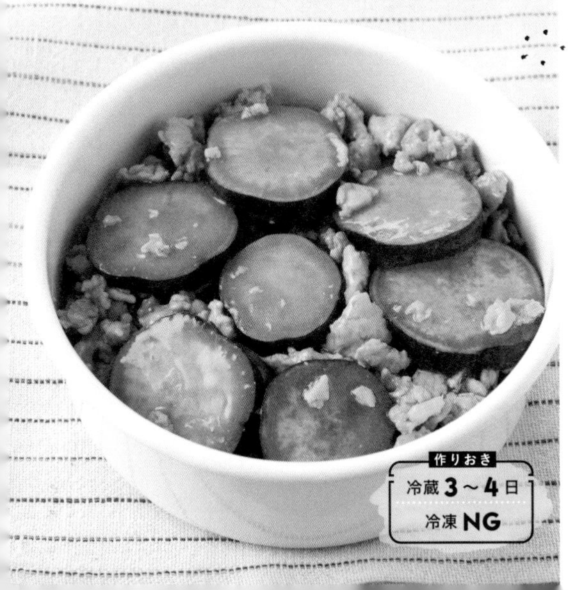

やさしい甘さがクセになるおいしさ！

さつまいものそぼろ煮

材料（作りやすい分量）

さつまいも …2本（300g）
鶏ひき肉 … 150g
サラダ油 … 大さじ½
A | だし汁 …1と¼カップ（250mℓ）
　| 酒、みりん、しょうゆ … 各大さじ1と½
　| 砂糖 … 小さじ2
水溶き片栗粉
　| 片栗粉 … 小さじ1
　| 水 … 小さじ2

作り方

1 さつまいもはよく洗って皮つきのまま、1cm厚さの輪切りにし、水にさらして水けをきる。
2 フライパンにサラダ油を中火で熱し、ひき肉を炒める。色が変わったら、1、Aを加えて煮立たせ、ふたをして弱火でさつまいもがやわかくなるまで8～10分煮る。水溶き片栗粉でとろみをつける。

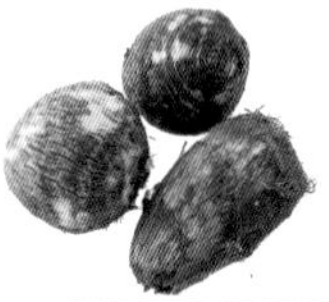

里いも

消化器系と呼吸器系の不調に！

里いもの五味《ごみ》は2つあります。**ひとつは甘味《かんみ》で、「脾《ひ》」に働きかけて胃腸の働きを整えてくれる作用があります。もうひとつは辛味《しんみ》で、「肺《はい》」を元気にする役割があり、咳や痰、肌や髪の乾燥、のどや鼻のトラブルなどの症状に効果的です。** 特に秋は「肺」に負担がかかる季節なので、里いも料理で抵抗力をつけて乗りきりましょう。

食材memo

五性
寒　平　温　熱

五味
酸　甘　辛　鹹　苦

五臓
肝　心　脾　肺　腎

体質： 痰湿

旬： 8～12月

レンジ加熱でラクチン調理！

里いもの梅マヨごまあえ

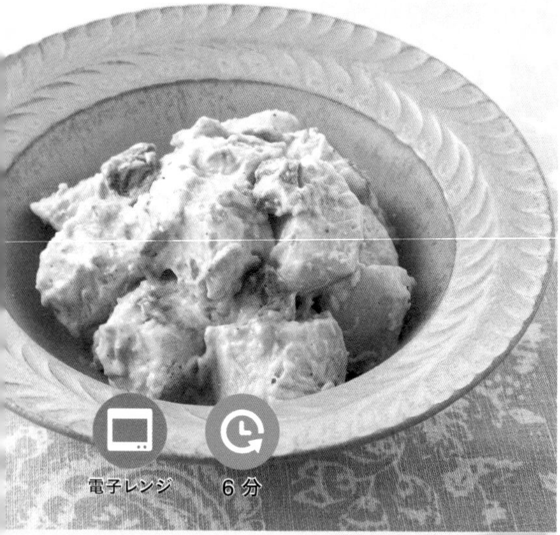

材料（2人分）

里いも … 3 個

A
- マヨネーズ … 大さじ 2
- 梅干し（種を除いて包丁でたたく）… 1 個
- すりごま（白）… 大さじ 1

作り方

1. 里いもはよく洗って濡れたまま 1 個ずつラップで包み、電子レンジで 3 分～3 分 30 秒加熱する。水にさらしてから皮をむき、ひと口大に切る。
2. ボウルに A を混ぜ合わせ、1 を加えてあえる。

のどを潤してかぜの症状をやわらげます

里いものだし煮

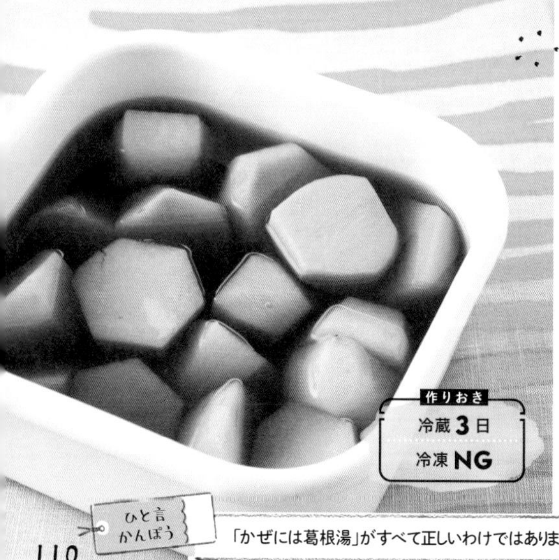

材料（作りやすい分量）

里いも … 6 ～ 8 個

A
- だし汁 … 1 と ½ カップ（300mℓ）
- しょうゆ … 大さじ 2
- みりん … 大さじ 1 と ½

作り方

1. 里いもはよく洗って皮をむき、塩もみ（分量外）をしてぬめりをとり、半分に切る。鍋に里いも、かぶるくらいの水を入れて中火にかけ、沸騰したら 3 分ほどゆでて、流水で洗う。
2. 1 の鍋をきれいにし、里いも、A を入れて中火にかけ、煮立ったら落としぶたをして弱めの中火で 10 分ほど煮る。

ひと言かんぽう
「かぜには葛根湯」がすべて正しいわけではありません。のどの痛みや、熱っぽいかぜの場合、むしろ悪化するので「銀翹散《ギンギョウサン》」などの冷ます漢方薬を選んで。

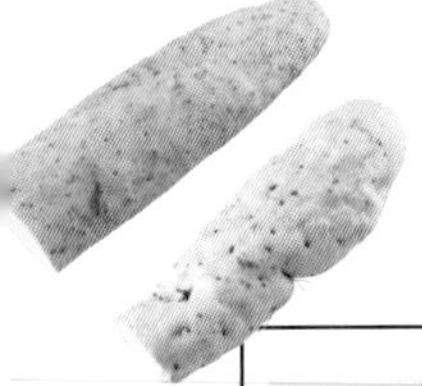

長いも・大和いも

下痢と咳をしずめて気力も充実

長いも・大和いもは中国では**「山薬」という滋養強壮の薬の原料として用いられるほどパワーのある食材**です。**消化吸収を促して胃腸を丈夫にし、気力を充実させます。**ほかにも**下痢を止めたり、咳をしずめたりする働きもあります。**ただ、生のまますりおろして食べると、カラダに余分な水分をため込み、頭が重く感じることもあるので、加熱していただきます。

食材memo

五性
寒　平　温　熱

五味
酸　甘　辛　鹹　苦

五臓
肝　心　脾　肺　腎

体質：気虚・陰虚

旬：10～3月

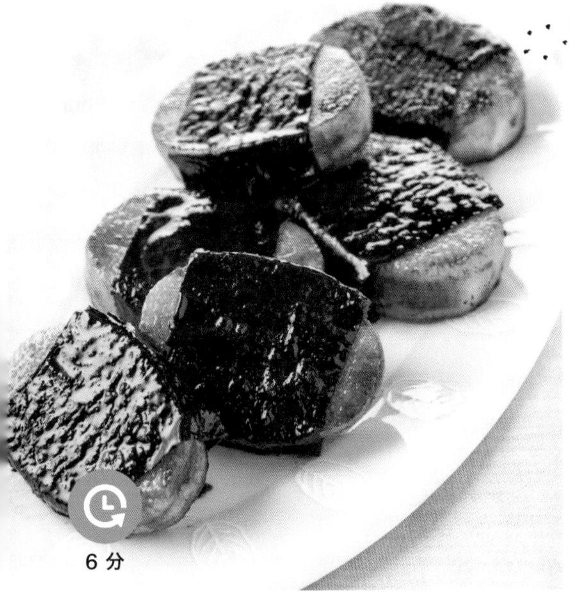

6分

ホクホクの口当たりがやみつきです

長いもの磯辺焼き

材料（2人分）

長いも … 6cm（200g）
焼きのり（おにぎり用）… 1枚
バター … 10g
A | みりん、しょうゆ … 各大さじ1
砂糖 … 小さじ1

作り方

1. 長いもは皮をむき、1.5cm厚さの輪切り、大きいものは半月切りにする。焼きのりは6等分に切り、長いもに巻きつける。
2. フライパンにバターを中火で熱し、1の巻き終わりを下にして並べ入れ、上下を返しながら2～3分焼く。
3. 混ぜ合わせたAを加えて全体にからめる。

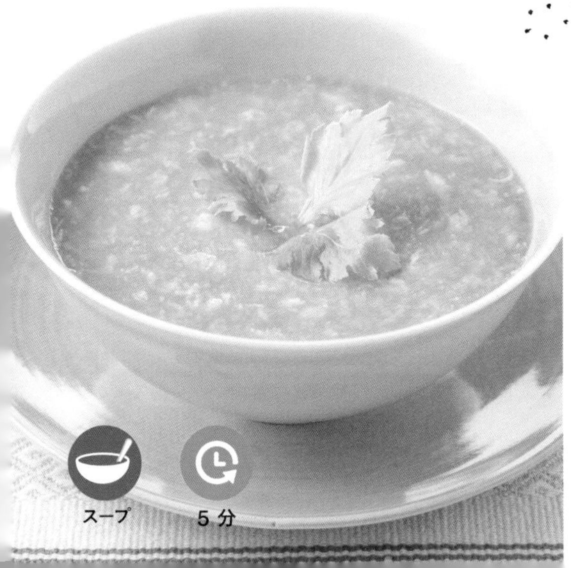

スープ　5分

やさしい味わいなのにスタミナ満点！

大和いものすりながし中華スープ

材料（2人分）

大和いも … 100g
A | 水 … 1と½カップ（300mℓ）
酒 … 大さじ1
鶏ガラスープの素、オイスターソース、しょうゆ … 各小さじ1

作り方

1. 大和いもは皮をむき、すりおろす。
2. 鍋にAを入れて中火にかけ、煮立ったら1を加えて混ぜ、1分ほど煮て火を止める。器に盛り、お好みで三つ葉を飾る。

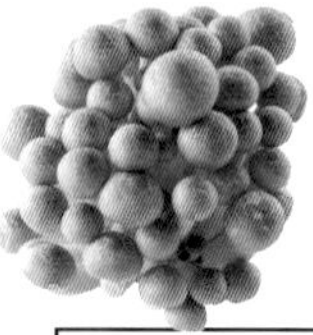

しめじ

コロコロ便を解消して美肌に

しめじには「血《けつ》」を補う作用に加え、こもった熱を冷ます涼性《りょうせい》の性質があります。**コロコロ便など体内の潤いが不足して起こる便秘に効果的で、スムーズな排便を促してくれます。**また、**便秘による肌荒れの改善**もさることながら、**月経で失われる「血」を補給できるので、血虚対策の改善にも役立ちます。**カラダを温めるにんにく、しょうが、ねぎ類と一緒に食べましょう。

食材memo

五性
寒　涼　平　温　熱

五味
酸　甘　辛　鹹　苦

五臓
肝　心　脾　肺　腎

体質：気虚・血虚

旬：通年

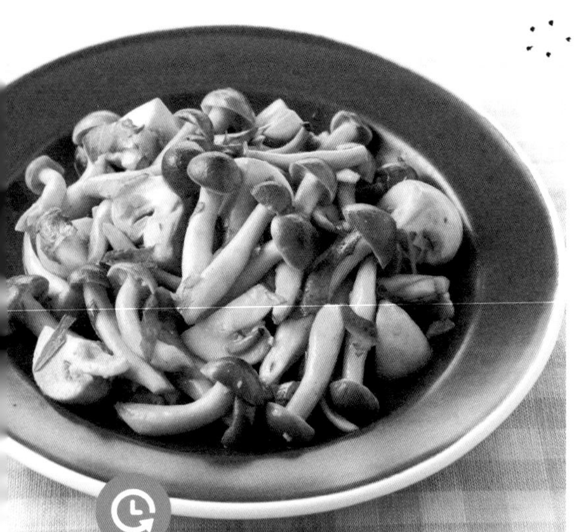

5分

老化防止にぴったりなおつまみ

しめじのアンチョビソテー

材料（2人分）

しめじ…1パック
マッシュルーム…3個
アンチョビフィレ…2切れ
にんにく（みじん切り）…½かけ
青じそ…2枚
バター…10g
塩、こしょう…各適量

作り方

1. しめじは小房に分け、マッシュルームは4等分に切る。アンチョビはみじん切りにする。
2. フライパンにバター、にんにく、アンチョビを中火で熱し、香りが出たらきのこを加えて炒める。
3. きのこに火が通ったら、塩、こしょうで味をととのえ、手でちぎった青じそを混ぜる。

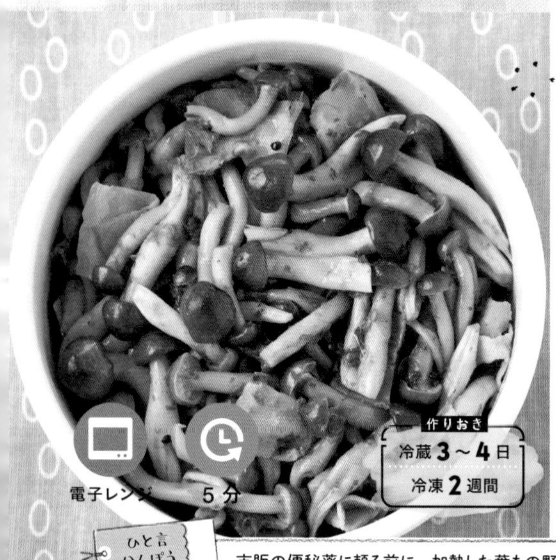

電子レンジ　5分

作りおき
冷蔵3〜4日
冷凍2週間

ぽっこりおなかもこれでスッキリ！

無限ベーコンしめじ

材料（作りやすい分量）

しめじ…3パック
スライスベーコン…2枚
酒…大さじ1
A しょうゆ…大さじ1と½
　酢…小さじ1
　かつお節
　…小1パック（2.5g）

作り方

1. しめじは小房に分け、ベーコンは2cm幅に切る。
2. 耐熱ボウルに1、酒を入れてふんわりとラップをかけ、電子レンジで3分加熱する。粗熱がとれたら軽く汁けをきり、Aであえる。

ひと言かんぽう
市販の便秘薬に頼る前に、加熱した葉もの野菜をたっぷりとり入れた食事をまずは1週間続けてみてください。

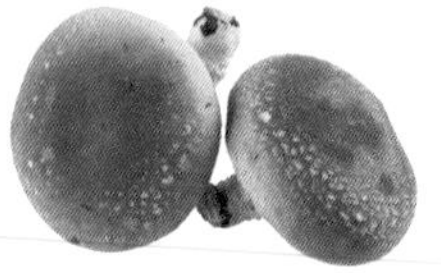

しいたけ

胃腸を丈夫にして食欲を復活させる

しいたけは**「脾《ひ》」と「肝《かん》」を養い、消化吸収を高めてエネルギーを作り出し、足りないエネルギーを補うのが基本的な働きです。食欲低下、胃腸が弱って力が出ない、加齢で元気が足りない、抵抗力が落ちているときなどにおすすめです。**平性《へいせい》の食材なのでいろいろな食材と組み合わせがしやすいのもうれしいポイントです。

食材memo

五性
寒　平　温　熱

五味
酸　甘　辛　鹹　苦

五臓
肝　心　脾　肺　腎

体質：気虚

旬：3～5月、9～12月

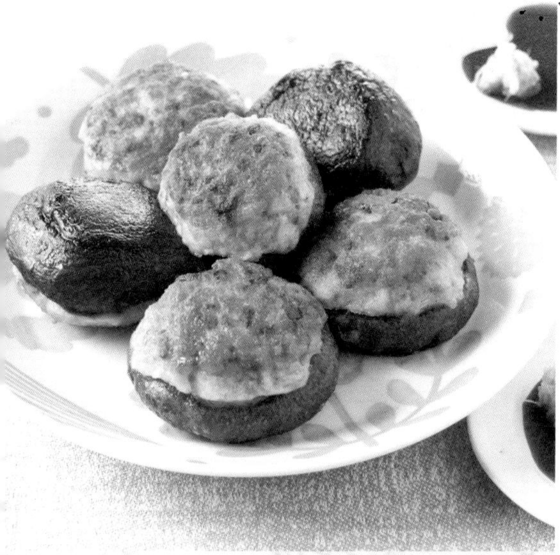

元気をチャージしたいときに◎

しいたけの肉詰め焼き

材料（2人分）

しいたけ…6個

A
- 鶏ひき肉…100g
- 酒…小さじ1
- 塩…小さじ¼
- こしょう…少々
- 片栗粉…大さじ1

サラダ油…大さじ½
しょうゆ、しょうが（すりおろし）…各適量

作り方

1. しいたけはかさと軸に分け、軸は石づきを除いて粗く刻み、Aとよく練り混ぜる。
2. しいたけのかさに薄力粉（分量外）を薄くふり、1の肉だねを6等分にしてこんもりとのせてしっかり詰め、さらに薄力粉（分量外）を薄くふる。全部で6個作る。
3. フライパンにサラダ油を中火で熱し、肉だねを下にして焼く。焼き色がついたら裏返し、酒をふってふたをして弱火で4～5分焼く。器に盛り、しょうがじょうゆをつけて食べる。

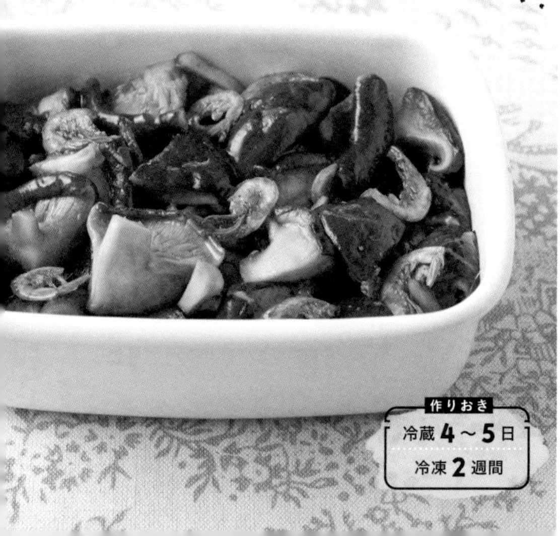

作りおき
冷蔵4～5日
冷凍2週間

桜えびで味わいも効能もアップ！

しいたけの甘辛煮

材料（作りやすい分量）

しいたけ…10個

桜えび（乾燥）…5g

A
- だし汁…¾カップ（150㎖）
- しょうゆ…大さじ1と½
- 酒、みりん…各大さじ1
- 砂糖…小さじ1

作り方

1. しいたけはかさと軸に分け、かさは4等分に切り、軸は石づきを除いて薄切りにする。
2. 鍋にAを合わせて中火にかけ、煮立ったら1、桜えびを加え、ふたをして弱めの中火で8～10分煮る。

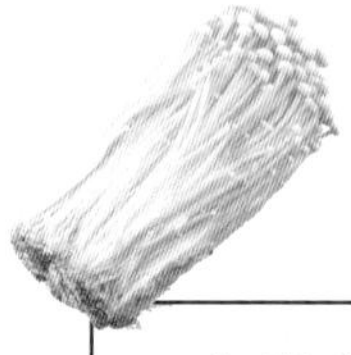

えのきたけ

カラダを強くして、おなかもスッキリ！

えのきたけは**「脾《ひ》」の働きを高めてくれるので、食欲不振や虚弱体質の改善に効果的です。また、解毒作用があるので、肥満症の対策に役立つほか、便秘を改善して美肌に導いてくれます。**おすすめなのがみそ汁やスープに使えるえのき氷。えのきたけと水をミキサーにかけたものを弱火で混ぜながら30分〜1時間煮て、冷めたら製氷皿で凍らせるだけでOK！

食材memo

五性
寒 平 温 熱

五味
酸 甘 辛 鹹 苦

五臓
肝 心 脾 肺 腎

体質： 痰湿

旬： 通年

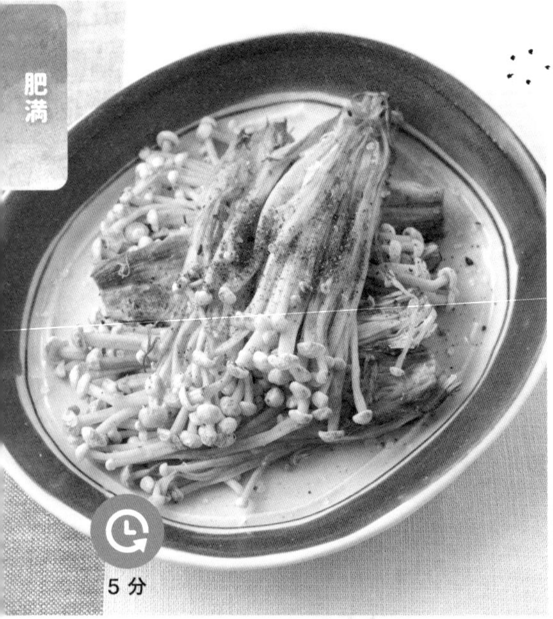

5分

噛みごたえがあっておなかも満足！

ピリ辛焼きえのき

材料（2人分）

えのきたけ…1袋
塩、七味唐辛子…各適量

作り方

1 えのきたけはバラバラにならないように4〜6等分の束に分ける。
2 フライパンに油を引かずに 1 を入れて中火にかけ、全体に焼き色がつくまで3〜4分焼く。
3 器に盛り、塩、七味唐辛子をかける。

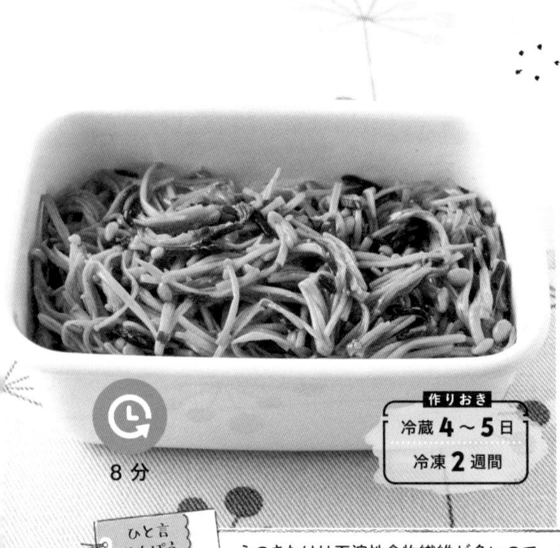

8分

作りおき
冷蔵 **4〜5**日
冷凍 **2**週間

手作りならではのおいしさにハマります

塩昆布なめたけ

材料（作りやすい分量）

えのきたけ…大2袋
塩昆布…30g
酒…大さじ3
A しょうゆ…大さじ1と½
酢…小さじ2
砂糖…小さじ½

作り方

1 えのきたけは3等分の長さに切る。
2 鍋に 1 、酒を入れて中火にかけ、煮立ったらふたをして弱火で2〜3分煮る。
3 しんなりしてきたら、塩昆布、Aを加えて2〜3分煮る。

ひと言かんぽう　えのきたけは不溶性食物繊維が多いので、よく噛んで食べましょう。下痢ぎみの場合、悪化することもあるので食べすぎにはご注意。

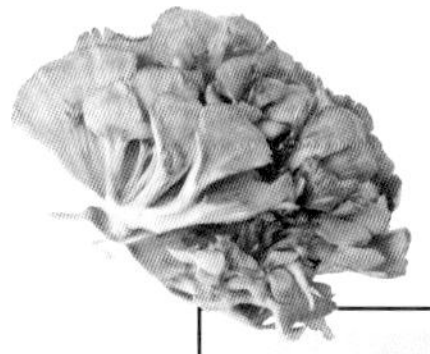

まいたけ

抵抗力を高めて花粉症にうち勝つ

まいたけは**「気《き》」を補い、「血《けつ》」と「水《すい》」に働きかけるので、余分な水分を追い出して血流をスムーズにします。抵抗力アップにつながるので、疲労回復をはじめ花粉症の対策にも欠かせない食材です。**また、血糖値の上昇をゆるやかにしたり、血圧をコントロールする作用もあるので、**肥満症、動脈硬化の予防にもおすすめです。**

食材memo

五性
寒 平 **温** 熱

五味
酸 甘 辛 鹹 苦

五臓
肝 心 **脾** 肺 腎

体質：気虚・陰虚

旬：通年

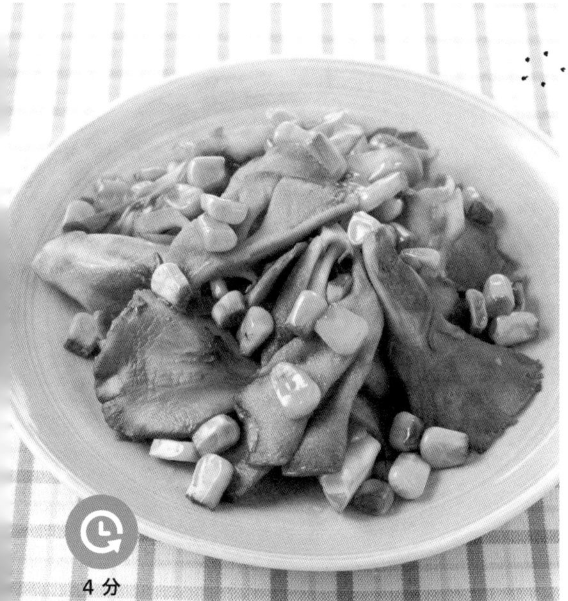

4分

子どもが好きなコーンプラスでおいしさアップ！

まいたけのコーンバター炒め

材料（2人分）

まいたけ…大1パック
コーン缶…大さじ3
バター…10g
しょうゆ…小さじ2

作り方

1 まいたけは小房に分ける。コーンは缶汁をきる。

2 フライパンにバターを中火で熱し、1を順に炒める。まいたけがしんなりしてきたら、しょうゆで味をととのえる。

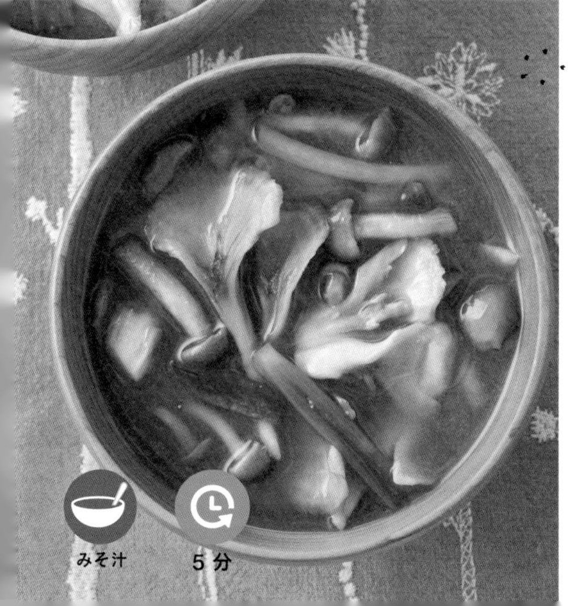

みそ汁
5分

腸活にもいい黄金の組み合わせ！

ダブルきのこのみそ汁

材料（2人分）

まいたけ…1パック
なめこ…1パック
小ねぎ…3本
だし汁…2カップ（400㎖）
みそ…大さじ2

作り方

1 まいたけは小房に分ける。なめこはさっと洗って水けをきる。小ねぎは5㎝長さに切る。

2 鍋にだし汁、まいたけを入れて中火にかけ、煮立ったらなめこを加えて1〜2分煮る。みそを溶き入れてから小ねぎも加え、ひと煮立ちしたら、火を止める。

Column3

食べなきゃ損！ おかゆのすすめ！

やせるために米をとらない糖質制限のダイエットが流行している昨今。**漢方で米は小麦粉よりも消化しやすく、胃腸に負担をかけない優秀食材だといわれています。嘔吐や下痢を改善する、口内の渇きを軽減する働きもあります。**平性の食材なので長期間に渡って食べ続けても体質が偏ることがないのも特徴です。米を食べて元気になることはあっても、損することはありません。

なかでも**1日のスタートとなる朝食に“おかゆ”を食べることをおすすめ**します。朝食をおかゆにすると、カラダの内側から温められるのでエネルギーがチャージされ、筋肉も緩み、血流も巡りやすくなります。また、米の糖分のおかげで頭が働きやすくなるので、朝から活動的になれますよ。

水分量はお好みで調整してもOK！

絶品がゆ

材料（2人分）

白米…½合
水…3カップ（600㎖）
塩…ふたつまみ

作り方

1. 米はといで水けをきる。
2. 鍋に1、水を入れて中火にかけ、沸騰したらへらやしゃもじなどで鍋底からやさしく混ぜる。
3. ふたをずらしてのせ、ときどきかき混ぜながら極弱火で20～30分煮る。塩を加えてやさしく混ぜて火を止め、そのまま5分蒸らす。

★アレンジアイデア

梅干しを添えたり、さつまいもやかぼちゃ、干しえびや干し貝柱を一緒に煮てもおいしい！

＼こちらもおすすめ！／

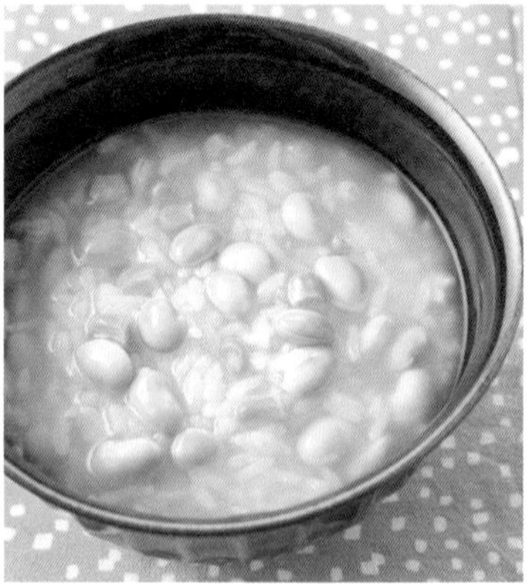

枝豆＆とうもろこしのおかゆ （P.126）

Part.4

カラダをいたわる効果がいっぱい！

卵・豆製品のおかず

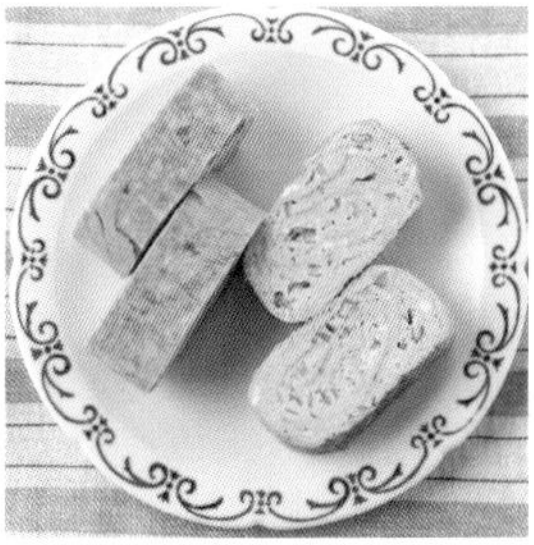
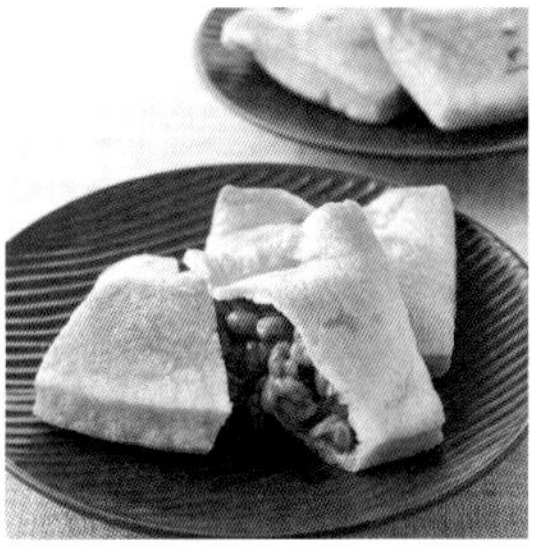
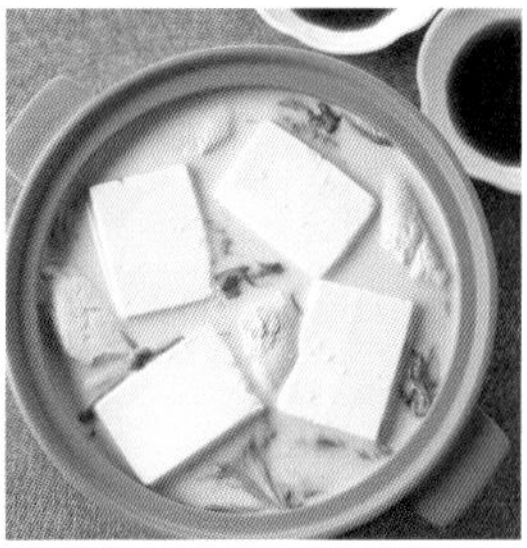

栄養の宝庫である卵・うずら卵に、カラダに潤いを与える豆腐、
血行をよくする納豆、夏バテの解消におすすめの枝豆、
最強のアンチエイジング食材である黒豆。
肉・魚介にはないうれしい効果も期待できるので
いつもの食事に積極的にとり入れましょう。

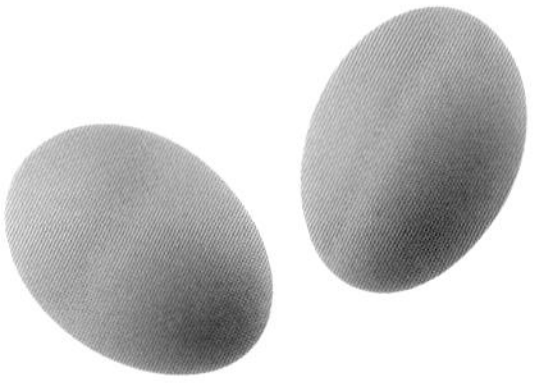

卵

五臓を強化して、不安もとり除く

卵は完全栄養食品といわれていますが、中医学でも五臓《ごぞう》の機能を高めて弱っている部位を元気にしてくれる最強食材なのです。

卵黄には「血《けつ》」を増やし、カラダに潤いをもたらす作用があり、めまいや足のつり、不眠の改善に効果的なほか、気持ちが不安定で落ち着かないときにもおすすめです。卵白にも同様に潤いを与える働きがあり、カラダの余分な熱を冷まし、のどの痛みや声がれなど呼吸器系の不調の改善にも役立ちます。

卵黄は半熟、卵白はかたまったものがもっとも消化しやすい状態です。生食や温泉卵は食べすぎに注意してください。

食材memo

五性

寒　平　温　熱

五味

酸　甘　辛　鹹　苦

五臓

肝　心　脾　肺　腎

体質： 血虚・陰虚

主な効能

□ カラダを元気にする
□ カラダや肌に潤いを与える
□ 不眠を改善する

旬： 通年

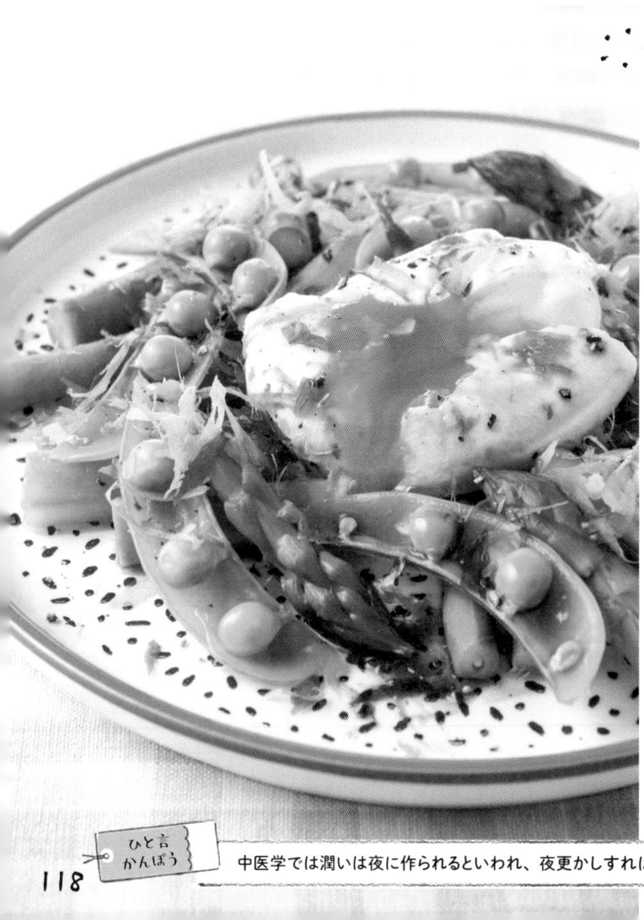

濃厚な卵ソースで野菜のおいしさが倍増！

ポーチドエッグサラダ

材料（2人分）

卵…1個
さやいんげん…4本
スナップえんどう…4本
アスパラガス…2～3本

A オリーブオイル…小さじ2
水…½カップ（100mℓ）

B 塩、粗びき黒こしょう、しょうゆ、かつお節…各適量

作り方

1 卵は小さな容器に割り入れる。小鍋に湯1ℓを沸かし、酢大さじ3（分量外）を入れて弱火にかける。菜箸で円を描きながら卵をお玉でそっと湯の中に入れ、広がる白身をお玉で黄身のほうに寄せながらまとめる。お好みのかたさになるまで2分ほど煮る。取り出したら水にくぐらせ、ペーパータオルで水けをとる。

2 さやいんげんは4cm長さに切り、アスパラガスは根元のかたい皮をピーラーでむき、3～4等分に切る。スナップえんどうはへたと筋を除く。

3 フライパンに2、Aを入れて中火にかけ、煮立ったらふたをして弱めの中火で3～4分蒸し煮にする。器に盛り、1をのせてBをかける。

ひと言かんぽう

中医学では潤いは夜に作られるといわれ、夜更かしすればするほどハリやツヤが失われます。早寝はごちそうなのです。

滋養強壮によい長いも入りでふわふわ！

長いも入り卵焼き

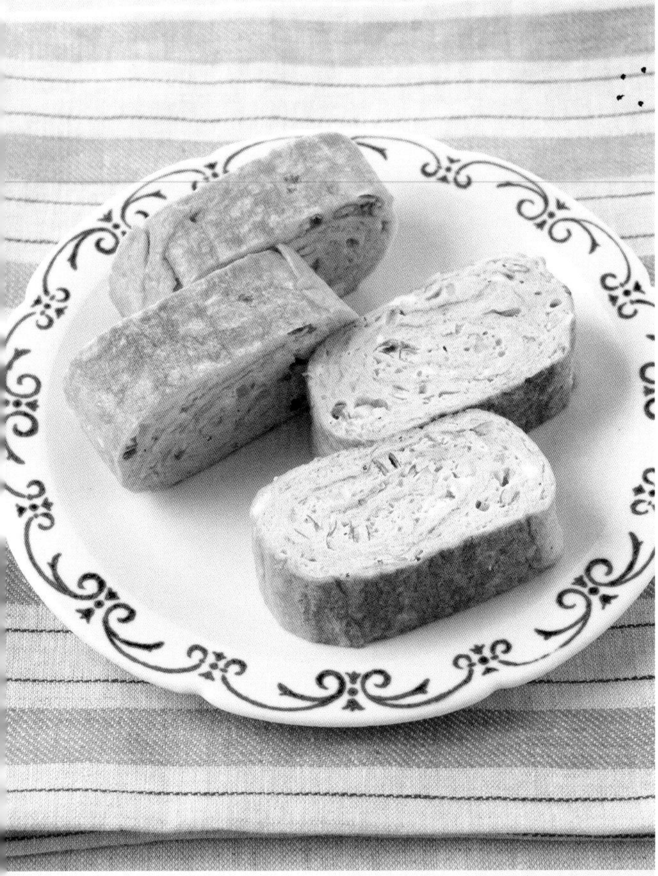

材料（2人分）

卵…2個
長いも（すりおろし）… 5cm（60g）
しらす … 大さじ3
小ねぎ（小口切り）… 2本

A
だし汁 … 大さじ2
酒、しょうゆ … 各小さじ1
塩 … 少々

作り方

1 ボウルに卵を泡立てないように溶きほぐし、Aを加えて混ぜてから長いも、しらす、小ねぎを混ぜる。

2 卵焼き用のフライパンにサラダ油を中火で熱し、1の⅓量を流し入れ、全体に広げる。半熟状になったら弱火にし、奥から手前に巻く。卵焼きを奥に移動させ、油をなじませる。1の⅓量を流し入れ、卵焼きを箸の先で持ち上げて下まで流し入れる。少しかたまってきたら、くるくると巻く。もう一度、奥に移動させ、残りも同様に焼き、巻いて形を整える。

3 取り出してペーパータオルで包んで形を整え、粗熱がとれたら切り分ける。

眠りが浅くなりがちな人におすすめです

しみしみ味玉

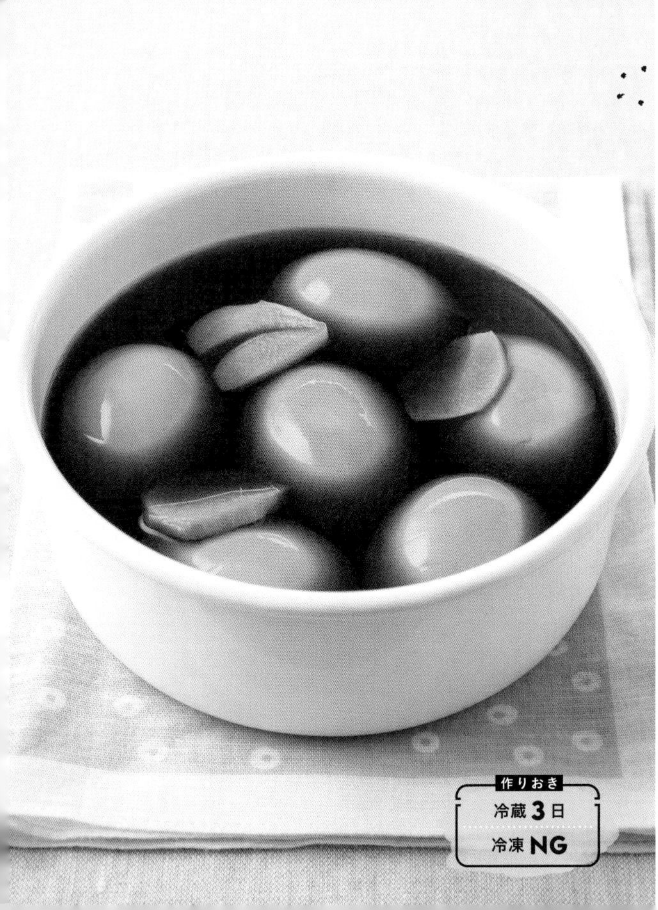

作りおき
冷蔵3日
冷凍NG

材料（6個分）

卵…6個

A
にんにく（つぶす）… ½かけ
しょうが（薄切り）… 2枚
水 … ½カップ（100mℓ）
しょうゆ … 大さじ3
みりん … 大さじ2
砂糖 … 大さじ1
酢 … 小さじ2

作り方

1 鍋にAを入れて火にかけ、煮立ったら火を止めて冷ます。

2 鍋にたっぷりの湯を沸かし、沸騰したら酢（分量外）を加え、冷蔵庫から出したての卵をそっと入れ、中火でときどきぐるぐるかき混ぜながら、9～10分ゆでる。すぐに冷水で冷やして殻をむく。

3 1に加え、冷蔵庫でひと晩以上おく。

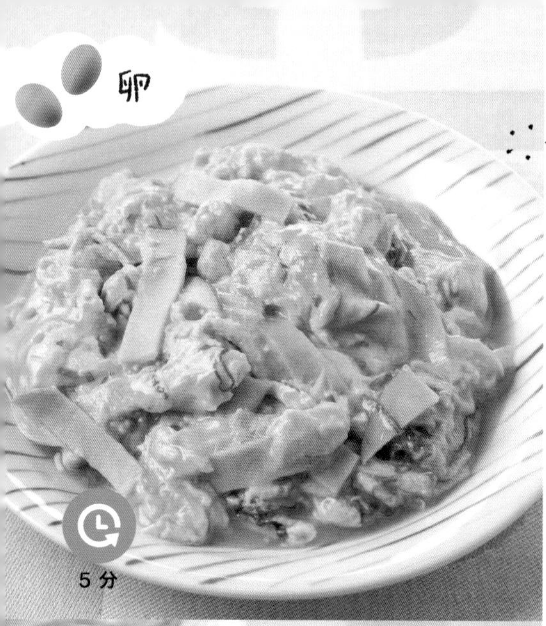

みそ風味が新鮮！ごはんが進むおかず

和風スクランブルエッグ

材料（2人分）

卵…3個
青じそ（せん切り）…3〜4枚
ハム…2枚
A | 無調整豆乳…大さじ3
　| みそ…小さじ2
　| 塩、こしょう…各少々
サラダ油…大さじ1

作り方

1 ハムは半分に切ってから短冊切りにする。
2 ボウルに卵を溶きほぐし、Aを加えて混ぜ、1、青じそを混ぜる。
3 フライパンにサラダ油を中火で熱し、2を流し入れて少しかたまったらゆっくり混ぜ、お好みのかたさになったら火を止める。

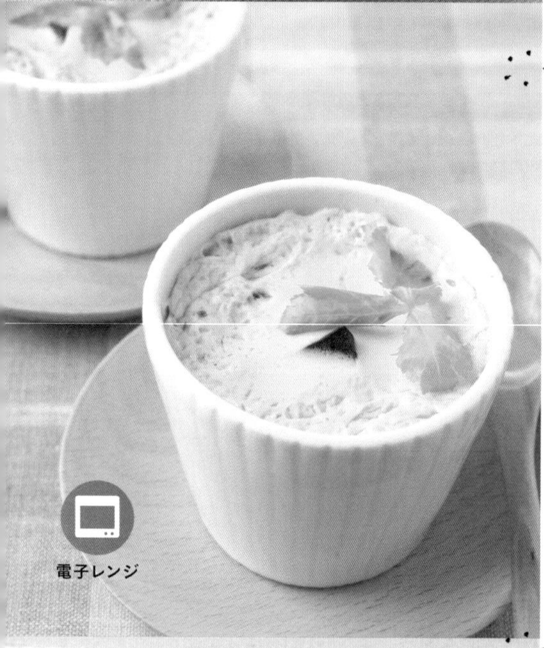

健康＆美容にいいきくらげがポイント！

レンジ茶碗蒸し

材料（2人分）

卵…1個
黒きくらげ（乾燥）…3g
鶏ささみ（筋なし）…$\frac{1}{2}$本
A | だし汁…160〜180mℓ
　| 塩…ふたつまみ

作り方

1 きくらげはぬるま湯でもどし、かたい軸を除いて食べやすい大きさに切る。
2 卵はよく溶きほぐし、Aを加えて泡立てないよう混ぜる。
3 耐熱容器に2を半量ずつ注ぎ、手でさいた鶏ささみ、1を入れ、残りの2をそっと注ぐ。ふんわりとラップをかけ、数カ所ラップに楊枝で穴をあけ、200〜300Wの電子レンジで7〜8分加熱する。お好みで三つ葉を添える。

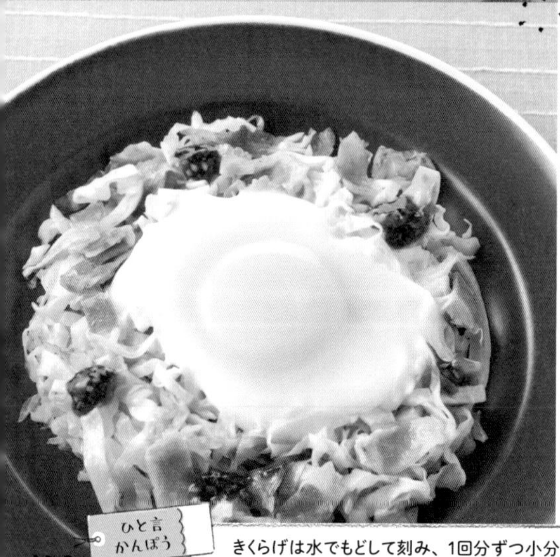

野菜をとれて朝食にもぴったり

キャベツの巣ごもり卵

材料（2人分）

卵…2個
キャベツ…3〜4枚
スライスベーコン…2枚
サラダ油…大さじ1
塩、こしょう…各少々
A | オイスターソース
　| …小さじ2
　| すりごま（白）…小さじ1

作り方

1 キャベツは太めのせん切り、ベーコンは1cm幅に切る。
2 フライパンにサラダ油の半量を中火で熱し、1の半量を炒める。しんなりしてきたら、塩、こしょうで味をととのえる。
3 2の中央をくぼませ、卵1個を割り入れる。ふたをしてお好みのかたさになるまで蒸し焼きにする。同様にもう1組作る。器に盛り、混ぜ合わせたAをかける。

ひと言かんぽう　きくらげは水でもどして刻み、1回分ずつ小分けにして冷凍保存しておくと、炒めものやスープなどに使えて重宝します。

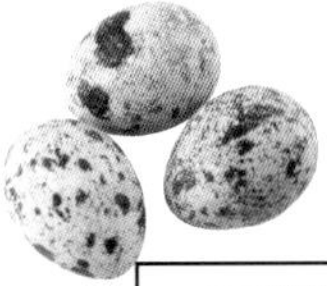

うずら卵

現代人にうれしい栄養の宝庫

うずら卵は「気《き》」と「血《けつ》」を補い、エネルギーや栄養をカラダ全体に届けてくれる食材です。**疲労回復や免疫力アップに効果的で、めまい、記憶力低下、うつや不眠の改善など、見た目は小さいですがパワーは絶大です。**ゆでてそのまま食べたり、炒めもの、スープに加えてもおいしいです。1日に3～4個食べるのがおすすめ。

食材memo

五性
寒　平　温　熱

五味
酸　甘　辛　鹹　苦

五臓
肝　心　脾　肺　腎

体質： 気虚・血虚

旬： 通年

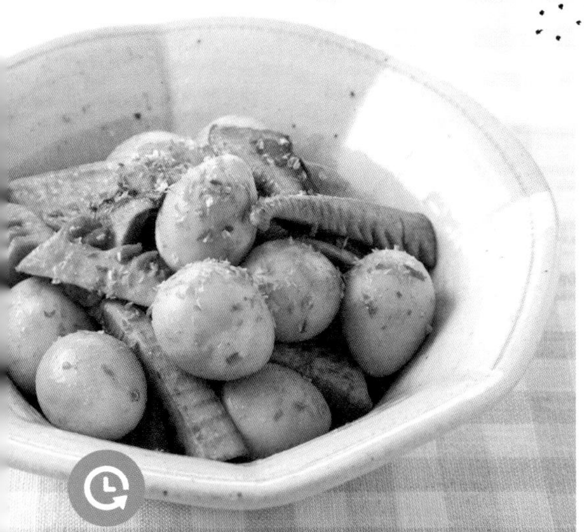

6分

一度食べたらクセになる味わい

うずら卵のソース炒め

材料（2~3人分）

うずら卵水煮…10個
たけのこ水煮…100g
エリンギ…1本
サラダ油…小さじ2
A　ウスターソース…小さじ2
　しょうゆ…大さじ½
　塩、こしょう…各適量

作り方

1. たけのこは薄切りにする。エリンギは長さを半分に切ってから縦薄切りにする。
2. フライパンにサラダ油を中火で熱し、1を炒める。油がまわったら、うずら卵を加え、Aを加えて全体にからめる。器に盛り、お好みで青のり粉をかける。

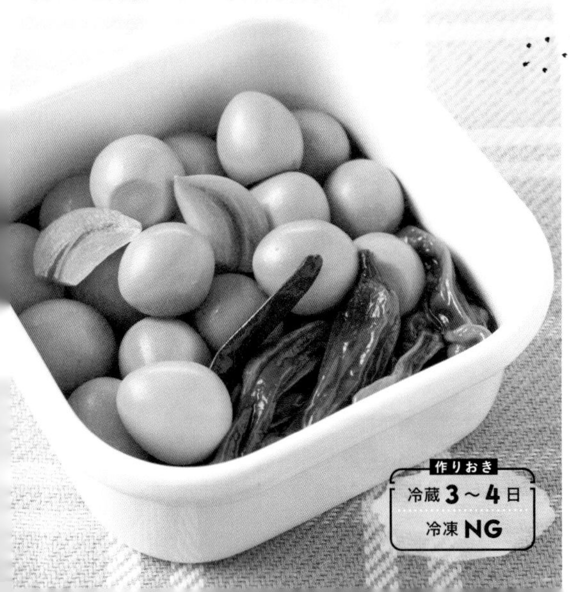

韓国風の味つけはお弁当にもおつまみにも◎

うずら卵としいとうの甘辛煮

材料（作りやすい分量）

うずら卵水煮…20個
ししとう…12個
にんにく（半割りにしてつぶす）…1かけ
赤唐辛子…1本
ごま油…小さじ2
A　だし汁…¾カップ（150mℓ）
　しょうゆ…大さじ2
　みりん、砂糖…各小さじ2

作り方

1. ししとうはへたを切り、竹串で全体に穴をあける。
2. 鍋にごま油を中火で熱し、赤唐辛子、1を炒める。
3. 全体に油がまわったら、Aを加えて煮立たせ、うずら卵水煮を加えて弱めの中火で6～7分煮る。

豆腐

熱を冷ましてのどの痛みをやわらげる

豆腐は寒性《かんせい》の食材で、**カラダの熱をとり、津液《しんえき》（血液以外の水分）を補い、潤いをもたらす作用があります。ほてり、のどの痛みや口の渇き、肌の乾燥の改善におすすめです。**

また**「脾《ひ》」の働きを高め、「気《き》」を補うので、胃腸をケアして食欲不振や消化不良を緩和し、疲れたカラダを癒やしてくれます。**尿の排出を促す作用もあるので、むくみの予防にも効果的です。

冷ややっこは胃腸に負担をかけるので、食べる1時間以上前に冷蔵庫から出して常温にもどしておきましょう。のどが痛いとき、薬味の刺激は逆効果なので、かつお節としょうゆで食べるといいですね。

食材memo

五性
寒　平　温　熱

五味
酸　甘　辛　鹹　苦

五臓
肝　心　脾　肺　腎

体質： 気虚・陰虚

主な効能
□ のどの痛みをやわらげる
□ カラダや肌に潤いを与える
□ 胃腸の働きを整える

旬： 通年

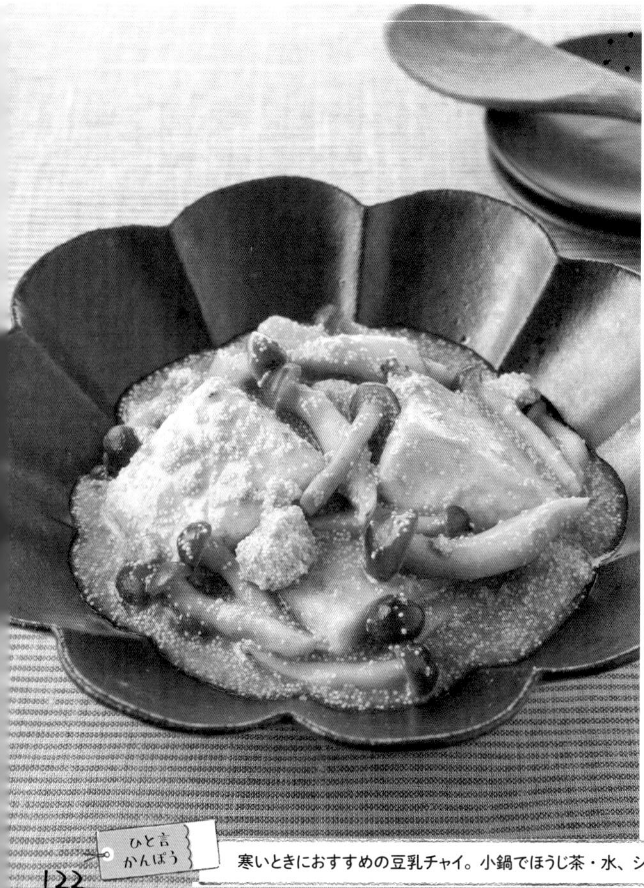

とろみをつけて温かさをキープ！

豆腐のきのこあんかけ

材料（2人分）

木綿豆腐…1丁（300g）
しめじ…1パック
辛子明太子…60g
塩、こしょう、片栗粉…各適量
サラダ油…大さじ1

A
水…1カップ（200mℓ）
酒…大さじ1
しょうゆ…小さじ2
みりん…小さじ½

水溶き片栗粉
片栗粉…小さじ1
水…小さじ2

作り方

1. 豆腐は8等分に切ってペーパータオルで包み、耐熱皿にのせて電子レンジで3分加熱し、水きりをする。水けをしっかりふいて塩、こしょう、片栗粉をまぶす。しめじは小房に分ける。明太子はキッチンばさみで粗く切る。
2. フライパンにサラダ油を中火で熱し、1の豆腐を入れ、全体がカリッとするまで焼き、器に盛る。
3. 2のフライパンをさっとふき、しめじ、明太子を炒める。しめじがしんなりしてきたらAを加え、煮立ったら1～2分煮て、水溶き片栗粉でとろみをつけ、2にかける。

ひと言かんぽう
寒いときにおすすめの豆乳チャイ。小鍋でほうじ茶・水、シナモン・しょうがを煮て、沸騰したら豆乳・黒砂糖を加えて弱火で2～3分煮たら完成！

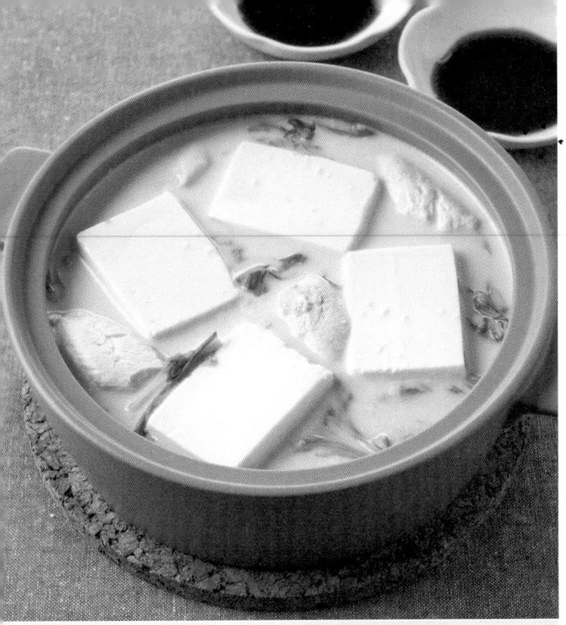

肌がしっとり潤う美肌鍋です

豆乳湯豆腐

材料（2人分）

絹ごし豆腐 …1丁（300g）
水菜 … ½ 束
鶏ささみ（筋なし）… 2本
A 無調整豆乳、だし汁 … 各1と ½ カップ（300㎖）
しょうが（すりおろし）… 1かけ
しょうゆ … 大さじ1
塩 … 小さじ ½

作り方

1 豆腐は6等分に切る。水菜はざく切り、鶏ささみは3等分に切る。
2 鍋にAを合わせて中火にかけ、煮立ったら鶏ささみ、豆腐、水菜の順に入れて煮る。全体に火が通ったら、お好みでポン酢しょうゆをつけて食べる。

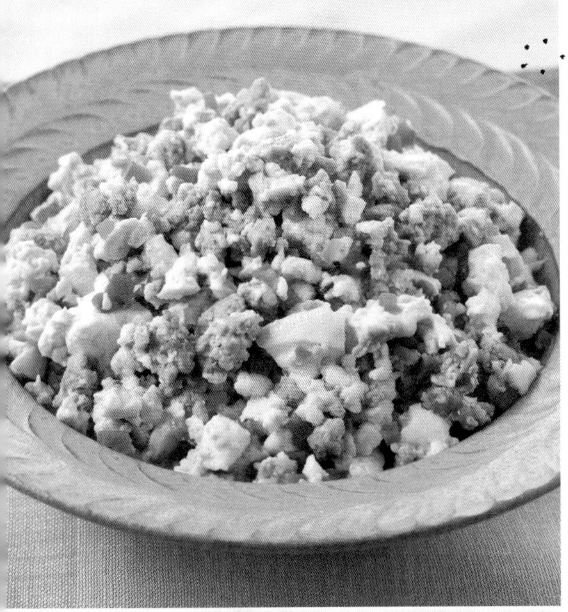

ごはんにのせて食べてもうまうま！

中華風炒り豆腐

材料（2人分）

木綿豆腐 … 1丁（300g）
豚ひき肉 … 150g
にんじん … ⅓ 本
ピーマン … 2個
サラダ油 … 小さじ2
A 酒、オイスターソース … 各大さじ1
しょうゆ … 大さじ ½

作り方

1 豆腐は水けをふく。にんじん、ピーマンは粗みじん切りにする。
2 フライパンにサラダ油を中火で熱し、ひき肉を炒める。肉の色が変わったら、にんじん、ピーマンを炒める。
3 油がまわったら、豆腐をちぎり入れ、へらでくずしながら炒める。水けが少しとんだら、Aを加えて汁けがとぶまで炒め合わせる。

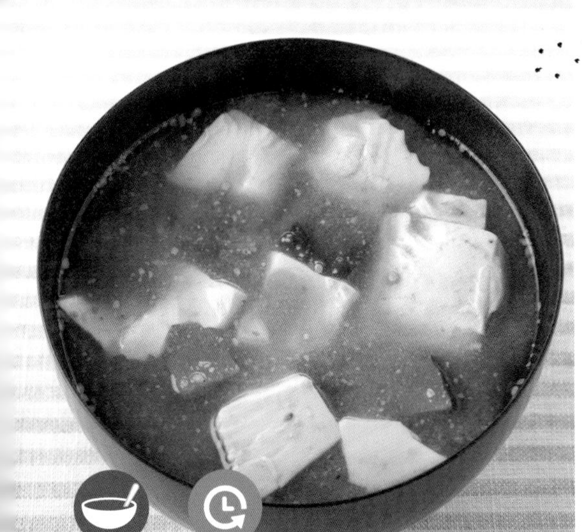

みそ汁　7分

たまった疲れはこのみそ汁で解消！

豆腐のごまみそ汁

材料（2人分）

木綿豆腐 … ½ 丁（150g）
かぼちゃ … 40g
だし汁 … 2と ½ カップ（500㎖）
A みそ … 大さじ2と ½
すりごま（白）… 大さじ1

作り方

1 かぼちゃは種とわたを除き、ひと口大に切る。
2 鍋にだし汁、かぼちゃを入れて中火にかけ、煮立ったら2〜3分煮る。
3 豆腐を手で粗くくずしながら加えて1〜2分煮る。Aを溶き入れ、ひと煮立ちしたら、火を止める。

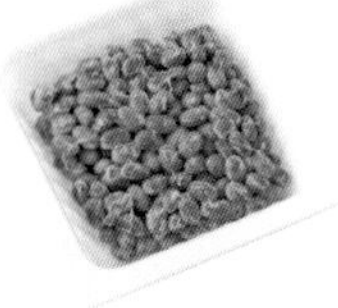

納豆

肩こりを改善してくすみのない肌に

納豆は温性《おんせい》の食材で**「脾《ひ》」と「肺《はい》」に働きかけ、血流をよくしてカラダを温めてくれます。肩こりや冷えをやわらげるほか、クマやしみの改善にも効果があるのでくすみのない肌に導いてくれます。**血液をサラサラにするので、血の巡りが停滞していて「血」がドロドロしている瘀血《おけつ》タイプの人には、特におすすめです。

さらに、**体内の老廃物や毒素を追い出して、腸の働きをスムーズにするため便秘の改善にも役立ちます。**

今回は納豆を加熱して食べるメニューをご紹介していますが、そのまま食べる場合は糸が引くくらいよくかき混ぜてから食べてください。

食材memo

五性
寒 温 熱

五味
酸 甘 辛 鹹 苦

五臓
肝 心 脾 肺 腎

体質： 気虚・瘀血

主な効能
- □ 血流をよくする
- □ 肩こりを改善する
- □ 便秘を改善する

旬： 通年

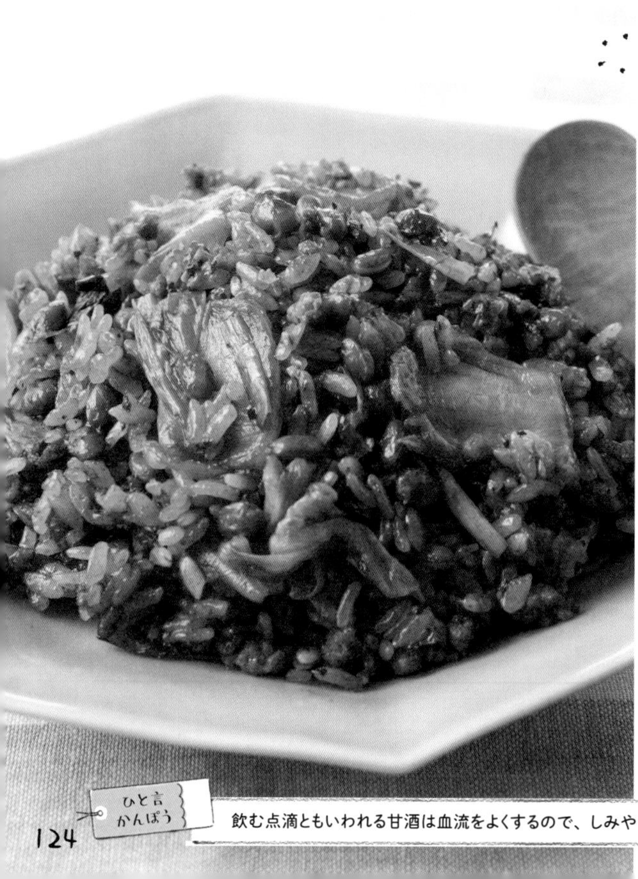

「血」の巡りを整えて元気をチャージ！

納豆キムチチャーハン

材料（2人分）

納豆…2パック（100g）
鶏ひき肉…120g
白菜キムチ…120g
にら…4本
温かいごはん…350g
サラダ油…大さじ1

A
納豆付属のたれ…2袋
しょうゆ…小さじ2
オイスターソース…大さじ½
こしょう…少々
ごま油…小さじ1

作り方

1. 納豆はさっと洗い、水けをきる。にらは2cm幅に切る。
2. フライパンにサラダ油を中火で熱し、ひき肉を炒める。肉の色が変わってきたら白菜キムチを2分ほど炒める。
3. ごはんを加えて全体にほぐれてきたら、納豆を加えて混ぜ、にらも加えて炒め合わせる。Aで味をととのえて全体に大きく炒める。

ひと言かんぽう
飲む点滴ともいわれる甘酒は血流をよくするので、しみやくすみ、肩こりに効果的です。豆乳で割り、温めて飲んでください。

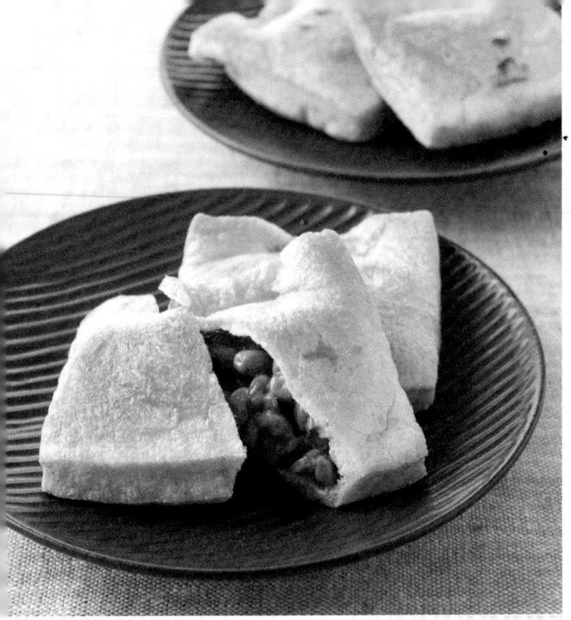

薬味は青じそやみょうがでもおいしい！

納豆の油揚げ包み焼き

材料（2人分）

納豆…2パック（100g）
油揚げ…2枚
A | 小ねぎ（小口切り）…2本
納豆付属のたれ…2袋
こしょう…適量
ごま油…小さじ1

作り方

1 油揚げは上から菜ばしを転がして袋が開きやすいようにし、半分に切って開き、袋状にする。
2 納豆はよく混ぜてからAを加えて混ぜる。1に等分に詰め、口を楊枝で留める。全部で4個作る。
3 フライパンにごま油を中火で熱し、2を2～3分焼く。

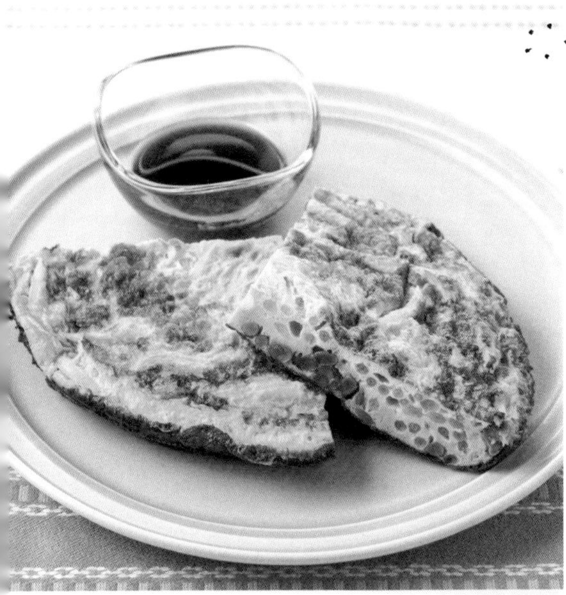

もやしと卵を足せばメインディッシュにも！

納豆もやしオムレツ

材料（2人分）

A | **納豆…1パック(50g)**
納豆付属のたれ…1袋
無調整豆乳…大さじ2
しょうゆ、みりん
…各大さじ½
もやし…½袋
卵…3個
ごま油…大さじ1

作り方

1 もやしはひげ根を除く。
2 ボウルに卵を溶きほぐし、Aを加えてよく混ぜ、1も加えて混ぜる。
3 フライパンにごま油を中火で熱し、2を丸く流し入れ、ふたをして弱めの中火で4～5分焼く。片面がかたまったら、皿などを使ってひっくり返し、同様に2～3分焼く。食べやすい大きさに切って器に盛り、お好みでポン酢しょうゆをつける。

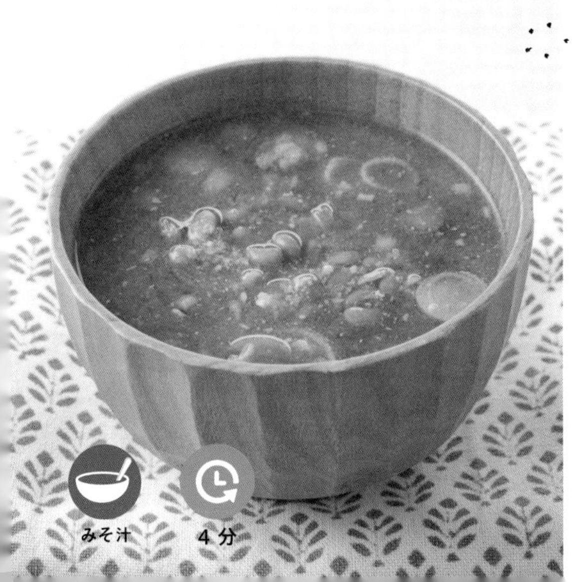

納豆はさっと温める程度でOK！

納豆のみそ汁

材料（2人分）

納豆…1パック
みょうが…2～3個
だし汁…2カップ（400mℓ）
みそ…大さじ2

作り方

1 納豆はさっと洗い、水けをきる。みょうがは小口切りにする。
2 鍋にだし汁を入れ中火にかけ、煮立ったらみそを溶き入れ、1を加えてひと煮立ちしたら火を止める。

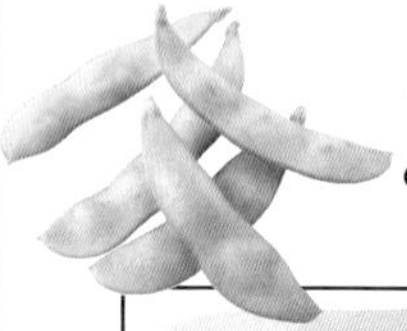

枝豆

夏のだるさやむくみを改善

枝豆は大豆が熟す前に収穫されたもので、甘味《かんみ》・平性《へいせい》の食材です。**「脾《ひ》」と「腎《じん》」をいたわり、胃腸の調子を整えて消化吸収を高める作用があります。 また、 体内にたまった水分を排出してカラダのだるさ、 むくみを改善するので**、特に「水《すい》」の巡りが悪くなる梅雨から高温多湿の夏におすすめ。ただ、食物繊維が多いので下痢ぎみの人は食べすぎに注意しましょう。

食材memo

五性
寒　平　温　熱

五味
酸　甘　辛　鹹　苦

五臓
肝　心　脾　肺　腎

体質： 気滞・血虚・痰湿

旬： 6～8月

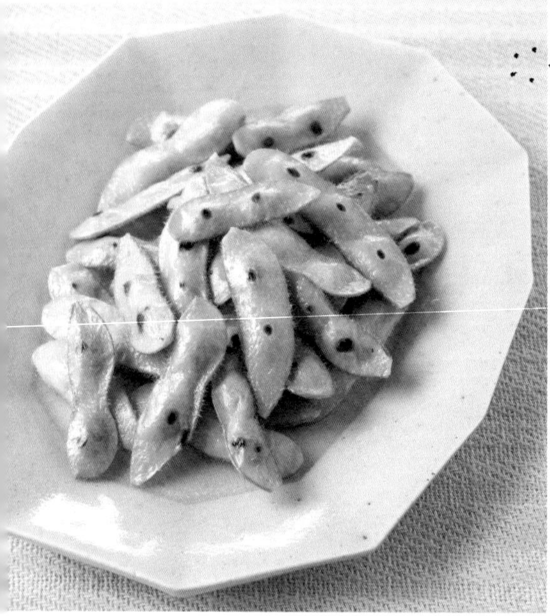

ごま油の香ばしさがクセになるおいしさ！

フライパン焼き枝豆

材料（2人分）

枝豆（さやつき）
… 1袋（300g）

A | 水 … ½カップ（100mℓ）
　| 塩 … 小さじ½

ごま油 … 小さじ1

作り方

1 枝豆は塩（分量外）をふってもみ込み、洗って汚れを落とし、水けをきる。

2 フライパンに 1 を広げて並べ入れ、中火で2～3分焼く。全体に焼き色がついたら、混ぜ合わせたAを加え、ふたをして水分がとぶまで2～3分蒸し焼きにする。仕上げにごま油をからめる。

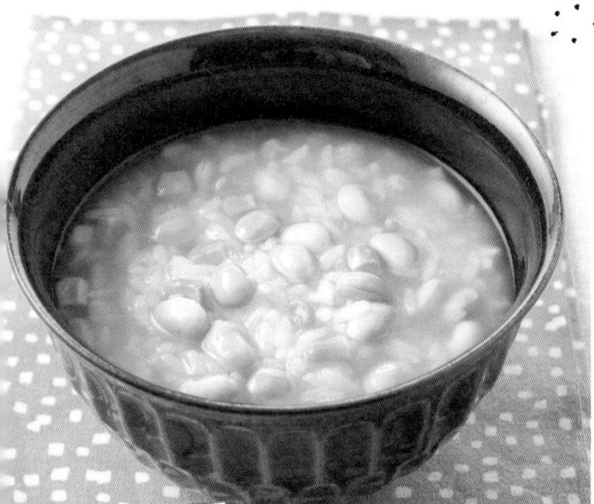

食欲が落ちる暑い時期こそ食べたい！

枝豆＆とうもろこしのおかゆ

材料（2人分）

枝豆（さやつき）
… ½袋（150g）

とうもろこし … ½本
（またはコーン缶 … ½缶）
冷たいごはん … 100g
水 … 2カップ（400mℓ）
塩 … 小さじ¼

作り方

1 ごはんはさっと洗って水けをきる。枝豆はさやから実を取り出し、とうもろこしは包丁で実をこそげる（コーン缶の場合は缶汁をきる）。

2 鍋に 1 のごはん、水を入れて中火にかける。煮立ったらかき混ぜ、ふたをして弱火で5分ほど煮る。

3 2 に枝豆、とうもろこしを加え、3～4分煮て、塩で味をととのえる。

ひと言かんぽう　黒豆をやわらかく煮たときの黒い煮汁を使っておかゆにするのもおすすめです。

黒豆

神食材で美と健康をキープ！

中医学では「腎《じん》」の弱りは老化のあらわれといわれます。それを補うのにおすすめなのが黒い食材の代表格、黒豆です。**「血《けつ》」や「精《せい》」を補うアンチエイジング食材で、肌のしみやくすみ、抜け毛や白髪、眼精疲労に効果的です。** さらに**疲労回復、月経不順やむくみの改善にも役立ちます**。おせち料理だけではもったいない黒豆。ぜひ、日頃からとり入れてみて。

食材memo

五性
寒　平　温　熱

五味
酸　甘　辛　鹹　苦

五臓
肝　心　脾　肺　腎

体質：血虚・瘀血・陰虚

旬：通年

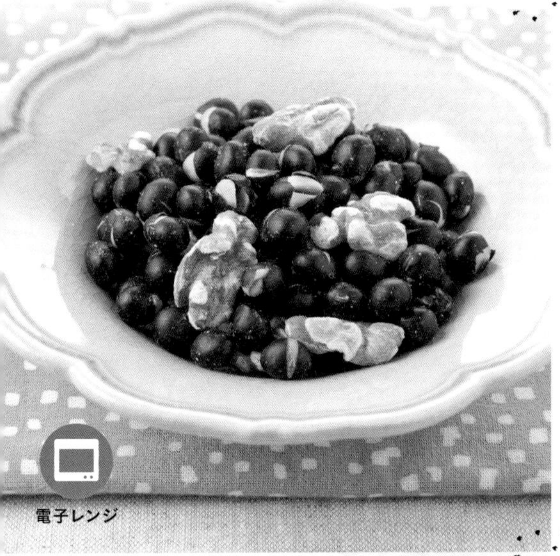

脳を活性化させるくるみ入りでアンチエイジング

炒り黒豆くるみ

材料（作りやすい分量）

黒豆（乾燥）…100g
くるみ（無塩・素焼き）…30g
塩、砂糖…各小さじ½

作り方

1. 黒豆はさっと洗って水けをきり、耐熱皿に入れる。ふんわりとラップをかけ、電子レンジで２分加熱する。取り出して混ぜ、さらに２分加熱する。
2. 別の耐熱皿にくるみを入れ、ラップをかけずに２分加熱する。1を加え、塩、砂糖を混ぜる。

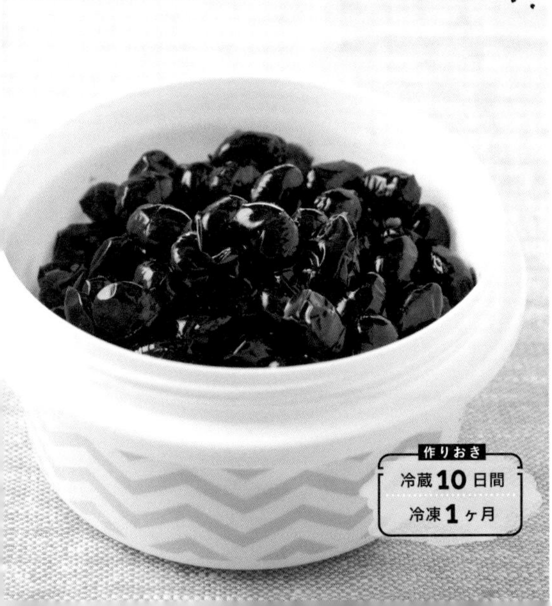

水で豆をもどさなくてもかんたんに作れます

フライパン黒豆煮

材料（作りやすい分量）

黒豆（乾燥）…160g
水…4カップ（800㎖）
砂糖…大さじ6
しょうゆ…大さじ½

作り方

1. 黒豆は洗わないでフライパンに入れ、ゆすりながらからごく弱火で10分ほど炒る。
2. 皮が少しはじけてきたら、水２カップを入れる。弱めの中火でふたを少しずらしてのせ、つねに水分量がひたひたになるように途中残りの水を足しながら、40～50分蒸し煮にする。
3. 豆がやわらかくなってきたら、砂糖を加える。同様にふたをのせ、煮汁の量が¼量になるまで５～７分煮る。しょうゆを加え、２～３分煮て火を止める。

果物レシピ

砂糖たっぷりのお菓子は、「気《き》」「血《けつ》」「水《すい》」のバランスをくずす原因に。甘いものがほしいときは、果物がおすすめです。そのまま食べる場合は冷蔵庫から出して常温で食べて。

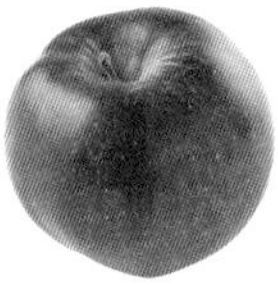

りんご

食材memo

五性 平　五味 酸 甘　五臓 肝 脾 肺 腎

体質： 気虚・陰虚　旬：10～1月

主な効能： 胃腸の働きを整える／カラダや肌に潤いを与える／体力を回復させる／口の渇きを潤す

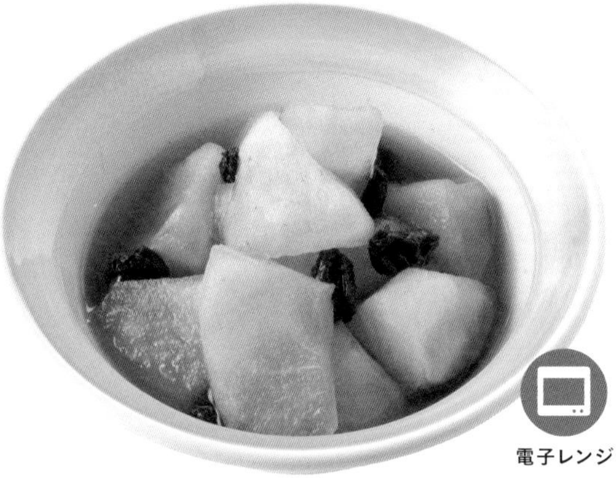

電子レンジ

りんごのレーズン煮

材料（2人分）

りんご…1個
レーズン…30g
A はちみつ…大さじ2
　白ワイン、水…各大さじ1

★使い方アイデア
紅茶やヨーグルトに入れる

作り方

1 りんごは半分に切って芯を除き、皮をむいてひと口大に切る。
2 耐熱ボウルに1、レーズン、Aを入れてふんわりとラップをかけ、電子レンジで7～8分加熱する。

りんごのデザートスープ

材料（2人分）

りんご…1個
はちみつ…小さじ1
レモン汁…小さじ1
無調整豆乳…1カップ（200mℓ）
くるみ（無塩・素焼き）…5g

作り方

1 りんごは皮をむいてすりおろし、はちみつ、レモン汁を混ぜる。
2 耐熱ボウルに1、豆乳を入れ、ふんわりとラップをかけて電子レンジで1分加熱する。器に盛り、くるみをのせる。

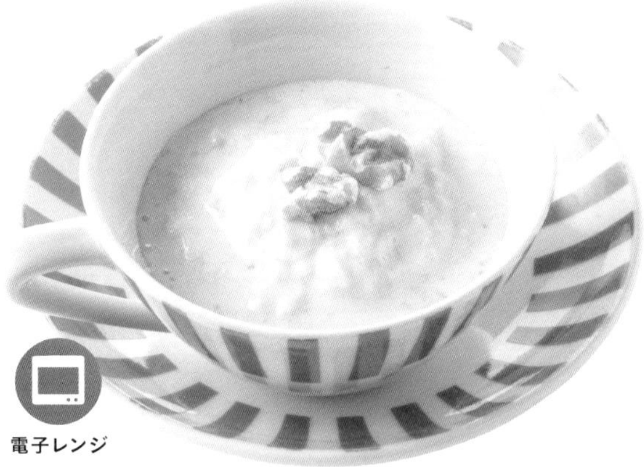

電子レンジ

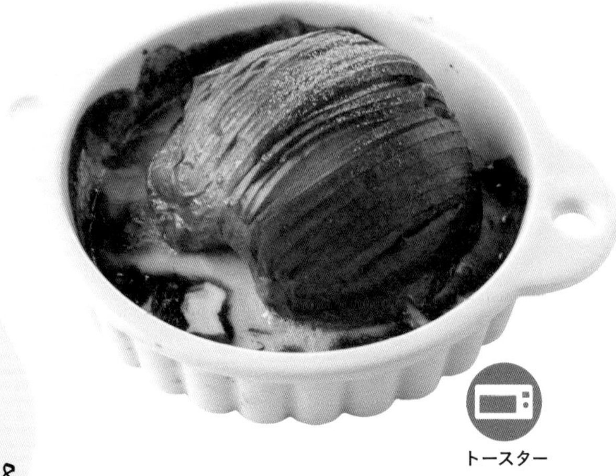

トースター

焼きりんご

材料（2人分）

りんご…1個
レモン汁…大さじ 1
シナモンシュガー…適量

作り方

1 りんごは縦半分に切って芯をくり抜き、皮目に5mm間隔で切り込みを入れ、レモン汁をまぶす。
2 耐熱皿に1をのせてシナモンシュガーをふり、オーブントースターで10～12分焼く。

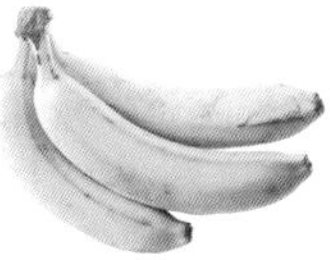

バナナ

食材memo

五性 寒　**五味** 甘　**五臓** 脾 肺

体質： 気虚・陰虚　**旬：** 7～10月

主な効能： 口の渇きを潤す／空咳を軽減する／便秘を改善する

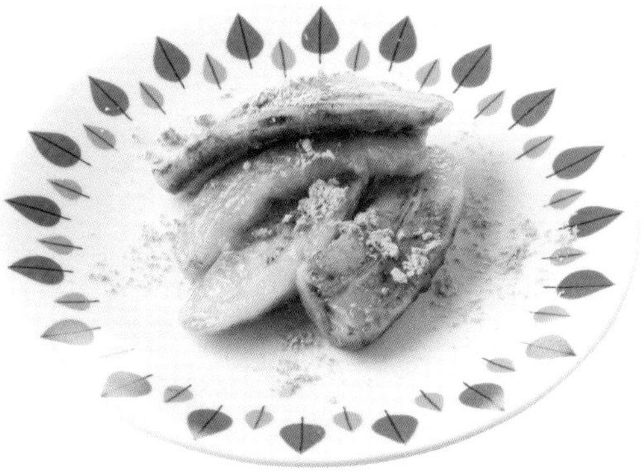

焼きバナナのきなこがけ

材料（2人分）

バナナ…1本
オリーブオイル…小さじ1
きなこ…大さじ1

作り方

1. バナナは皮をむいて長さを半分に切り、さらに縦半分に切る。
2. フライパンにオリーブオイルを中火で熱し、1を2分ほど焼く。器に盛り、きなこをかける。

揚げないバナナチップス

材料（2人分）

バナナ…1本
レモン汁…大さじ½

作り方

1. バナナは皮をむいて5mm厚さの斜め薄切りにし、レモン汁をまぶす。
2. オーブントースターの天板にくっつかないアルミホイルを敷き、間隔を空けて1を並べる。オーブントースターで10分ほど焼き、そのまま乾燥させる。

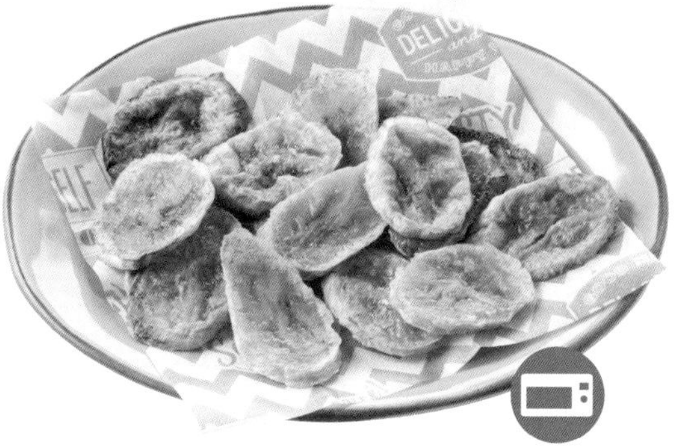

トースター

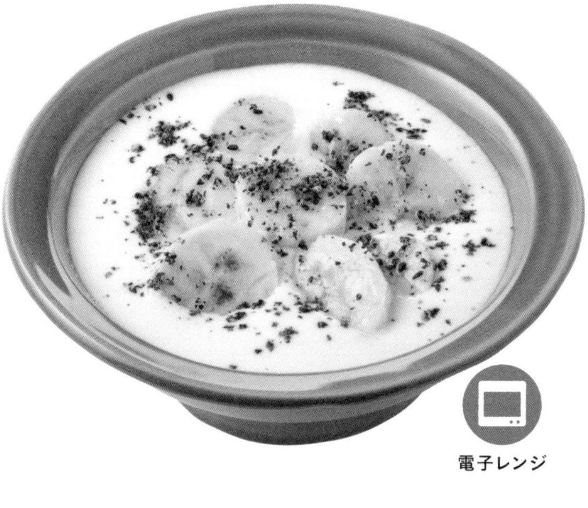

電子レンジ

バナナごまヨーグルト

材料（2人分）

バナナ…1本
プレーンヨーグルト
…1カップ（200mℓ）
はちみつ…大さじ1
すりごま（黒）…小さじ2

作り方

1. 耐熱ボウルにヨーグルト、はちみつを入れ、ラップをかけずに電子レンジで1分加熱する。
2. バナナは皮をむいて輪切りにする。
3. 器に1を盛り、2をのせてごまをかける。

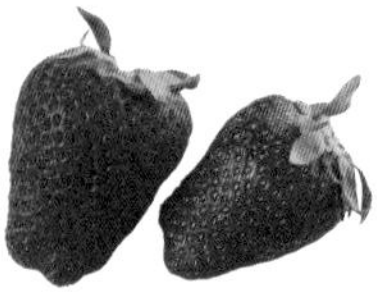

いちご

食材memo

五性 涼　五味 酸 甘　五臓 肝 脾

体質： 気虚　旬：12～4月

主な効能： のぼせをしずめる／消化不良を改善する

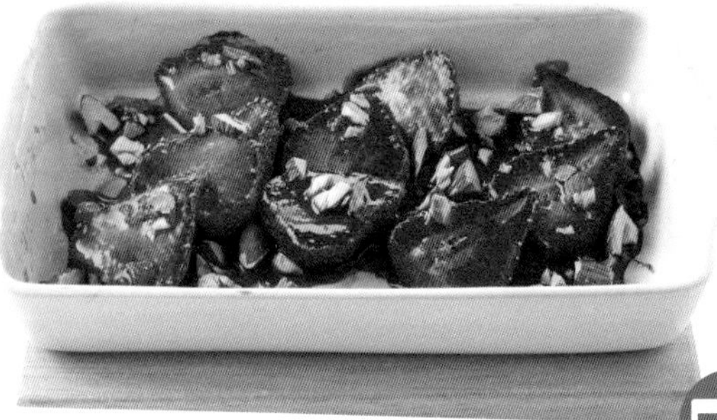

焼きいちごのナッツがけ

トースター

材料（2人分）

いちご…6粒

粒アーモンド（素焼き・無塩）
…10g

さとうきび糖…小さじ1

作り方

1 いちごはへたを除き、縦3等分に切る。アーモンドは粗く刻む。

2 耐熱皿にいちごを並べ、アーモンドをちらしてさとうきび糖をかける。オーブントースターで2分ほど焼く。

いちご豆乳寒天

材料
（約17×13×高さ4cmの容器1台分）

いちご…7～8粒（120g）

A
水…1カップ（200mℓ）
粉寒天…4g
さとうきび糖（または砂糖）
…大さじ3

無調整豆乳…1と½カップ（300mℓ）

作り方

1 いちごはへたを除き、半量は縦半分に切り、残りは1cm角に切る。豆乳は人肌に温める。

2 鍋にAを入れて中火にかけ、煮立ったらへらで混ぜながら、寒天が完全に溶けるまで2分ほど溶かす。豆乳を混ぜ、角切りのいちごを加える。

3 保存容器に2を流し入れ、縦半分に切ったいちごのせる。粗熱がとれたら、冷蔵庫で冷やしかためる。

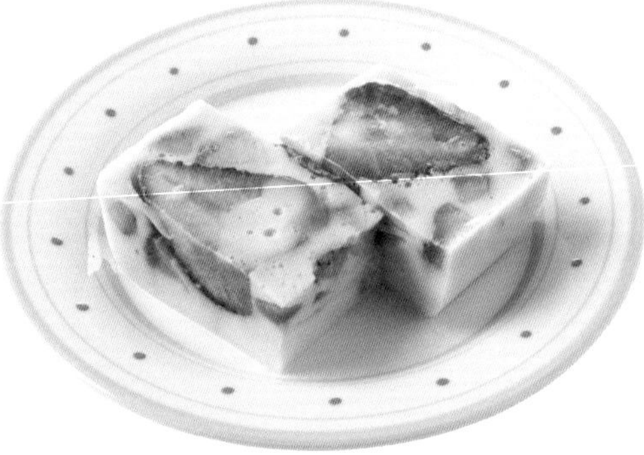

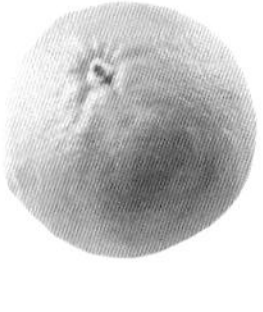

グレープフルーツ

食材memo

五性 寒　五味 酸 苦　五臓 肝 心 脾

体質： 気滞・瘀血　旬：4～5月

主な効能： 胃腸の働きを整える／イライラを緩和する／二日酔いを改善する

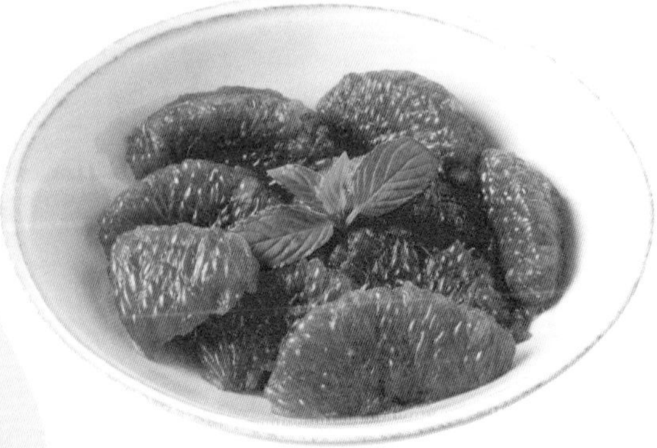

グレープフルーツのしょうがマリネ

材料（2人分）

グレープフルーツ…1個

A
はちみつ…大さじ3
しょうが（すりおろし）…½かけ

★使い方アイデア
紅茶に入れる、炭酸で割る。

作り方

1 グレープフルーツは常温にもどし、皮と薄皮をむいて小房に分ける。

2 1に混ぜ合わせたAを加えてあえ、5分ほどおく。お好みでミントを添える。

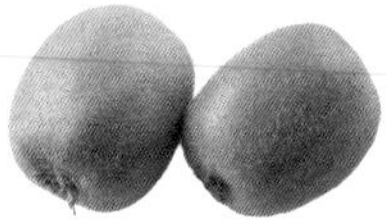

キウイフルーツ

食材memo

五性 寒　五味 酸 甘　五臓 肝 脾 腎

体質： 気滞・陰虚　旬： 5～12月(輸入もの)、12～5月(国産)

主な効能： のぼせをしずめる／口の渇きを潤す／吐き気を止める

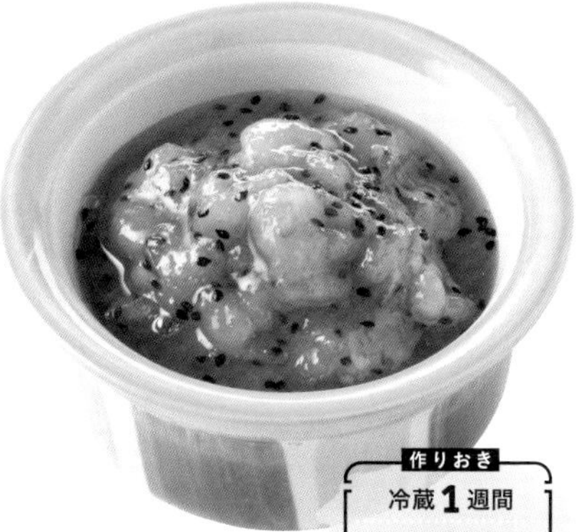

作りおき
冷蔵 **1** 週間
冷凍 **3** 週間

キウイフルーツジャム

材料（作りやすい分量）

キウイフルーツ…3～4個（正味300g）

A
- グラニュー糖…60g
- はちみつ…大さじ2
- 塩麹…小さじ2

レモン汁…大さじ1

作り方

1 キウイフルーツは両端を切り落とし、皮をむいて1.5cm角に切る。ステンレス製または琺瑯の鍋に移し、Aを加えて混ぜ、30分ほどおく。

2 キウイフルーツから水分が出てきたら、中火にかける。アクが出たら除き、レモン汁を加えて焦がさないように混ぜながら煮つめる。

キウイフルーツの豆乳グラタン

材料
（直径約12cm×高さ4cmの丸形耐熱皿1台分）

キウイフルーツ…3個

A
- 卵…1個
- 無調整豆乳…¼カップ(50mℓ)
- さとうきび糖(または砂糖)…小さじ2

作り方

1 キウイフルーツは両端を切り落とし、皮をむいて8mm厚さに切る。Aは混ぜ合わせる。

2 耐熱皿にキウイフルーツを並べ、Aを流し入れる。オーブントースターで7～8分焼く。

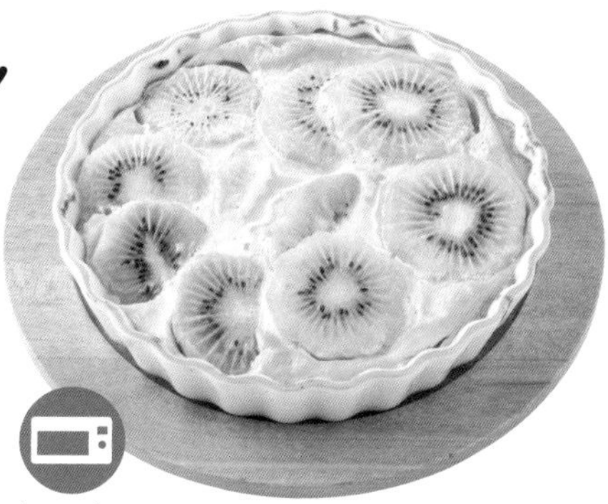

トースター

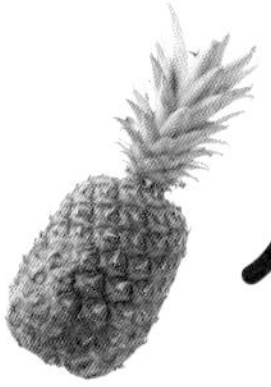

パイナップル

食材memo

五性 平　五味 酸 甘　五臓 脾 腎

体質： 気虚・陰虚

旬： 5～12月(輸入もの)、12～5月(国産)

主な効能： のぼせをしずめる／口の渇きを潤す／夏バテを解消する

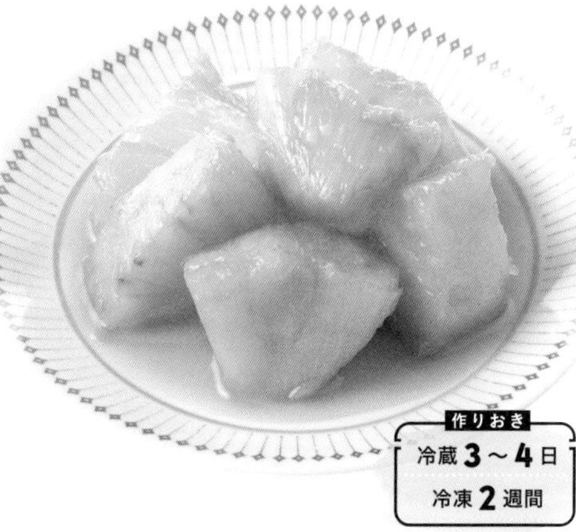

作りおき
冷蔵 **3～4** 日
冷凍 **2** 週間

パイナップルの紅茶煮

材料 作りやすい分量）

パイナップル…250g

紅茶の茶葉…1袋
水…¾カップ(150mℓ)
はちみつ…大さじ2

★使い方アイデア
炭酸水で割る、ホットヨーグルトにのせる。

作り方

1 パイナップルはひと口大に切る。

2 鍋に紅茶の茶葉と水を入れて煮出し、ティーバッグを取り出す。

3 2に1、はちみつを加え、弱火で少し汁けが残るくらいまで4～5分煮る。

カラダのSOSサインが見つかる!

五臓《ごぞう》チェックリスト

次のチェックリストであてはまるものにチェックをつけてください。3つ以上チェックがついたものが、五臓《ごぞう》（肝・心・脾・肺・腎）の中で今、弱っているところです。ひとつだけ弱っていることもあれば、いくつか同時に弱っていることもあります。それぞれにおすすめの食材をご紹介していますので、食べて元気になりましょう。

肝《かん》

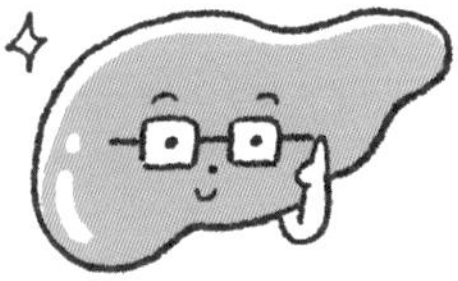

- □ 顔が青白い、青筋が出ている
- □ 目が疲れやすく、爪が割れやすい
- □ 手足がつったり、しびれたりする
- □ 便秘と下痢を繰り返す
- □ 口の中が苦く感じる
- □ 食欲にムラがある
- □ やる気が出ない
- □ イライラしやすく、怒りっぽい

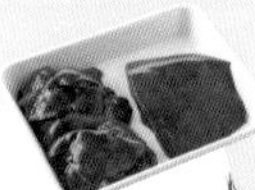

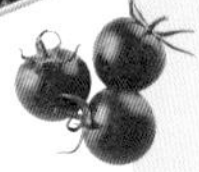

造血力と酸味のある食材を積極的にとって

「肝」の働きが弱まると同時に「血」の量も少なくなるので、眼精疲労、ドライアイ、爪が白くなる、足がつるなどの不調があらわれます。また、「気」を巡らせる働きも落ちるので、イライラしたり、下痢や便秘の症状を繰り返す場合も。

[元気にする食材]
鶏・豚レバー、たこ、トマト・ミニトマト、ピーマン、いちご、梅干し、酢など

心《しん》

- □ 顔全体が赤く、ほてりがある
- □ 動悸や息切れがある
- □ 汗をかきやすい
- □ 胸の苦しさや痛みを感じる
- □ 暑さが苦手
- □ もの忘れをしやすい
- □ 眠りが浅く、夢をよく見る
- □ よく不安や焦りを感じる

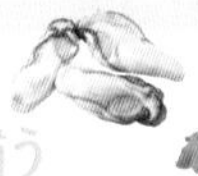

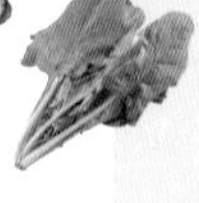

貝類や「血」を補う食材で不安感を軽減

「心」の働きが弱まるとすべての臓器の機能が低下して、動悸や息切れ、不整脈、顔の色ツヤの悪化、睡眠障害などを招きます。さらに記憶力や判断力が低下したり、不安感や緊張感が増したりすることも。暑い時期は特に注意が必要です。

[元気にする食材]
あさり、かき、トマト、ほうれん草、ひじき、黒ごま、グレープフルーツなど

脾《ひ》

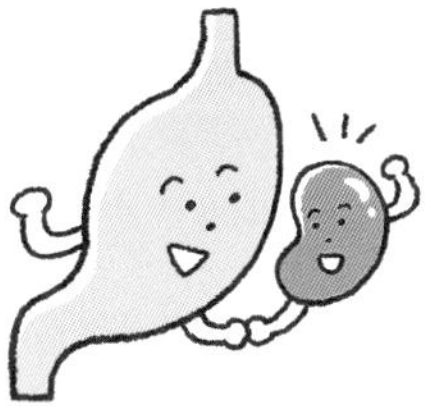

- □ 顔や手などが黄色っぽい
- □ 口のまわりに吹き出物ができる
- □ 顔がむくみやすい
- □ おなかが張る
- □ 食欲がない、味がわからない
- □ あざができやすい
- □ 湿度が高い日に体調をくずしやすい
- □ クヨクヨしやすい

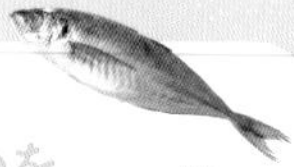

消化のよいものをよく噛んで食べよう

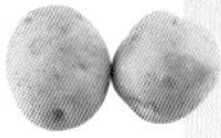

「脾」の働きが弱るまと食欲不振や消化不良を招きます。特に湿度が高い時期は胃腸が弱くなりがちなので要注意。ほかにも疲れやだるさ、手足のむくみ、鼻血が出る、あざができる、不正出血や月経過多などの症状を引き起こします。

[元気にする食材]
あじ、さやいんげん、じゃがいも、さつまいも、うずら卵など

肺《はい》

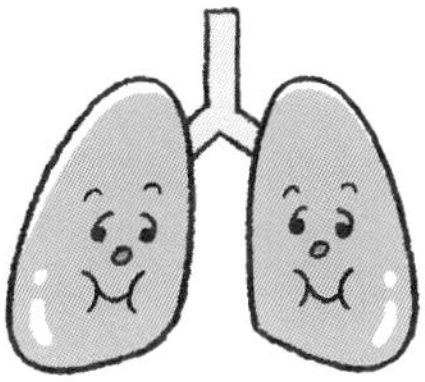

- □ 顔が白っぽい、または黒っぽい
- □ 体温調節がうまくいかない
- □ 肌が乾燥したり、ヒリヒリする
- □ のどが弱く、声が枯れやすい
- □ 咳や痰がよく出る
- □ 鼻水が出たり、鼻がつまりやすい
- □ じんましんや湿疹が出やすい
- □ 秋に体調をくずしやすい

白い食材や卵で潤いをチャージ

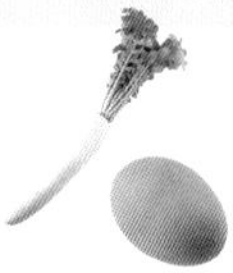

「肺」の働きが弱まると呼吸器系のトラブルが起こり、咳、くしゃみ、鼻づまり、喘息、アトピー性皮膚炎、じんましん、花粉症などの症状をもたらします。秋や冬は空気が乾燥しやすく、「肺」が弱りやすいので、加湿器などで保湿を。

[元気にする食材]
ズッキーニ、玉ねぎ、大根、白菜、かぶ、鶏卵、ヨーグルト、アーモンドなど

腎《じん》

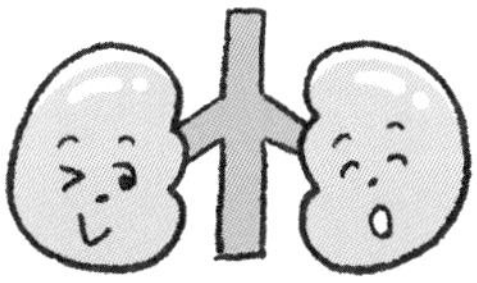

- □ 顔がくすんでいる
- □ 抜け毛が目立つ、白髪が増えた
- □ 耳の聞こえが悪い、耳鳴りがする
- □ 足腰がだるく、腰痛がある
- □ 疲れやすい、体力の低下を感じる
- □ 頻尿、尿漏れ、残尿感がある
- □ 性欲が減退気味
- □ 驚きやすく、怖がり

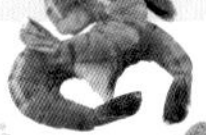

老化防止食材で弱った足腰を強く

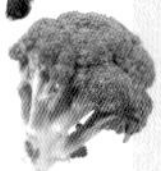

「腎」の働きが弱まると足腰の弱り、白髪や抜け毛、骨粗しょう症、精力減退などの老化現象があらわれます。加えて水分代謝も低下するので、むくみや尿トラブルなどの不調につながる場合も。足腰を動かし、冷やさないことが大切です。

[元気にする食材]
鶏レバー、豚肉、えび、ほたて、ブロッコリー、キャベツ、黒豆など

あなたのタイプがわかる!

体質チェックリスト

気虚《ききょ》

「気」が足りない状態

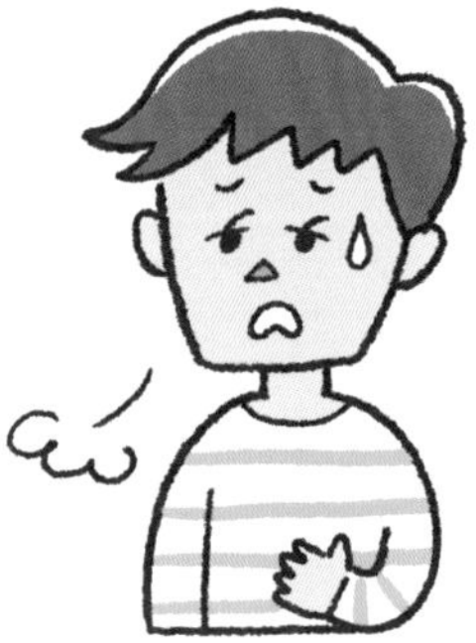

- □ 全身がだるい、疲れやすい
- □ 胃もたれ、食欲不振がある
- □ 息切れをしやすい
- □ かぜをよく引く
- □ 手足が冷える
- □ 下痢や軟便になりやすい
- □ 汗をかきやすい
- □ 何をするのもやる気が出ない

気滞《きたい》

「気」の巡りが悪い状態

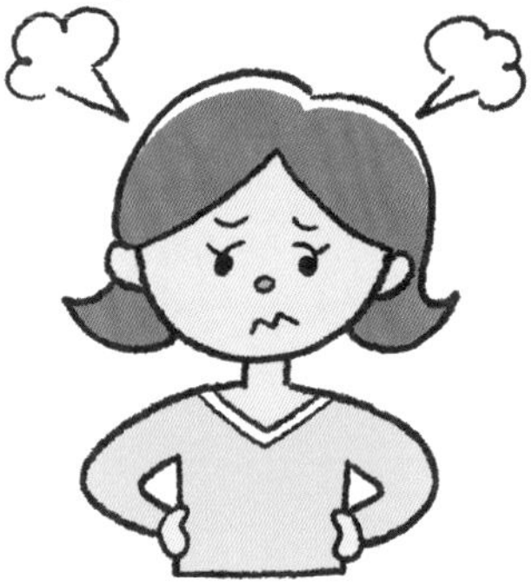

- □ 頭痛がする
- □ のどや胸がつかえる
- □ ゲップやおならがよく出る
- □ 便秘や下痢を繰り返しがち
- □ 不規則な生活である
- □ 怒りっぽくてイライラしやすい
- □ 憂うつでため息をよくつく
- □ 月経前に体調が悪くなる

血虚《けっきょ》

「血」が足りない状態

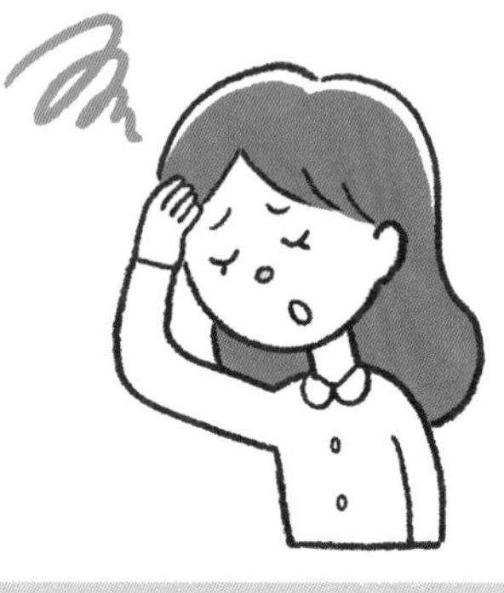

- □ 立ちくらみがよくある
- □ 目が疲れやすい
- □ 顔色が青白く、皮膚にツヤがない
- □ 髪がパサつき、爪が割れやすい
- □ 足がつりやすい
- □ 眠りが浅く、夢をよく見る
- □ 頭がぼーっとして集中力がない
- □ 経血量が少なく、生理が遅れがち

下のチェックリストであてはまるものにチェックをつけてください。
３つ以上チェックがついたものがあなたの体質です。複数にあてはまる場合もあります。
次のページに詳しい説明があるので、アドバイスを参考にしてください。

瘀血《おけつ》

「血」の巡りが悪い状態

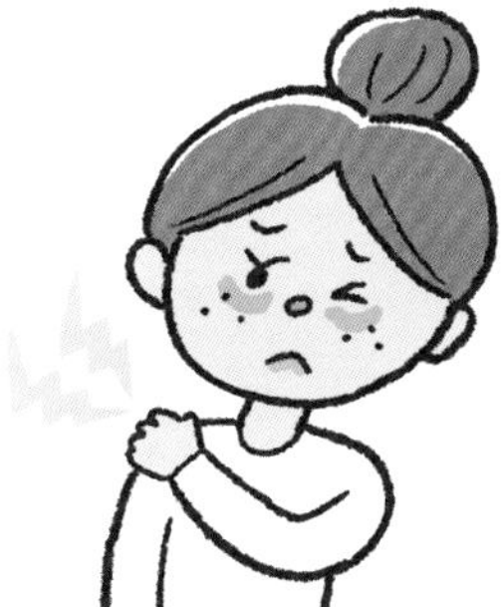

□ 肩こりや腰痛に悩んでいる
□ 顔色や唇の色がくすんでいる
□ 肌がザラザラしている
□ しみやそばかすが多い
□ 目の下のクマが気になる
□ あざができやすい
□ よくもの忘れをする
□ 経血に塊が混じり、生理痛がひどい

陰虚《いんきょ》

「水」が足りない状態

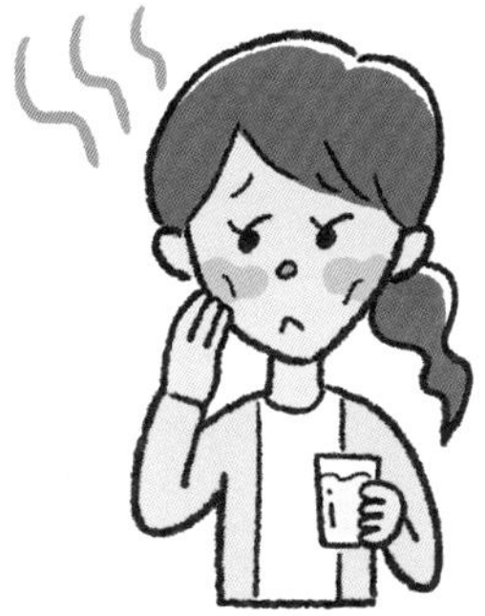

□ 口やのどが渇く、冷たい飲みものが好き
□ 手足がほてる、顔や頭がのぼせやすい
□ 頬が赤みを帯びている
□ 肌や髪が乾燥ぎみ、ドライアイ
□ 空咳がよく出る
□ 午後になると微熱がよく出る
□ コロコロの硬い便が出る
□ やせ型である

痰湿《たんしつ》

「水」の巡りが滞っている状態

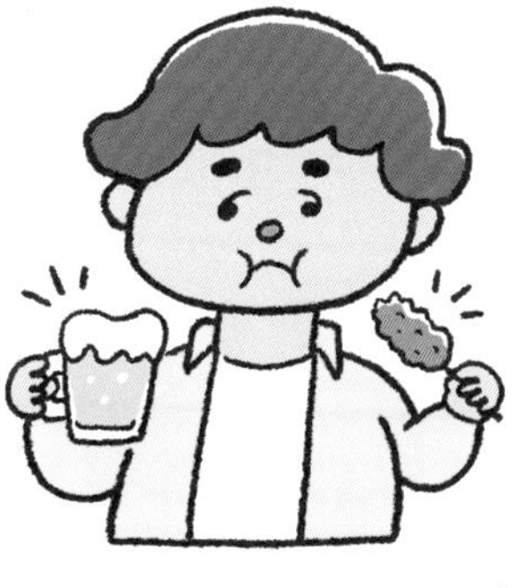

□ 全身がだるく、めまいや吐き気がある
□ 湿度が高い日は体調が悪い
□ 下痢や軟便が多い
□ 痰が時々からむ
□ 吹き出物ができやすい
□ 舌の苔が厚く粘りけがある
□ お酒や揚げもの、甘いものが好き
□ むくみやすく、ぽっちゃり体型である

6つの体質を解説

気虚《ききょ》

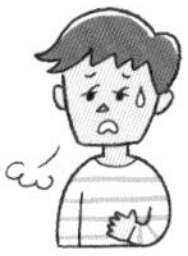

消化吸収のよい食材で元気に！

「気」が足りていないので常に疲れやすく、かぜを引きやすい体質です。気持ちの面でもなかなかやる気が起きません。食欲不振や下痢などの不調を抱えがちなので、いも類、米、鶏肉など胃腸に負担をかけない消化吸収のよい食材をとって。冷たいもの、刺激の強いものは厳禁です。また、働きすぎは「気」を消耗させてしまうので休息と睡眠も大切です。

気滞《きたい》

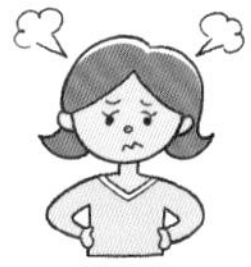

香り野菜を食べてリラックス

「気」の巡りが悪くなっているので、気持ちのコントロールができず、常にイライラ、憂うつになりがち。胸やのどのつかえ、ゲップやおなら、偏頭痛などもあらわれやすいのが特徴です。食事ではセロリや青じそなど香り野菜や酸味をとり入れて。また、ストレスをためないよう、深呼吸するように心がけ、不規則な生活であればこの機会に改めましょう。

血虚《けっきょ》

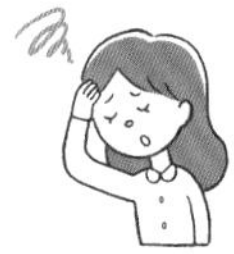

赤・黒の食材で「血」を巡らせる

「血」が足りていないので、カラダ全体に栄養と潤いを運ぶことができません。立ちくらみがあり、ツヤのない肌で抜け毛が多く、目が疲れやすいのが特徴です。「血」を補うほうれん草、小松菜、かき、うずら卵などを食べましょう。にんじんやトマトなどの赤い食材、レバーや黒豆、黒きくらげなど黒い食材も◎。スマホやテレビをほどほどにして目を休ませて。

瘀血《おけつ》

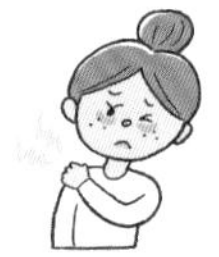

玉ねぎや青魚で血液をサラサラに

「血」の巡りが悪く、ドロドロした状態。慢性的な肩こりや腰痛が多く見られます。顔色がさえず、目のクマ、しみやそばかすがあり、生理痛がツライことも。血液をサラサラにする玉ねぎ、あじやさばなど青魚をはじめ、カラダを温めるしょうがやにんにくを積極的にとって。屈伸やストレッチなどカラダを動かす習慣を身につけ、「血」の巡りをよくしましょう。

陰虚《いんきょ》

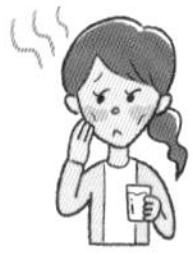

白い食材や熱を冷ます食材で潤す

カラダを潤す「水」が足りていないので、こもった熱を冷ます力が弱いのが特徴。ほてりやのぼせ、頬に赤み、口内の渇きなどの不調が起きやすいです。白菜やれんこん、豆腐など、潤いをもたらす白い食材、きゅうりやズッキーニなど、熱を冷ます食材が◎。辛いもの、熱いものは避けましょう。潤いが足りないからといって水分をとりすぎるのはNGです。

痰湿《たんしつ》

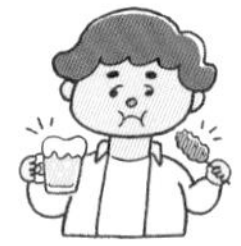

根菜、きのこ、海藻で全身スッキリ

「水」の巡りが滞っているので、余分な水分や老廃物がたまりやすい体質。体脂肪も高めでむくみやすく、湿度が高い日に体調をくずしやすい人も多いです。食事では根菜やきのこ、海藻など食物繊維が多い食材をとり入れ、脂っこくて味の濃いもの、甘いもの、冷たいものは控えるのが正解。また、早歩きの散歩で汗をかき、たまった老廃物を排出しましょう。

気になる不調からレシピが検索できる！

症状別さくいん

この「症状別さくいん」では、不調の症状に効果的な食材を検索できます。その食材を使用したレシピは、P.140の「食材別さくいん」でさらに詳しく掲載しています。「症状別タグ」で分けた7つのカテゴリーの中から、自分の気になる不調に合わせて探してみてください。

カラダの不調

◆胃腸の弱り

◆食欲不振

◆消化不良

◆暴飲暴食

◆吐き気・胸焼け

◆二日酔い

◆下痢

◆便秘

◆むくみ

◆のぼせ・ほてり

◆動悸・息切れ

◆貧血

＊「症状別タグ」だけでなく、「食材の特徴」や「食材 memo」でご紹介した不調・効能に当てはまるものも掲載しています。

食材別さくいん

【野菜・野菜加工品・漬けもの・ハーブ類】

Profile

監修

櫻井大典（Daisuke Sakurai）

漢方家。日本中医薬研究会会員。漢方薬局の三代目として生まれる。アメリカ・カリフォルニア州立大学で心理学や代替医療を学び、帰国後、イスクラ中医薬研修塾で中医学を学ぶ。中国・首都医科大学付属北京中医医院や雲南省中医医院での研修を修了し、国際中医専門員A級資格を取得。年間5000件以上の相談を応じる傍ら、Twitterではやさしくわかりやすい養生情報を日々発信して、これまでの漢方のイメージを払拭。フォロワー数は15万人超で、老若男女問わずファンを増やしている。主な著書・監修に『漢方的おうち健診－顔をみるだけで不調と養生法がわかる』（学研プラス）、『こころとからだに効く！櫻井大典先生のゆるゆる漢方生活』（ワニブックス）、『つぶやき養生』（幻冬舎）、『まいにち漢方』（ナツメ社）、『体をおいしくととのえる！食べる漢方』（マガジンハウス）など多数。

公式Twitter @ PandaKanpo

料理

倉橋利江（Toshie Kurahashi）

レシピ作家・編集者。料理上手な母の影響で、小学生の頃から台所に立って料理を覚える。料理編集者として出版社に勤務し、編集長として料理ムックの発行を多数手がけ、さらに大手出版社で料理雑誌の編集に携わったのちフリー編集者に。独立後、これまでに75冊以上の料理書籍やムックを担当し、数々のヒット商品を送り出す。20年以上の編集経験から、料理家と読者の間をつなぐ存在でありたいと思い、仕事で学んだプロのコツと独自のアイデアを組み合わせた「手に入りやすい食材で、作りやすく、恋しくなるレシピ」を考案している。著書に料理レシピ本大賞【料理部門】入賞の『作りおき＆帰って10分おかず336』『野菜はスープとみそ汁でとればいい』ほか、『やせる！作りおき＆帰って10分おかず330』『作りおき＆朝7分お弁当312』『かんたん！味つけの黄金比　ポン酢とマヨは1：1がいい』（いずれも新星出版社）などがある。

Staff

＊アートディレクション・デザイン　小椋由佳
＊撮影　松久幸太郎
＊スタイリング　宮澤由香
＊調理アシスタント　伊藤美枝子　松永友里　小宮美穂子
＊DTP制作協力　山本深雪（G-clef）
＊イラスト　村田エリー（P.2、P.5、P.7、P.132-136）　Shutterstock.com（P.54）
＊校正　高柳涼子
＊構成・文・編集　倉橋利江

本書の内容に関するお問い合わせは、**書名、発行年月日、該当ページを明記**の上、書面、FAX、お問い合わせフォームにて、当社編集部宛にお送りください。**電話によるお問い合わせはお受けしておりません。**
また、本書の範囲を超えるご質問等にもお答えできませんので、あらかじめご了承ください。
FAX：03－3831－0902
お問い合わせフォーム：https://www.shin-sei.co.jp/np/contact-form3.html

いつもの食材でゆるラク漢方レシピ213

2021年 9月25日　初版発行
2023年 3月25日　第3刷発行

監修者　櫻井大典
発行者　富永靖弘
印刷所　株式会社新藤慶昌堂

発行所　東京都台東区台東2丁目24　株式会社　新星出版社
〒110-0016　☎03(3831)0743

ISBN978-4-405-09411-6